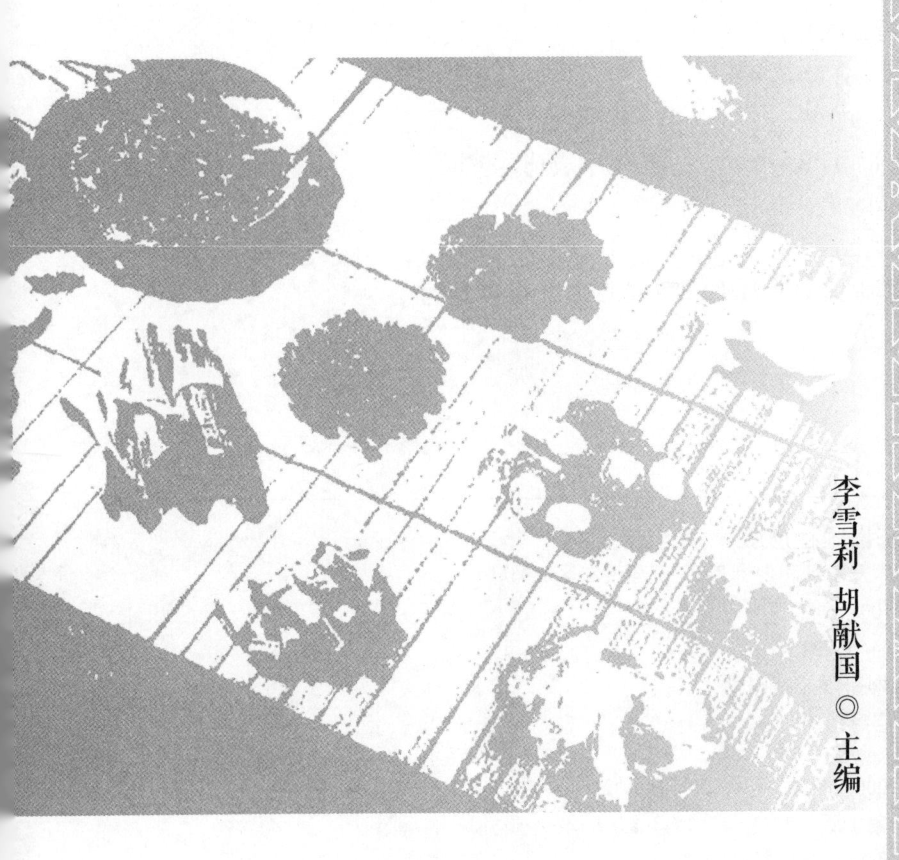

百病中成药辨证论治

李雪莉　胡献国◎主编

全国百佳图书出版单位
中国中医药出版社
·北　京·

图书在版编目（CIP）数据

百病中成药辨证论治 / 李雪莉，胡献国主编 .—北京：中国中医药出版社，2023.7

ISBN 978-7-5132-8183-6

Ⅰ. ①百… Ⅱ. ①李… ②胡… Ⅲ. ①中成药—辨证论治 Ⅳ. ① R287

中国国家版本馆 CIP 数据核字（2023）第 089829 号

中国中医药出版社出版

北京经济技术开发区科创十三街 31 号院二区 8 号楼

邮政编码　100176

传真　010-64405721

河北品睿印刷有限公司印刷

各地新华书店经销

开本 710×1000　1/16　印张 20　字数 286 千字

2023 年 7 月第 1 版　2023 年 7 月第 1 次印刷

书号　ISBN 978-7-5132-8183-6

定价　68.00 元

网址　www.cptcm.com

服 务 热 线　010-64405510

购 书 热 线　010-89535836

维 权 打 假　010-64405753

微信服务号　zgzyycbs

微商城网址　https://kdt.im/LIdUGr

官 方 微 博　http://e.weibo.com/cptcm

天猫旗舰店网址　https://zgzyycbs.tmall.com

如有印装质量问题请与本社出版部联系（010-64405510）

《百病中成药辨证论治》

编 委 会

主 编

李雪莉 胡献国

副主编

胡 皓 刘海军 胡熙曦

编 委

（以姓氏笔画为序）

卢晓楠 陈 翔 望 华 常 梦

前言

PREFACE

随着《中华人民共和国中医药法》的实施，中医药知识的普及不断推进，中医药治疗日益为人们所接受。

中成药疗法是在中医辨证施治原则的指导下，以中成药内服、外用或内外合用等方法，通过口服或作用于局部治疗全身疾病的一种治疗方法，其中中成药外治法将药物与手法等相结合，通过对局部腧穴及经络的刺激作用达到治疗疾病的目的。中成药药源广泛、使用方便、痛苦小、副作用少、易于购得，因而受到广大患者的喜爱。

虽然中成药治疗效方很多，但散见于各类医籍之中，查找使用不便，且目前针对中成药治疗方法的专著较少。有感于此，我们广泛收集资料，斟酌筛选，编写成这本《百病中成药辨证治疗》，以求能方便读者，协助临床选方疗疾，减轻患者痛苦，使中成药疗法真正成为中医临床有效的治疗方法之一。

本书共分十一章，第一章简要介绍了中成药治疗方法的定义、应用原则及注意事项，第二章至第十章分别介绍了内科、儿科、男科、皮外科、骨伤科、妇科、五官科常见病及常见传染病、恶性肿瘤的中成药疗法，第十一章介绍了中成药使用过程中的常见问题及使用注意，使广大读者能通过中成药疗法强身健体，益寿延年。

本书系中医临床用书，适合中医学、西医学、中西医结合临床医学的临床、科研及教学工作者阅读，对中医爱好者、患者及其家属也有一定参考价值。读者在使用中成药前应仔细阅读药品说明书，并在有经验的医师或药师的指导下选用。

本书在编写过程中得到了众多专家、教授、学者的帮助，尤其是中国中医药出版社的编辑为本书提出了许多宝贵的修改意见。本书在编写过程中参考了许多公开发表的资料，在此对相关专家致以由衷的感谢。

由于时间仓促，书中如有不当之处，敬请读者提出宝贵的意见和建议，以便进一步完善。

李雪莉　胡献国

2023年3月

CONTENTS

目录

第三章 儿科病证的中成药疗法

第四章
男科病证的中成药疗法

第五章
皮外科病证的中成药疗法

第六章

骨伤科病证的中成药疗法

第七章

妇科病证的中成药疗法

第九章 常见传染病的中成药疗法

第十章 常见恶性肿瘤的中成药疗法

第十一章
常见问题及使用注意

第一章

中成药疗法概述

一、治疗方法

根据中医辨证施治的原理，选择适当的中成药口服、洗浴、足浴或局部敷贴，通过药物的治疗作用和对局部经络穴位的刺激作用来预防和治疗疾病的治疗方法，称为中成药疗法，是中医治疗方法的一种。中成药疗法广泛用于内科、外科、妇科、儿科、皮外科、五官科及一些疑难杂症等的治疗，其使用方便、方法简单、药源易得、副作用少，尤其是小儿中成药外治法，可减轻小儿对打针、吃药的恐惧心理，减轻家长的心理负担，因而应用十分广泛。

中成药疗法是我国宝贵中医药文化遗产的一部分，是中医治疗方法的重要组成部分，在中医治疗方法中，它与中药饮片可谓珠联璧合，相得益彰，为人们的身心健康和中华民族的繁衍昌盛做出了不可磨灭的贡献。

（一）中成药内治法

根据中医辨证施治的原理，选择适当的中成药口服，通过药物的治疗作用来预防和治疗疾病的治疗方法，称为中成药内治法。中成药药源易得，使用方便，疗效稳定，临床应用十分广泛。

（二）中成药外治法

根据中医辨证施治的原理，选择适当的中成药作用于局部，通过药物的治疗作用和对局部经络穴位的刺激作用来预防和治疗疾病的治疗方法，称为中成药外治法。中成药外治法包括中成药外洗、中成药敷贴、中成药热熨、中成药纳窍、中药涂抹、中成药直肠滴入等。

二、应用原则

应用中成药疗法也要同其他疗法一样，突出中医特点，选择适合的方法，以达到治疗疾病的目的。在临床应用中成药疗法时，应注意以下三个方面。

（一）整体观念

人类生活在自然界中，与自然界息息相通，因此人体内环境与自然界呈动态平衡，当内、外环境不相适应，或突然改变，或有致病因素干扰，破坏了这种动态平衡时，就会导致疾病的发生。同时，人体又是一个有机的整体，以五脏为中心，通过经络的作用相互维系。在生理上，人体通过这种有机联系共同完成统一的功能活动；在病理上，一脏的病变可以通过经络传变至他脏、他腑、他络。所以，中成药疗法的运用可以根据这些特点进行，如用清肝的方法治疗暴发火眼、用宣肺的方法治疗感冒等。

（二）辨证论治

所谓辨证论治，就是将通过望、闻、问、切四诊所收集的资料进行综合分析，归纳为某种性质的证候，从而确定相应的治疗方法，是中医治疗疾病的一大特征。在疾病的治疗过程中，中成药疗法也应在辨证的基础上施治，比如表证宜用发散之品，虚证宜用补益之品，寒证宜用温散之品，热证宜用寒凉之品，等等。针对同一疾病，临床上有不同的表现时，在选择中成药治疗时应有所区别，比如同为泄泻，寒证宜用藿香正气类以温中散寒，热证宜用六一散类以清热利湿，脾虚宜用四君子丸类以健脾升清，等等。通过辨证论治，可调节脏腑功能，使人体内、外环境趋于平衡，阴阳调和，这是中医学的重要特点。

（三）辨病施治

随着疾病的发展变化，尽管在不同的时期有不同的症状表现，但究其病变机理，仍有独特的内在规律，在进行中成药治疗时应注意这点，也就是说要辨病施治。例如，治疗高血压常用中成药珍菊降压片，药理学研究表明，其中的珍珠、菊花等有扩张脑血管的作用，故对高血压、脑血管病变等有治疗作用。再如胃下垂，表现为脾胃气虚者，可选用黄芪精口服液口服，同时可取黄芪注射液将纱布浸透后填脐；而对于子宫脱垂，表现为中气不足者，同样可以选用黄芪精口服液口服，同时可取黄芪注射液将纱布浸透后填脐。辨证论治与辨病施治是提高中成药疗法治疗效果的两个重要原则，也就是说，在疾病的中成药治疗过程中，既要注意疾病的特殊性，又要注意疾病的内在本质。在疾病诊断明确后，辨证施治是进行中成药治疗的前提，掌握疾病的特性辨病施治是提高中成药治疗效果的重要基础。二者互相联系，相辅相成，缺一不可。

三、注意事项

中成药疗法应用方便，但仍应仔细阅读药品说明书，明确适应证，若滥用、泛用，仍可产生不良反应或副作用，应予注意。

第一，选用中成药疗法时要突出辨证论治的特点，不可不加辨证，随意滥用或泛用。

第二，要注意配伍禁忌，举凡中药内服视为配伍禁忌的，中成药治疗时也应视为配伍禁忌，如“十八反”“十九畏”等。

第三，有些药物，比如伤湿止痛膏、正红花油等，外用后可能会起疱，或局部皮肤发红、瘙痒；有些患者属特禀体质，使用中成药治疗后可能出现过敏反应。出现上述这些症状后应停用药物，必要时使用抗炎、抗过敏类药物，待情况恢复正常后再根据专业医生的指导选用中成药。

第四，足部药浴及热熨时，要注意温度适中，防止灼伤皮肤，尤其是应用于昏迷、生活不能自理、感觉迟钝者时更应注意。

第五，对于发热、出血的患儿等，使用中成药外治法时要注意严密观察病情，采取必要的防护措施，防止意外发生。对于体质虚弱者要加强护理，防止晕厥现象及其他异常情况的出现。

第六，进行中成药外治时药物剂量较大，有些药物尚有毒性，除按规定的治疗时间进行及关注注意事项外，治疗完毕后应洗净患处，拭干。

第七，中医学认为，“汤者荡也，丸者缓也”，采用中成药治疗时应持之以恒，方能获得明显疗效。

第八，采用中成药外治法时注意室内温度，熨、浴后尤当避风保暖，以防受凉感冒。

第二章

内科病证的中成药疗法

一、急性上呼吸道感染

急性上呼吸道感染，一般属中医学“感冒”范畴，是感受触冒六淫、时行之邪所致的常见外感病之一，临床表现以鼻塞、流涕、喷嚏、咳嗽、头痛、恶寒、发热、全身不适为主要特征。气候突变，寒暖失调，身体虚弱或过度疲劳，腠理疏松，卫气不固，便可致使六淫、时行之邪侵袭人体。感冒可引起多种并发症，危害人们的身体健康。

中医学认为，本病多为肺气不足，外感风邪所为，但在不同季节，风邪往往随时气而侵入，比如冬季多为风寒，春季多为风热，夏季多夹暑湿，秋季多兼燥气，梅雨季节多夹湿邪，加之人的体质有寒热之别，所以中医辨证治疗感冒的方法常可分为辛凉解表、辛温解表、祛暑解表、表里双解和扶正解表等。

【中成药内治法】

1. 风热感冒：主要表现为发热，有汗，微恶风寒，头痛，鼻塞涕浊，口干而渴，咽喉红肿疼痛，或咳嗽，痰黄而黏稠，舌苔薄白或兼微黄，脉浮数。当以辛凉解表、疏散风热为治，可选用复方牛黄消炎胶囊，或复方金银花冲剂，或羚翘解毒丸，或银翘解毒片，或清开灵口服液，或柴黄冲剂，或抗病毒口服液等，口服。

2. 风寒感冒：主要表现为鼻塞声重，喷嚏，流清涕，痰多稀薄，甚则恶寒发热，头项强痛，肢体酸痛，口不渴，无汗或汗出而恶风寒，舌苔薄白，脉浮紧或浮缓。当以辛温解表、发散风寒为治，可选用麻桂感冒丸，或杏苏二陈丸，或桂枝合剂，或午时茶颗粒，或风寒感冒冲剂，或感冒清热颗粒，或荆防败毒丸，或川芎茶调颗粒，或九味羌活胶囊等，口服。

3.暑湿感冒：暑湿感冒多发生在夏季，主要表现为口苦，口黏，脘腹胀满，食欲不振，身重困倦，头重如裹，大便溏薄不爽，舌苔薄白腻，脉濡滑。当以祛暑解表、化湿和中为治，可选用藿香正气类，或午时茶颗粒，或清热银花糖浆，或复方香薷水，或祛暑露，或香菊感冒颗粒等，口服。

4.体虚感冒：主要表现为体质素虚而又感外邪而致的表证。当以扶助正气、解表散邪为治，常用补益或助阳药与解表药组成制剂，使表证得解而正气不受影响。

①气虚感冒：主要表现为素体气虚，易反复感冒，感冒则恶寒较重，或发热，热势不高，鼻塞流涕，头痛，汗出，倦怠乏力，气短，咳嗽咳痰无力，舌质淡，苔薄白，脉浮无力。当以益气解表为治，可选用表虚感冒颗粒，或人参败毒胶囊，或防风通圣丸，或参苏胶囊，或玉屏风散等，口服。

②血虚感冒：主要表现为素体血虚，易反复感冒，感冒则头痛，身热微恶寒，无汗或少汗，面色不华，唇淡，指甲苍白，心悸头晕，舌质淡，苔白，脉细或浮而无力。当以养血解表为治，可选用九味羌活颗粒合复方阿胶补血颗粒，或荆防败毒丸合归脾丸等，口服。

③阴虚感冒：主要表现为素体阴虚，易反复感冒，感冒则微恶风寒，少汗，身热，手足心热，头昏心烦，口干，干咳少痰，鼻塞流涕，舌红少苔，脉细数。当以滋阴解表为治，可选用表虚感冒颗粒合杞菊地黄颗粒，或荆防败毒丸合二母丸等，口服。

④阳虚感冒：主要表现为素体阳虚，易反复感冒，感冒则阵阵恶寒，甚至蜷缩寒战，或稍兼发热，无汗或自汗，汗出则恶寒更甚，头痛，骨节酸冷疼痛，面色㿠白，语声低微，四肢不温，舌质淡胖，苔白，脉沉细无力。当以助阳解表为治，可选用金匮肾气丸合荆防败毒丸，或参桂养荣丸

合防风通圣丸等，口服。

5.表里同病型：病邪在表里之间，可出现寒热往来，或既有表证，又有里热，主要表现为恶寒发热，口苦咽干，肢节烦痛，鼻塞声重，口渴，咽痛，咳嗽气急，痰黄而稠，心烦，或见溲赤便秘，舌质红，苔薄白或薄黄，脉弦。当以表里双解、内外同治为法，可选用防风通圣丸（颗粒），或银柴颗粒，或柴胡口服液，或小柴胡颗粒，或麻杏甘石合剂等，口服。

【中成药外治法】

1.风油精：将本品涂在人中、太阳、印堂等穴位，每日1～2次，可有效防治感冒。

2.冰硼散：感冒鼻塞时，可取本品适量吹入鼻中，能使鼻黏膜肿胀消退，鼻涕分泌减少，鼻窍得通。

3.西瓜霜喷剂：感冒后生口角溃疡时，局部用75%乙醇消毒后取本品适量，每日3次外喷患处，使用1～2日即可。

4.薄荷通吸入剂：打开旋盖，用鼻吸入。可散风开窍。本品为感冒鼻塞的辅助用药。

5.复方木芙蓉涂鼻膏：取本品适量涂于双侧鼻腔内，每日早、晚各一次。适用于风热感冒。

6.口鼻清喷雾剂：喷入鼻腔或口腔，一次0.5毫升，一日4次。适用于风热感冒。

7.辛香止痛吸入剂：鼻腔用药。取一支拔去外套管，把带孔端塞入健侧或较轻侧鼻孔内，用手指轻压对侧鼻孔，作深吸气，并改用嘴呼气3分钟，痛止停吸。若疼痛未止，可延长至15分钟。每支可间断使用1～3次，一日1支。适用于感冒引起的头痛等，有一定提神作用。

8.九味羌活喷雾剂：外用，喷口腔或牙龈部，一次喷12下，每隔2小时一次。适用于风寒感冒。

9.滴通鼻炎水：外用喷鼻，除盖，喷颈向上伸入鼻前庭，一次2～3滴，一日3～4次。适用于风热感冒。

10.复方一枝黄花喷雾剂：喷于口腔、鼻腔，每天3～4次，每次喷5下，3天为一疗程，儿童酌减。适用于风热感冒。

【中成药预防方】

1.屠苏液：口服，一次20～40毫升，一日2次。可温经、疏风、散寒、解毒。适用于预防风寒感冒。冬春交替之时饮用更有益处。

2.玉屏风颗粒（口服液）：开水冲服，一次5克，一日3次（口服，一次10毫升，一日3次）。可益气、固表、止汗。适用于表虚不固，自汗恶风，面色㿠白，或体虚易感风邪者。

3.益气止血冲剂：口服，一次20克，一日3～4次，儿童用量酌减。可益气、止血、固表、健脾。适用于咯血、吐血，久服可预防感冒。

4.甘和茶：泡服，一次1袋。可清暑散热，生津止渴。适用于感冒发热，中暑口渴，可预防感冒。

5.丹皮酚软膏（霜）：方由丹皮酚、丁香油组成。外用，涂敷患处，一日2～3次。防治感冒可涂鼻下、上唇处，鼻炎者涂鼻腔内。有抗过敏、消炎止痒等作用。

二、秋燥感冒

燥为秋季的主气，以其天气不断敛肃，空气中缺乏水分的滋润，从而出现燥邪为病的证候。燥邪干涩，易伤津液，故而容易出现口鼻干燥、咽干口渴、皮肤皲裂、毛发不荣、大便秘结等病变。燥易伤肺，故而容易出现干咳少痰，或胶黏难咳，或痰中带血，气喘，胸痛等症。

燥邪为病，多从口鼻而入，故秋燥有温燥、凉燥之分。秋有夏日之余气，故多见温燥，又有近冬之寒气，故可见寒燥。中医辨证选用中成药时，一般可将秋燥感冒分为温燥感冒、凉燥感冒两型。

【中成药内治法】

1. 温燥感冒：主要表现为发热，微恶风寒，头痛，少汗，口渴心烦，鼻干咽燥，干咳少痰，或痰中带血，咳嗽不爽，舌质红，苔薄黄干，脉浮数。当以清宣燥热、凉肺润肺为治，可选用桑菊感冒颗粒，或夏桑菊颗粒，或秋燥感冒颗粒，或川贝雪梨膏等，口服。

2. 凉燥感冒：主要表现为发热轻，恶寒较重，头痛无汗，鼻咽干燥，咳嗽痰少，唇燥不渴，皮肤干燥，舌质淡红，苔薄白少津，脉浮。当以宣肺达表、润燥化痰为治，可选用杏苏颗粒，或荆防败毒丸，或莱阳梨膏等，口服。

三、急（慢）性支气管炎

急性支气管炎是病毒或细菌等病原体感染所致的支气管黏膜炎症，以咳嗽伴（或不伴）有支气管分泌物增多为特征。本病常同时累及气管、支气管，故又名急性气管支气管炎。

慢性支气管炎简称“慢支”，指气管、支气管及其周围组织的慢性非特异性炎症，临床上以咳嗽、咳痰或伴有气喘等反复发作为主要症状，每年持续3个月，连续2年以上。本病多为急性支气管炎或其他上呼吸道疾病治疗不彻底，迁延不愈所致，多见于50岁以上的中老年人，因而又被称为“老慢支”，病程长者可发展为阻塞性肺气肿和慢性肺源性心脏病。

本病属中医学“咳嗽”范畴，多为外邪侵袭，肺气失宣所为，也可由于脏腑功能失调，累及肺脏，肺气失其肃降而发生。凡由外感邪气引起的咳嗽，称外感咳嗽，多见于急性支气管炎或慢性支气管炎急性发作，起病多较急，病程较短，常伴有畏寒、发热、头痛等，当以疏散外邪、宣肺理气为治。凡由脏腑功能失调引起的咳嗽，称内伤咳嗽，多见于慢性支气管炎等，一般起病较慢，往往有较长的咳嗽病史和其他脏腑失调的证候，当以调理脏腑为主。外感咳嗽失治或治之不当，日久不愈，耗伤肺气，易发展为内伤咳嗽。内伤咳嗽，脏腑受损，气血亏虚，常因气候变化或天气寒冷而易感外邪，使咳嗽复发或加剧，日久经年，反复发作，可变生他证。

【中成药内治法】

（一）外感咳嗽

1. 风寒咳嗽：多为风寒侵袭，肺气失于宣降所致，多见于冬春季节，主要表现为咳嗽，痰稀色白，呈泡沫状，头痛，鼻塞，流清涕，或伴有怕冷畏寒，无汗，舌淡红，苔薄白，脉浮紧。当以发散风寒、宣肺止咳为治，可选用小青龙合剂，或杏苏止咳糖浆，或止嗽青果丸，或通宣理肺丸，或麻黄止嗽丸，或止嗽片，或杏苏二陈丸，口服。

2. 风热咳嗽：多为风热犯肺，热灼津液，肺失清肃所致，主要表现为咳痰黄稠，不易咳出，咽干疼痛，口渴，常伴有发热、头痛、头晕，舌质红，苔薄黄，脉浮或浮数。当以疏风清热、宣肺止咳为治，可选用复方牛黄消炎胶囊，或治咳枇杷露，或蛇胆川贝液，或三蛇胆川贝糖浆，或桑菊感冒片，或枇杷止咳冲剂，口服。

3. 燥热咳嗽：多为燥热之邪伤肺，肺失清润所为，多见于秋季，主要表现为咳嗽，痰少黏稠，或干咳无痰，或痰黏难咳，胸痛，口干咽痛，尿黄，大便秘结，或见肌肤不荣，舌干红，苔少黄，脉细。当以清热生津、润肺止咳为治，可选用养阴清肺膏，或川贝雪梨膏，或蜜炼川贝枇杷膏，或枇杷叶膏，口服。

（二）内伤咳嗽

1. 痰火咳嗽：多为肺郁化火，火热伤津，或风热咳嗽日久，肺失清肃所为，主要表现为痰黄黏稠，不易咳出，咳引胸痛，咽干口渴，小便短黄，大便秘结，或见痰多而喘，舌质红，苔黄，脉数。当以清热宣肺、化痰止咳为治，可选用橘红丸，或川贝枇杷膏，或枇杷叶膏，或麻杏甘石合剂，或鲜竹沥，或复方鲜竹沥液，或蛇胆陈皮片（散、胶囊、口服液），或枇杷止咳冲剂，口服。

2.痰湿咳嗽：多为脾虚不能运化水湿，湿聚生痰所为，主要表现为咳嗽痰多，色白而黏，胸脘满闷，呼吸不畅，或见双下肢水肿，腹胀，小便短少，大便溏薄，舌淡苔滑，脉滑或数。当以健脾燥湿、止咳化痰为治，可选用二陈丸，或半夏天麻丸，或香砂六君丸，口服。

3.脾肺气虚：多为久咳伤肺所致，主要表现为咳嗽痰稀，气短懒言，喜温怕冷，心悸怔忡，肢软乏力，纳差食少，舌淡苔薄白，脉细弱。当以益气补肺为治，可选用人参保肺丸，或固本咳喘颗粒，或六君子丸，或虫草清肺胶囊，或利肺片，口服。

4.肺肾阴虚型：多为久病体弱阴虚，或外邪久恋于肺，损伤肺系所为，主要表现为干咳无痰，或痰少而黏，声音发哑，若虚火上炎，伤及肺络，还可出现午后潮热、手足心热等症，舌苔白干，脉细。当以滋阴清热、润肺止咳为治，可选用二母宁嗽丸，或二母安嗽丸，或养阴清肺膏，或百合固金口服液，或蛤蚧党参膏，或全龟胶囊（片）等，口服。

5.肺肾阳虚型：多为慢性支气管炎日久，由肺及肾，使肺虚不能降气，肾虚不能纳气所致，主要表现为咳喘久作，呼多吸少，动则尤甚，痰稀色白，畏寒肢冷，苔白而滑，脉沉细无力。当以温肾摄纳为治，可选用金匮肾气丸，或黑锡丹，或苏子降气丸，或七味都气丸等，口服。

【中成药外治法】

1.伤湿止痛膏：取本品1张敷贴于胸前区剑突上，每日换药1次，连贴3～5次。或取大蒜1枚，将大蒜捣为泥状，取捣成的如豆瓣大一团大蒜绒置于伤湿止痛膏中心，每晚用热水浸足后敷贴双足心涌泉穴，每晚敷贴，翌晨揭去，连贴3～5次。可化痰止咳。此方为治疗小儿百日咳之方，亦用于成人，无论风寒咳嗽、燥咳均可获效，贴后待足心有较强的刺激感时揭去，大多贴3～5次即愈。

2.金匮肾气丸：取本品适量研细，清水调匀，外敷肚脐处，包扎固定，每日一换。适用于肺肾阳虚型慢性支气管炎引起的咳嗽时作等。

3.风茄平喘膏：本品为贴膏剂，用时敷贴相关穴位。第一组主穴为天突、大椎、定喘（双），第二组主穴为命门、肾俞（双）、足三里。辅穴为肺俞、丰隆、膻中、涌泉。每次取主穴组一个穴位，交替轮换敷贴，天热时每天轮换一次，天冷时2～3天轮换一次，10次为1个疗程，可连用3～4个疗程，每疗程结束后停用1～2天，重症患者可连续使用，或遵医嘱。可止咳，祛痰，平喘。适用于防治单纯型、喘息型慢性支气管炎和支气管哮喘。

4.寒喘膏药：本品为贴膏剂。贴前洗净后颈第3颈椎处皮肤，擦干（或用生姜擦）取膏药烘软后贴之。可温经逐寒，定喘止咳。适用于慢性支气管炎、哮喘因受寒而发作见气喘咳嗽者。

5.鲜竹沥：取浙贝母5克，鲜竹沥1支。将浙贝母研为细末，用鲜竹沥汁调为稀状，外敷于肚脐处，每日换药1次，连用2～3日。适用于痰火咳嗽。

6.气管炎橡胶膏：外用，贴于大椎、肺俞，如遇皮肤发痒等反应，可贴于天突、膻中、灵台，每天临睡前贴，每次12小时，20天为一疗程，每季用一疗程，可酌情增加一疗程。可温肺化痰，平喘止咳。适用于受寒引起的支气管炎，并有预防支气管炎的作用。

四、支气管哮喘

支气管哮喘是一种气道慢性炎症性疾病，以反复发作的喘息、气促、胸闷和（或）咳嗽等为主要临床表现，常在夜间和（或）清晨发作、加剧，多数患者可自行缓解或经治疗后缓解。

本病属中医学“哮病”“喘病”范围。中医学认为，本病多为外邪侵袭、饮食不当、情志失调、劳欲久病等引起肺失宣降，肺气上逆或气无所主，肾失摄纳所致。《丹溪治法心要》言“未发以扶正气为要，已发以攻邪为主”，故发作时治标、平时治本是本病的治疗原则。根据国家中医药管理局印发的《哮病（支气管哮喘）中医诊疗方案（2017年版）》，可辨证选用中医药治疗。

【中成药内治法】

（一）急性发作期

1. 风哮：主要表现为喘憋气促，喉中鸣声如吹哨笛，咳嗽咳痰，痰黏腻难出，无明显寒热倾向，起病多急，常倏忽来去，发前自觉鼻、咽、眼、耳发痒，喷嚏，鼻塞，流涕，舌苔薄白，脉弦。当以祛风解痉、宣肺平喘为治，可选用蛇胆南星散，或喘息灵胶囊，或麻姜颗粒等，口服。

2. 寒哮：主要表现为喉中哮鸣如水鸡声，呼吸急促，喘憋气逆，痰色白多泡沫，口不渴或渴喜热饮，形寒怕冷，天冷或受寒易发，肢冷，面色青晦，舌苔白滑，脉弦紧或浮紧。当以宣肺散寒、化痰平喘为治，可选用小青龙合剂，或咳喘丸，或降气定喘丸，或通宣理肺口服液等，口服。

3. 热哮：主要表现为喉中痰鸣如吼，喘而气粗息涌，胸高胁胀，咳痰色黄或白，黏浊稠厚，口苦，口渴喜饮，汗出，面赤，或有身热，烦躁不安，大便秘结，小便短赤，舌红苔黄腻，脉滑数或弦滑。当以清热宣肺、化痰定喘为治，可选用哮喘宁颗粒，或麻杏止咳片，或麻杏止咳糖丸，或百花定喘丸，或蛇胆川贝枇杷膏，或清肺化痰丸，或止咳定喘丸，或橘红丸等，口服。

4. 阳虚喘脱危证：主要表现为哮病反复久发，喘息鼻扇，张口抬肩，气短息促，烦躁，昏蒙，面青，四肢厥冷，汗出如油，舌质青暗，苔腻或滑，脉细数不清，或浮大无根。当以化痰开窍、回阳固脱为治，可选用四逆汤，或黄芪生脉饮，或生脉饮等，口服。本证病情危重，应积极治疗。

（二）慢性持续期

1. 痰哮：主要表现为喉中痰涎壅盛，声如拽锯，喘急胸满，但坐不得卧，痰多易出，面色青暗，舌苔厚浊或黄腻，脉滑实。当以健脾化痰、降气平喘为治，可选用三子止咳胶囊，或越鞠二陈丸，或桔梗冬花片，或蛇胆陈皮片等，口服。

2.虚哮：主要表现为气短息促，动则喘甚，发作频繁，甚则持续喘哮，口唇、爪甲青紫，咳痰无力，痰涎清稀或质黏起沫，面色苍白或颧红唇紫，口不渴或咽干口渴，形寒肢冷或烦热，舌质淡，或偏红，或紫暗，脉沉细或细数。当以补肺纳肾、降气平喘为治，可选用固本咳喘片，或苏子降气丸，或蛤蚧党参膏，或黑锡丹等，口服。

（三）临床缓解期

1.肺脾气虚：主要表现为气短声低，自汗，怕风，易感冒，倦怠乏力，食少便溏，舌淡苔白，脉细弱。当以健脾益肺、培土生金为治，可选用固本咳喘片，或玉屏风颗粒，或香砂六君子丸，或五味子糖浆，或参苏片等，口服。

2.肺肾两虚：主要表现为短气息促，动则为甚，腰膝酸软，脑转耳鸣，不耐劳累，或五心烦热，颧红，口干，舌红少苔，脉细数，或畏寒肢冷，面色苍白，舌淡胖苔白，脉沉细。当以补益肺肾、纳气平喘为治，可选用人参固本口服液，或龟芪参口服液，或百花膏，或七味都气丸，或复方虫草口服液，或复方虫草补肾口服液，或全龟胶囊（片）等，口服。

【中成药外治法】

1.消喘膏：外用。取药膏6块，分别用橡胶膏固定贴于背部的肺俞（双）、心俞（双）、膈俞（双）6个穴位上（需将穴位处皮肤洗净擦干）4～6小时。每10日贴一次，3次为一疗程。可止咳祛痰，降气除湿，解痉平喘。适用于哮喘、喘息型气管炎、支气管哮喘、肺气肿。

2.咳喘膏：外用，贴于胸、背部支气管分布区的穴位，比如天突、膻中、肺俞（双），一日更换一次。可止咳平喘，利湿祛痰。适用于慢性单纯型支气管炎、慢性喘息型支气管炎、哮喘（心源性哮喘除外）等。

五、阻塞性肺气肿

阻塞性肺气肿是指终末细支气管远端（呼吸性细支气管、肺泡管、肺泡囊和肺泡）的气道弹性减退，过度膨胀、充气和肺容积增大或同时伴有气道壁破坏的病理状态。其主要临床表现是逐渐加重的呼吸困难，活动时重，休息时轻，常伴有咳嗽，重时可出现紫绀。体格检查可见胸部呈桶状，呼吸运动减弱，语颤减弱，叩诊呈过清音，听诊呼吸音减弱，呼气延长，两肺可听到散在的干、湿啰音。X线检查可见双肺透明度增高，肺野外带血管纹理细直、稀疏，心影垂直狭长，膈穹窿变扁平。治疗原则是预防和控制感染，改善呼吸功能，提高患者工作、生活能力。

本病属于中医学“咳嗽”“喘证”“痰饮”“肺胀”等范畴，多为外邪侵袭，肺气不利，或脾肺亏虚，中气不足所为，当以疏散外邪、补益脾肺为治。

【中成药内治法】

1.风热犯肺型：此型常见于阻塞性肺气肿急性发作初期，多由外感风热之邪诱发。主要表现为咳嗽气促，喘逆胸闷，咳痰不爽，痰黏稠或稠黄，常伴恶风身热、头痛口渴、鼻流黄涕等表证，舌苔薄黄，脉浮数或浮滑。当以疏风清热、肃肺化痰为治，可选用止咳枇杷糖浆，或蛇胆川贝液，或三蛇胆川贝糖浆，或桑菊感冒片等，口服。

2.痰热壅肺型：此型多见于阻塞性肺气肿急性发作期，反复发作者易合并肺痈（支气管扩张）。主要表现为喘息胸闷，咳嗽气短，痰多质黏色黄，咳吐不爽，或有腥臭味，或痰中带血，伴口干便秘，心烦失眠，乏力懒言，舌质红，苔少或薄腻，中有剥脱，脉细滑或滑细数。当以清热化痰、肃肺平喘为治，可选用川贝枇杷膏，或枇杷叶膏，或麻杏甘石合剂，或鲜竹沥，或复方鲜竹沥，或蛇胆陈皮散等，口服。

3.痰湿蕴肺型：此型多见于阻塞性肺气肿急性发作期之后，主要表现为咳喘较前明显减轻，但仍痰多，常因痰而嗽，痰出咳平，色白或呈灰色，质黏腻或稠厚成块，伴胸闷脘痞，呕恶纳呆，神疲体倦，大便时溏，舌质淡暗，苔白腻，脉细滑或濡滑。当以燥湿化痰、降逆止咳为治，可选用三子止咳胶囊，或二陈丸，或半夏天麻丸，香砂六君子丸，或苓桂咳喘宁胶囊等，口服。

4.血瘀痰凝型：此型常见于阻塞性肺气肿缓解期，主要表现为喘息气短，咳嗽痰少，色白或黄，质黏难咳，伴口燥咽干唇暗，形体消瘦，身热心烦，夜寐欠安，舌红或暗红，苔少或苔腻，脉细滑数。当以养阴清热、和血化痰为治，可选用三七片，或复方丹参片等，口服。

5.气虚血瘀型：此型为阻塞性肺气肿缓解期最常见的证型，在肺胀初、中、后期均可见到。主要表现为喘息气短，动则尤甚，咳嗽痰多，色白黏或呈泡沫状，常易感冒，每因气候变化而诱发，伴口唇暗淡，脘痞纳呆，倦怠乏力，舌淡暗，苔薄腻或白滑，脉细滑。当以益气活血、化痰平喘为治，可选用六君子丸，或玉屏风颗粒，或黄芪口服液，或橘红丸等，口服。

6.气阴两虚型：此型常见于阻塞性肺气肿缓解期。主要表现为喘憋心悸，动则尤甚，咳痰量少，质黏难咳，唇甲紫绀，心烦失眠，声低气怯，少气懒言，口干便秘，舌嫩红或淡暗，苔少或薄腻，中间剥脱，脉沉细或细涩。当以益气养阴、化痰通络为治，可选用人参保肺丸，或二母宁嗽丸，或二母安嗽丸，或百合固金丸，或二母丸，或虫草清肺胶囊，或利肺片，或养阴清肺膏等，口服。

7.脾肾阳虚型：此型常见于重度阻塞性肺气肿合并右心衰竭。主要表现为喘促心悸，不得平卧，咳痰清稀或呈泡沫状，面浮肢肿，畏寒尿少，脘痞纳呆，面唇青紫，舌淡胖质暗，苔白腻或水滑，脉沉细。当以温阳健脾、泻肺利水为治，可选用济生肾气丸，或桂附地黄丸，或金匮肾气丸，或全鹿丸等，口服。

8.痰蒙清窍型：此型常见于重度阻塞性肺气肿合并呼吸衰竭。主要表现为咳逆喘促，咳痰不爽，表情淡漠，神志恍惚，嗜睡甚或昏迷，或躁烦谵妄，肢体瞤动，舌质暗红或红绛，舌体瘦小，苔白腻或黄腻，脉细滑数。

当以柔肝息风、涤痰开窍为治，可选用羚羊角散，或牛黄蛇胆川贝液，或安宫牛黄丸等，口服。

附：大气污染所致的呼吸道疾病

大气污染可导致上呼吸道感染、鼻炎、结膜炎、支气管哮喘等，给人们的身心健康带来极大危害。

中医学认为，本病多为风寒、湿浊邪气侵袭肌表，上犯清窍，肺气不利，宣发失司所为，当以疏风散寒、化湿除浊、宣肺利气为治。

【中成药内治法】

1. 风寒袭肺型：本型多为外邪侵袭，肺气失于宣降所致。主要表现为咳嗽痰色稀白，呈泡沫状，头痛，鼻塞，流清涕，或伴有怕冷、畏寒，无汗，舌淡红苔薄白，脉浮紧。当以发散风寒、宣肺止咳为治，可选用杏苏止咳糖浆，或通宣理肺丸，或麻黄止嗽丸等，口服。

2. 痰湿蕴肺型：本型多为素有痰疾，又遇外邪侵袭，水湿不化，湿聚生痰所为。主要表现为咳嗽痰多，色白而黏，胸脘满闷，呼吸不畅，腹胀，小便短少，大便溏薄，舌淡苔滑，脉滑或数。当以健脾燥湿、止咳化痰为治，可选用三子止咳胶囊，或二陈丸，或半夏天麻丸，或香砂六君子丸，或苓桂咳喘宁胶囊等，口服。

3. 痰火犯肺型：本型多为火热内盛，又遇外邪侵袭，肺郁化火，火热伤津，或风热咳嗽日久，肺失清肃所为。主要表现为痰黄黏稠，不易咳出，咳引胸痛，咽干口渴，或见痰多而喘，小便短黄，大便秘结，舌红苔黄，脉数。当以清热宣肺、化痰止咳为治，可选用橘红丸，或川贝枇杷膏，或枇杷叶膏，或麻杏甘石合剂，或枇杷止咳冲剂，或复方鲜竹沥等，口服。

4. 燥热伤肺型：本型多为肺胃燥热，又遇外邪侵袭，肺失清润所为。主要表现为咳嗽痰少黏稠，或干咳无痰，或痰黏难咳，胸痛，口干咽痛，或眼目干涩，结膜充血，尿黄，大便秘结，舌干红，苔少黄，脉细。当以清热生津、润肺止咳为治，可选用养阴清肺膏，或川贝雪梨膏，或蜜炼川贝枇杷膏等，口服。

5. 肝肺蕴热型：本型多为外邪侵袭，肝肺蕴热所为，主要表现为胞睑肿胀，白睛红赤，痒痛兼作，羞明多眵，或伴头痛鼻塞等，舌红苔黄，脉滑数。当以疏风解表兼清肺肝为治，可选用九味羌活胶囊，或黄芩片，或金莲花胶囊等，口服。

六、湿　证

湿证是指湿邪阻滞中焦，运化功能减弱，以脘腹满闷、肢体困重、纳食呆滞等为主要临床特征的病证。本病多见于江南、沿海等潮湿地区，尤其是在夏令梅雨季节较为常见，因其导致身困食少，常明显影响患者的学习、工作和生活。

中医学认为，湿为长夏主气，湿性重浊、黏滞，易阻碍气机，损伤阳气。盛夏贪凉饮冷，顾护失调，易致外湿侵袭。脾主运化水湿，脾虚失运，水湿易内生，因此本病当以健脾助运、芳香化湿为治，祛湿有助于运脾，运脾也有助于祛湿。

【中成药内治法】

1. 湿困脾胃型：主要表现为肢体困倦而重，或头重如裹，胸闷腹胀，纳食不香，口中黏腻无味，便溏，或有形寒，舌苔白腻，脉濡滑。当以芳香化湿为治，可选用藿香正气类中成药，或紫金锭等，口服。

2. 湿热中阻型：主要表现为脘痞闷似痛，纳呆，大便不爽，口中苦而黏腻，渴不欲饮，四肢困重，或有身热不扬，汗出而热不退，舌苔黄腻，脉濡数。当以清热化湿为治，可选用甘露消毒丸，或葛根芩连片，或黄芩片，或黄连胶囊，或三仁合剂等，口服。

3. 脾虚湿滞型：主要表现为四肢困乏，脘腹痞闷，喜揉按，大便溏薄，神疲乏力，厌食油腻，舌苔薄腻或舌质胖淡。当以健脾化湿为治，可选用六君子丸，或四君子丸，或参苓白术丸，或香砂六君子丸等，口服。

七、慢性胃炎

慢性胃炎是以胃黏膜的慢性非特异性炎症为主要病理变化的慢性胃病，为临床常见、多发病之一，其主要表现为慢性上腹部疼痛及消化不良等。

本病属中医学“胃脘痛”范畴，多为饮食失调、肝气犯胃、脾胃虚弱等致使脾胃虚寒，升降失常，胃络失养所为，当以健脾养胃、疏肝行气为治。根据国家中医药管理局印发的《胃脘痛（慢性胃炎）中医诊疗方案（2017年版）》，可辨证进行中医药治疗。

【中成药内治法】

1.肝胃气滞型：主要表现为胃脘胀痛，或伴胀满不适，嗳气频作，胁肋胀痛，胸闷不舒，症状因情绪因素诱发或加重，舌苔薄白，脉弦。当以疏肝理气为治，可选用逍遥丸，或健胃片，或木香顺气丸，或枳术丸，或柴胡舒肝丸，或胃苏颗粒，或气滞胃痛颗粒，或四逆散，或朴实颗粒，或枳术宽中胶囊，或胃痛片等，口服。

2.肝胃郁热型：主要表现为胃脘灼痛，嘈杂似饥，反酸，心烦易怒，口干口苦，大便干燥，舌质红，苔黄，脉弦或弦数。当以疏肝清热为治，可选用正胃片，或三九胃泰颗粒，或左金丸，或加味左金丸，或丹栀逍遥丸，口服。

3.脾胃湿热型：主要表现为胃脘闷痛或痞满，食少纳呆，恶心欲呕，口干口苦，身重困倦，小便短黄，舌质红，苔黄腻，脉滑或数。当以清热化湿为治，可选用葛根芩连片，或黄芩片，或黄连胶囊，或三仁合剂，或青麟丸，或苦参胶囊，或苦胆草片，口服。

4.脾胃气虚型：主要表现为胃脘隐痛或胀满，餐后明显，饮食不慎后易加重或发作，纳呆食少，疲倦乏力，少气懒言，四肢不温，大便溏薄，舌质淡，或有齿印，苔薄白，脉沉弱。当以健脾益气为治，可选用四君子丸，或六君子丸，或香砂六君子丸，或黄芪精颗粒（口服液），或腹痛水，或香砂养胃口服液，口服。

5.脾胃虚寒型：主要表现为胃痛隐隐，绵绵不休，喜温喜按，劳累或受凉后发作或加重，泛吐清水，纳呆食少，神疲倦怠，手足不温，大便溏薄，舌淡苔白，脉弱。当以温中健脾为治，可选用理中丸，或暖胃舒乐片，或小建中合剂（颗粒、胶囊、片）等，口服。

6.胃阴不足型：主要表现为胃脘灼热疼痛，胃中嘈杂，似饥而不欲食，口干舌燥，大便干结，舌红少津，或有裂纹，苔少或无，脉细或数。当以养阴益胃为治，可选用参麦颗粒，或生脉饮，或养胃舒颗粒（胶囊），或二冬膏，口服。

7.瘀阻胃络型：主要表现为胃脘疼痛，痛有定处，痛处拒按，面色晦暗，或有黑便，舌质暗红或有瘀点、瘀斑，脉弦涩。当以活血通络为治，可选用复方丹参片（颗粒、口服液），或三七丹参颗粒（片、胶囊），或云南白药胶囊，或三七片，或元胡止痛片，或中华跌打丸，口服。

【中成药外治法】

1.云南白药粉剂：取云南白药粉剂适量，用白酒调为稀糊状，填于肚脐处，外用胶布固定，每日一换，并可时用热水袋热熨肚脐处，每日2～3次，每次10～15分钟。适用于瘀阻胃络型胃痛。

2.风油精：将本品数滴滴于肚脐处，外用伤湿止痛膏固定，并可时用热水袋热熨肚脐处，每日2～3次。适用于脾胃虚寒型胃痛。

3.速效救心丸：疼痛发作时，取本品5粒，研为细末，置于伤湿止痛膏中央，外贴肚脐或关元、气海穴，每日一换，一般用药5～20分钟疼痛可止。适用于瘀阻胃络型胃痛。

4.逍遥丸：取本品10粒，研细，清水适量调糊，外敷于肚脐处，放食盐少许，再用黄豆大小艾粒施灸，酌灸3～6壮，隔日1次，使用1～3次。适用于肝胃气滞型胃痛。

5.十香暖脐膏：外用。用生姜擦净患处，取十香暖脐膏加温软化，贴于脐腹或疼痛处。适用于脾胃虚寒型胃痛。暖脐膏、阿魏化痞膏、附桂紫金膏、温胃止痛膏、祛风膏、舒腹贴膏也可选用。

八、消化性溃疡

消化性溃疡主要指发生在胃与十二指肠的溃疡，是仅见于胃肠道与胃液接触部位的慢性溃疡，其形成和发展与酸性胃液和胃蛋白酶的消化作用有密切关系，所以被称为消化性溃疡，根据溃疡的发生部位可分为胃溃疡及十二指肠溃疡。消化性溃疡是一种全球性多发病及常见病，其年发病率为1.1%～3.3%，患病率为1.7%～4.7%，人群中约有10%在其一生中患过本病。消化性溃疡男性的发病率高于女性，可发生于各年龄段，但以20～50岁最为常见。消化性溃疡一般不会直接导致死亡，但其并发症（主要为出血、穿孔）若处理不及时可危及生命，不但严重危害人体健康，而且会给家庭、社会带来沉重的心身及经济负担。

本病属中医学“胃疡”“胃痛”等范畴。中医学认为，本病多为外受寒邪，病邪犯胃，或肝气郁结，横逆犯胃，或脾胃虚弱，中焦虚寒所为，故理气止痛为常用方法。根据国家中医药管理局印发的《胃疡（消化性溃疡）中医诊疗方案（2017年版）》，可辨证进行中医药治疗。

【中成药内治法】

1.寒邪客胃型：主要表现为胃痛暴作，甚则拘急作痛，得热痛减，遇寒痛增，口淡不渴，或喜热饮，舌苔薄白，脉弦紧。当以温胃散寒、理气止痛为治，可选用藿香正气类，或紫金锭，或温胃舒颗粒（胶囊）等，口服。

2.饮食停滞型：主要表现为暴饮暴食后胃脘疼痛，胀满不消，疼痛拒按，得食更甚，嗳腐吞酸，或呕吐不消化食物，其味腐臭，吐后痛减，不思饮食或厌食，大便不爽，得矢气及便后稍舒，舌苔厚腻，脉滑有力。当以消食导滞、和胃止痛为治，可选用大山楂丸，或健胃消食片，或沉香化滞丸，或保和丸（片、冲剂、口服液），或开胸顺气丸（胶囊），或神曲胃痛胶囊等，口服。

3.肝气犯胃型：主要表现为胃脘胀满，攻撑作痛，遇烦恼郁怒则痛作或痛甚，脘痛连胁，胸闷嗳气，善太息，大便不畅，得嗳气、矢气则舒，舌苔薄白，脉弦。当以疏肝理气、和胃止痛为治，可选用逍遥丸，或木香顺气丸，或枳术丸，或柴胡舒肝丸，或胃苏颗粒，或气滞胃痛颗粒，或四逆散，或朴实颗粒，或枳术宽中胶囊等，口服。

4.肝胃郁热型：主要表现为胃脘灼痛，痛势急迫，喜冷恶热，得凉则舒，心烦易怒，泛酸嘈杂，口干口苦，舌红少苔，脉弦数。当以疏肝理气、泄热和中为治，可选用三九胃泰颗粒，或左金丸，或加味左金丸，或丹栀逍遥丸等，口服。

5.瘀血停滞型：主要表现为胃脘疼痛，痛如针刺刀割，痛有定处，按之痛甚，食后加剧，入夜尤甚，或见吐血、黑便，舌质紫暗或有瘀斑，脉涩。当以活血化瘀、理气止痛为治，可选用云南白药胶囊，或三七片，或元胡止痛片（滴丸），或中华跌打丸等，口服。

6.脾胃湿热型：主要表现为胃脘灼热疼痛，嘈杂泛酸，口干口苦，渴不欲饮，口甜黏浊，食甜食则反酸，纳呆恶心，身重肢倦，小便色黄，大便不畅，舌苔黄腻，脉滑数。当以清热化湿、理气和中为治，可选用葛根芩连片，或黄芩片，或黄连胶囊，或三仁合剂等，口服。

7.胃阴亏虚型：主要表现为胃脘隐隐灼痛，似饥而不欲食，口燥咽干，口渴思饮，消瘦乏力，大便干结，舌红少津或光剥无苔，脉细数。当以养阴益胃、和中止痛为治，可选用参麦颗粒，或生脉饮，或养胃舒颗粒（胶囊）等，口服。

8.脾胃虚寒型：主要表现为胃痛隐隐，绵绵不休，冷痛不适，喜温喜按，空腹痛甚，得食则缓，劳累、食冷或受凉后疼痛发作或加重，泛吐清水，食少，神疲乏力，手足不温，大便溏薄，舌淡苔白，脉虚弱。当以温中健脾、和胃止痛为治，可选用暖胃舒乐片，或小建中颗粒（合剂），或黄芪精颗粒（口服液），或腹痛水，或香砂养胃口服液等，口服。

【中成药外治法】

参考慢性胃炎外治法。

九、胃下垂

胃下垂是指胃的纵轴向下延长，胃的下极明显降低，甚至低达小骨盆者，饮水超声波检查可见胃下缘移入盆腔内。本病多见于妇女，其中多子女者更为常见，亦见于形体瘦长者。本病的临床表现为食后腹部有饱满和坠胀感，时有剧痛（常发生在体力劳动、负重或受震动以后），自觉腹内有震水声音，平卧后即消失，常有嗳气、便秘、食欲不振、自觉口中有臭味等，全身营养状况较差，精神不振，容易疲乏，严重者常伴有头晕、失眠等症，部分患者合并肝、肾下垂，以及消化性溃疡、慢性胃炎等。

中医学认为，本病多为中气不足，脾胃亏虚，升举无力所为，当以补中益气、升阳举陷为治。

【中成药内治法】

1.脾胃气虚型：主要表现为胃下垂，胃痛隐隐，脘腹胀满，纳食减少，神疲乏力，动则尤甚，手足不温，大便溏薄，舌质淡，脉细弱。当以补中益气、升阳举陷为治，可选用黄芪精颗粒（口服液），或补中益气口服液，或人参北芪胶囊等，口服。

2.脾胃湿热型：主要表现为胃下垂，胃脘灼热，脘腹胀满，口干口苦，大便秘结或溏薄，小便短黄，舌红苔黄腻，脉滑。当以清热利湿为治，可选用葛根芩连片，或黄连胶囊，或芩连片（颗粒）等，口服。

3.肾气不足型：主要表现为胃下垂，脘腹胀满，头晕目眩，动则加剧，肢软乏力，腰膝酸软，四肢不温，舌淡苔白，脉沉细。当以补肾益气为治，可选用刺五加片，或龟龄集，或加味龟龄集酒，或金匮肾气丸，或参桂鹿茸丸等，口服。

【中成药外治法】

1.补中益气丸：取本品1粒，研为细末，敷于肚脐处，外用敷料包扎，胶布固定，每日换药1次，连用7～10次。适用于脾胃气虚型胃下垂。

2.黄芪升麻糊：取黄芪注射液1～2支，升麻5克。将升麻研为细末，用黄芪注射液调匀，敷于肚脐处，外用敷料包扎，胶布固定，每日换药1次，连用7～10次。可补中益气，升阳固脱。适用于脾胃气虚型胃下垂。

3.黄芪注射液：将纱布1块放置于黄芪注射液中浸透后取出，外敷于肚脐处，敷料包扎，胶布固定，每日换药1次。适用于脾胃气虚型胃下垂。

4.龟龄集：将纱布1块置于龟龄集酒中浸透，取出覆盖于肚脐处，敷料包扎，胶布固定，用热水袋时时热熨，每日2～3次。适用于肾气不足型胃下垂。

十、口味异常

口味异常是指患者自觉口中味道异常，比如口酸、口苦、口咸等，这往往是脏腑功能失调的一种外在表现。若脏腑发生病变，在出现全身症状的同时，也往往会出现口中味道异常。因此，患者口味异常可作为中医诊治疾病的依据之一，并可由此进行各种检查，排除相关疾病。当然，在诊治口味异常时，还需要结合其他症状进行辨证，如此才能取得满意的效果。中成药对口味异常有一定疗效，可辨证选用中成药进行治疗。

【中成药内治法】

（一）口臭

口臭是指口中出气有臭味，自觉或为他人所闻。临床辨证治疗口臭一般分为以下三型。

1.胃热上蒸型：主要表现为口臭，口渴饮冷，口舌生疮糜烂，牙龈赤烂肿痛，大便干结，小便短黄，舌红苔黄腻，脉滑数。当以清胃泄热为治，可选用黄连上清胶囊，或三黄片，或牛黄清胃丸，或左金丸，或加味左金丸等，口服。

2.痰热壅肺型：主要表现为口气腥臭，胸痛胸闷，咳嗽，痰黄黏稠，大便干结，小便短黄，舌红苔黄腻，脉滑数。当以清热宣肺为治，可选用羚羊清肺丸，或清气化痰丸，或复方鱼腥草片，或牛黄蛇胆川贝液，或鲜竹沥，或七味沙参汤散，或沙参止咳汤散等，口服。

3.肠胃食积型：主要表现为口中酸臭，脘腹胀满，嗳气吞酸，大便溏薄或泻下不爽，小便短少，舌淡苔厚浊腻，脉滑。当以消食化积导滞为治，可选用保和丸（片、冲剂、口服液），或大山楂丸，或木香槟榔丸，或复方鸡内金片，或山楂麦曲颗粒，或山楂化滞丸等，口服。小儿可选用小儿复方鸡内金咀嚼片，或小儿消食咀嚼片，或健胃消食口服液，或山楂内金口服液等，口服。

（二）口苦

口苦是指患者口苦如吮饮黄连水或胆汁，心烦易怒，头晕头痛，目赤胁痛，小便黄短，大便偏干，舌边尖红。当以疏肝清热为治，可选用万应胶囊，或清热丸，或龙胆泻肝丸，或丹栀逍遥丸，或夏枯草口服液，或茵栀黄口服液，或熊胆丸，或金钱草颗粒等，口服。

（三）口酸

口酸是指口中自觉有酸味，甚者他人闻之有酸气。临床辨证治疗口酸一般分为以下二型。

1.肝胃不和型：主要表现为口中发酸，嘈杂吞酸，食少纳呆，嗳气，胁肋胀痛，舌淡苔薄，脉弦。当以疏肝和胃为治，可选用调胃舒肝丸，或沉香化气丸，或十香定痛丸，或逍遥丸，或柴胡舒肝丸，或宽胸舒气化滞丸等，口服。

2.宿食停滞型：主要表现为口中发酸，或嗳气酸腐，纳呆恶食，脘腹胀满，舌淡苔厚浊腻，脉滑。当以消食化积导滞为治，可选用枳实导滞丸，或加味保和丸（片、冲剂、口服液），或香砂养胃丸，或曲麦枳术丸，或消食化痰丸，或麦芽片等，口服。

（四）口咸

口咸是指口中自觉有咸味，有时有咸味痰涎排出，咽干口燥，头晕耳鸣，五心烦热，腰膝酸软，夜寐不安，多梦盗汗，小便短赤，舌红苔少脉细数。当以养阴益肾为治，可选用知柏地黄丸，或大补阴丸等，口服。

（五）口淡

口淡是指口中味觉减退，患者自觉口内发淡而无法尝出食物滋味，伴不欲饮食，神形疲惫，短气乏力，舌淡苔薄白，脉细弱。当以健脾益气、芳香和胃为治，可选用参苓白术散，或人参健脾丸，或香砂六君子丸，口服。

（六）口腻

口腻是指口舌黏腻，滞涩不爽。临床辨证治疗口腻一般分为以下二型。

1.寒湿困脾型：主要表现为口中黏腻，口淡不渴，不思饮食，胃脘满闷，肢困乏力，舌淡苔薄白，脉细弱。当以健脾利湿为治，可选用平胃片（丸），或理中丸，或良附丸，或小建中合剂（颗粒、胶囊、片）等，口服。

2.湿热中阻型：主要表现为口中黏腻滞涩，口气秽浊，食不知味，口干不欲饮，脘腹胀满，胃纳减少，舌红，苔黄腻，脉滑。当以清热利湿为治，可选用甘露消毒丸，或六合定中丸，或藿香清胃片，或清胃黄连丸，或黄连清胃丸等，口服。

【中成药外治法】

1.黄连胶囊：取黄连胶囊2粒，去掉胶囊衣，研为细末，清水调为糊状，分成两份，外敷双足心涌泉穴，每日一换，连用3～5日。适用于胃热口臭、口苦。

2. 黄芩片：取黄芩片3粒，研为细末，'清水调为糊状，分成两份，外敷双足心涌泉穴，每日一换，连用3～5日。适用于胃热口臭、口苦。

3. 金匮肾气丸：取本品1丸，研细，用清水适量调为稀糊状，分成两份，置于伤湿止痛膏上，外敷双足心涌泉穴，每日一换，连用3～5日。可温肾益气。适用于口咸、口淡。

4. 伤湿止痛膏：每日洗浴后，取伤湿止痛膏2张，敷贴双足心涌泉穴，每日一换。涌泉穴为足少阴肾经之井穴，敷贴可引热下行，滋养肾水。或取吴茱萸适量，研为细末，用清水适量调匀，外敷肚脐或双足心涌泉穴，用伤湿止痛膏固定，每日换药1次，连用5～7日。可上病下取，引热下行。各型均可选用。

5. 复方一枝黄花喷雾剂：喷于口腔、鼻腔，每天3～4次，每次喷5下，3天为一疗程，儿童酌减。适用于胃热口臭、口苦。

十一、幽门螺杆菌相关性胃病

幽门螺杆菌（HP）是一种螺旋形、微厌氧、对生长条件要求十分苛刻的细菌，是目前所知能够在人胃中生存的唯一微生物种类。研究发现，幽门螺杆菌感染可引起胃炎、消化道溃疡、淋巴增生性胃淋巴瘤、胃癌等。因此，幽门螺杆菌被世界卫生组织国际癌症研究机构列为一类致癌物。

流行病学调查发现，我国是幽门螺杆菌高感染率国家。随着对幽门螺杆菌认知度的提高，相关治疗广泛开展，但同时耐药性逐渐增高、药物副作用增多、药源性疾病增多、根除率逐渐降低。因此，加强防范，刻不容缓。

本病属中医学“胃脘痛”范畴，多为邪热侵袭，胃失和降所为，当以清热解毒、健脾和胃为治。根据由中华中医药学会发布的《难治性幽门螺杆菌相关性胃病中医诊疗方案（2018年版）》，可选用中医药治疗。

【中成药内治法】

1.脾胃湿热型：主要表现为胃脘嘈杂，连绵不断，或胸脘痞塞，纳呆食少，嗳腐，身重困倦，口中异味，口渴不喜饮，大便黏滞，舌质红，苔黄厚腻，脉滑或弦数。当以清热化湿、消痞止痛为治，可选用葛根芩连片，或黄芩片，或黄连胶囊，或三仁合剂等，口服。

2.肝胃气滞型：主要表现为胃脘胀痛，连及两胁，攻撑走窜，每因情志不遂加重，或胸脘不舒，痞塞满闷，喜太息，不思饮食，精神抑郁，夜寐不安，舌质淡红，苔薄白，脉弦。当以疏肝和胃、理气调中为治，可选用逍遥丸，或木香顺气丸，或枳术丸，或柴胡舒肝丸，或胃苏颗粒，或气滞胃痛颗粒，或四逆散，或朴实颗粒，或枳术宽中胶囊等，口服。

3.肝胃郁热型：主要表现为胃脘灼痛，痛势急迫，或胸脘痞塞，嘈杂反酸，口干口苦，渴喜凉饮，烦躁易怒，舌质红，苔黄，脉弦数。当以疏肝和胃、清泄郁热为治，可选用三九胃泰颗粒，或左金丸，或加味左金丸，或丹栀逍遥丸等，口服。

4.胃中炽热型：主要表现为胃脘灼热，得凉则减，遇热则重，反酸，口干喜冷饮，或口臭不爽，口舌生疮，大便秘结，舌质红，苔黄少津，脉滑数。当以清胃泄热、制酸止痛为治，可选用复方牛黄清胃丸，或清胃黄连丸，或黄连胶囊，或黄连上清片等，口服。

5.胃络瘀阻型：主要表现为胃脘疼痛，状如针刺或刀割，痛有定处而拒按，病程日久，胃痛反复发作而不愈，或呕血、便血，面色晦暗无华，唇暗，女子月经后期，色暗，舌质暗，有瘀点或瘀斑，苔薄白，脉涩。当以理气活血、化瘀通络为治，可选用失笑散，或云南白药胶囊，或三七片，或元胡止痛片（滴丸），或中华跌打丸等，口服。

6.脾胃虚弱（寒）型：主要表现为胃脘隐痛，遇寒或饥饿时痛剧，得温熨或进食则缓，喜暖喜按，或胸脘不舒，痞塞胀满，时宽时急，得温则舒，面色不华，神疲肢怠，四末不温，食少便溏，或泛吐清水，舌质淡胖，边有齿痕，苔薄白，脉沉细。当以健脾益气、温中散寒为治，可选用暖胃舒乐片，或小建中合剂（颗粒、胶囊、片），或黄芪精颗粒（口服液），或腹痛水，或香砂养胃口服液等，口服。

7.胃阴不足型：主要表现为胃脘隐痛，或隐隐灼痛，嘈杂似饥，饥不欲食，口干不欲饮，咽干唇燥，大便干结，舌体瘦，质嫩红，少苔或无苔，脉细而数。当以养阴益胃为治，可选用参麦颗粒，或生脉饮，或养胃舒颗粒（胶囊）等，口服。

十二、消化不良

消化不良是所有消化问题引起的胃部不适的总称，往往表现为嗳气、胀满、上腹部或胸部啮咬样或烧灼样痛。偶尔的消化不良可以由进食过饱、饮酒过量、服用止痛药（如阿司匹林等）等引起，在精神紧张时进食或进食不习惯的食物也可引起消化不良。慢性持续性消化不良可能由精神因素引起，也可能由某些器质性消耗性疾病，如慢性胃炎、胃及十二指肠溃疡、慢性肝炎等引起。

中医学认为，脾主运化，胃主受纳，肝主疏泄。脾胃亏虚，运化失调，或肝气郁滞，疏泄失常，均可引起或诱发本病，当以疏肝理气、健脾开胃为治，可辨证选用中成药治疗。

【中成药内治法】

1.脾虚气滞型：主要表现为胃脘痞闷或胀痛，纳呆，嗳气，疲乏，便溏，舌淡苔薄白，脉细弦。当以健脾和胃、理气消胀为治，可选用香砂六君丸、香砂和中丸，或香砂平胃散等，口服。

2.肝胃不和型：主要表现为胃脘胀满或疼痛，两胁胀满，每因情志不畅而发作或加重，心烦，嗳气频作，善太息，舌淡红苔薄白，脉弦。当以理气解郁、和胃降逆为治，可选用宽胸舒气化滞丸，或逍遥丸，或木香顺气丸，或枳术丸，或柴胡舒肝丸，或胃苏颗粒，或气滞胃痛颗粒，或四逆散，或朴实颗粒，或枳术宽中胶囊等，口服。

3.脾胃湿热型：主要表现为脘腹痞满或疼痛，口干或口苦，口干不欲饮，纳呆，恶心或呕吐，小便短黄，舌红苔黄厚腻，脉滑。当以清热化湿、理气和中为治，可选用葛根芩连片，或黄芩片，或黄连胶囊，或三仁合剂等，口服。

4.脾胃虚寒型：主要表现为胃脘隐痛或痞满，喜温喜按，泛吐清水，食少或纳呆，疲乏，手足不温，便溏，舌淡苔白，脉细弱。当以健脾和胃、温中散寒为治，可选用理中丸，或附子理中丸（片、口服液），或暖胃舒乐片，或小健中合剂等，口服。

5.饮食积滞型：主要表现为脘腹胀满，时呕酸腐，嗳气频作，大便不爽，或夹有不消化物，小便短少，舌红苔白厚腻，脉滑。当以健脾消积为治，可选用山楂丸，或健胃消食片，或复方鸡内金片，或麦芽片，或小儿消积丸等，口服。

【中成药外治法】

1.黄芪注射液：将纱布1块放置于黄芪注射液中浸透后取出，或取吴茱萸粉适量，用黄芪注射液调匀，外敷于肚脐处，敷料包扎，胶布固定，每日换药1次，并时用热水袋热敷，或用电吹风热挡吹拂，每日1~2次。适用于脾胃虚寒型消化不良。

2.藿香正气水：取纱布一块，用藿香正气水浸透后取出，外敷肚脐处，再用敷料包扎，胶布固定，每日一换，并时用热水袋热敷，或用电吹风热挡吹拂，每日1~2次。适用于脾胃虚寒型消化不良。

3.小儿健脾贴膏：每晚洗浴后，取本品1张，外贴于肚脐处，固定，每2日换药1次，并时用热水袋热敷，或用电吹风热挡吹拂，每日1~2次。适用于脾胃虚寒型消化不良。

4.三黄片：取本品2片，研为细末，用米醋适量调为稀糊状，置于伤湿止痛膏中心，贴肚脐处，10~15小时后取下，一般一次即效，为巩固疗效，可再贴2~3次。适用于脾胃湿热型消化不良。

5.逍遥丸：取本品10丸，研细，清水适量调糊，外敷于肚脐处，加食盐少许，再用黄豆大小的艾粒施灸，酌灸3～6壮，隔日1次，连用3～5次。适用于肝胃不和型消化不良。

6.黄连胶囊：取黄连胶囊2粒，去掉胶囊衣，将药粉置于伤湿止痛膏中央，外敷肚脐处，固定，每日一换。适用于脾胃湿热型消化不良。

7.丁桂温胃散：外用，将药粉少许放于膏药中央，贴患处。适用于脾胃虚寒型消化不良。

8.温胃止痛膏：本品为贴膏剂，外用，每日1贴。第1天贴神阙穴（肚脐），第2天贴中脘穴（心窝上正中到肚脐正中二分之一处），以后两穴交替敷贴，痛重者可贴患处，2周为1个疗程。适用于脾胃虚寒型消化不良。

9.香连丸膏：取香连丸3克，凡士林3克。将香连丸研细，与凡士林调匀备用。将脐部洗净，取本品适量外敷肚脐，包扎固定，每日一换。适用于脾胃湿热型消化不良。

10.复方丁香开胃贴：本品为贴膏剂，外用。置药丸于胶布护圈中，药芯对准脐部贴12小时以上，每日1贴，3贴为1个疗程。适用于脾虚气滞型消化不良。

十三、功能性胃肠病

功能性胃肠疾病，又称胃肠道功能紊乱、胃肠综合征，主要表现为胃肠道涉及进食和排泄等方面的异常，常伴有失眠、焦虑、注意力涣散、健忘、神经过敏、头痛等其他功能性症状。在各种脏器的功能性疾病中，功能性胃肠病的发病率最高，多见于青壮年。

中医学认为，本病多为肝郁脾虚，脾运失常所为，当以疏肝解郁、和胃健脾、理气消胀为治。

【中成药内治法】

1.脾胃虚寒型：主要表现为胃痛隐隐，泛吐清水，喜暖喜按，纳食减少，神疲乏力，甚者手足不温，大便溏薄，舌质淡，脉软弱。当以温中健脾为治，可选用暖胃舒乐片，或小建中颗粒，或黄芪精颗粒（口服液）等，口服。

2. 饮食停滞型：主要表现为胃脘胀满，甚则疼痛，嗳腐吞酸，或呕吐不消化食物，吐后痛减，或大便不爽，舌苔厚腻，脉滑。当以消食导滞为治，可选用保和丸（片、冲剂、口服液），或沉香化滞丸，或开胸顺气丸（胶囊），或大山楂丸，或健胃消食片，或神曲胃痛胶囊等，口服。

3. 肝气犯胃型：主要表现为胃脘胀满，攻撑作痛，脘痛连胁，嗳气频繁，大便不畅，每因情志因素而疼痛发作，舌苔薄白，脉弦。当以疏肝理气为治，可选用逍遥丸，或枳术丸，或柴胡舒肝丸，或木香顺气丸，或胃苏颗粒，或气滞胃痛颗粒，或四逆散，或朴实颗粒，或枳术宽中胶囊等，口服。

4. 肝胃郁热型：主要表现为胃脘灼痛，痛势急迫，烦躁易怒，泛酸嘈杂，口干口苦，舌红苔黄，脉弦或数。当以泄热和胃为治，可选用左金丸，或加味左金丸，或丹栀逍遥丸，或三九胃泰颗粒等，口服。

5. 阴虚胃痛：主要表现为胃痛隐隐，口干咽燥，或口渴，大便干燥，舌红少津，脉多弦细。当以养阴益胃为治，可选用参麦颗粒，或生脉饮，或养胃舒颗粒等，口服。

6. 瘀血停滞型：主要表现为胃脘疼痛，痛有定处而拒按，痛如针刺或刀割，舌质紫暗，脉涩。当以活血化瘀、理气止痛为治，可选用云南白药胶囊，或三七片，或元胡止痛片（滴丸），或中华跌打丸等，口服。

十四、“双曲综合征”

在人的腹腔内，由于升结肠、降结肠与横结肠交界处的弯曲部分分别在肝脏和脾脏的下方，故分别称为肝曲和脾曲。当进食速度较快、情绪低落、消化不良或腹腔脏器有慢性炎症，特别是埋头伏案工作时间过长时，极易引起肠道功能紊乱，肝曲、脾曲内气体积滞，导致腹部胀满不适，隐隐疼痛，临床上把该病称为“双曲综合征”。肝曲综合征的临床表现为右上腹部胀痛或钝痛，伴有嗳气，许多患者误以为是肝痛。而脾曲综合征以左上腹胀痛为主，严重时出现阵发性剧痛。二者均与长期伏案工作有关。

“双曲综合征”在从事脑力劳动的中老年人群中较为多见，此病易反复发作，影响学习与生活。日常生活中应注意饮食习惯，不食用难以消化的食物，不暴饮暴食，不食用刺激性食物；劳逸结合，注意休息，伏案工作时间不宜过久，加班加点要有度；增强体育锻炼，调节情绪，保持良好的工作心态。中医学认为，本病多为肝郁脾虚，饮食积滞所为，当以疏肝健脾、和胃消食为治。

【中成药内治法】

1.肝郁脾虚型：主要表现为疲乏无力，头晕心悸，胸胁胀满，纳呆腹胀，便溏不爽，肠鸣矢气，或腹痛欲泻，泻后痛减，舌淡苔薄白，脉弦。当以疏肝解郁、健脾养血为治，可选用逍遥丸，或调胃舒肝丸，或左金丸，或加味左金丸，或沉香化气丸等，口服。

2.饮食积滞型：主要表现为腹痛肠鸣，泻下粪便臭秽，泻后腹痛减轻，常伴有不消化物，脘腹胀满，嗳腐酸臭，不思饮食，舌苔厚腻或垢浊，脉滑。当以消食导滞为治，可选用山楂丸，或枳术宽中颗粒，或朴实颗粒，或健胃消食片等，口服。

3.胃热湿阻型：主要表现为消谷善饥，脘腹胀满，时或隐痛，肢重困楚，怠惰，口苦黏腻，舌苔腻微黄，脉滑小数。当以清热利湿为治，可选用甘露消毒丸，或芩连片（颗粒），或葛根芩连微丸等，口服。

十五、胆囊炎

胆囊炎，即胆囊发生的炎症，慢性胆囊炎常常是急性胆囊炎反复多次发作的结果，约70%伴有胆囊结石存在。胆囊结石是指胆道系统（包括胆囊、肝内外胆管）中出现结石的疾病。胆石是由胆汁中某些成分形成的结晶体。自然人群中胆囊结石的发病率高达12%，女性比男性多一倍左右。

由于感染、炎症反复发作，轻者在胆囊壁有炎性细胞浸润和纤维组织增生，重者有瘢痕形成，胆囊萎缩，正常结构被破坏，并与肝脏紧密粘连，完全失去了浓缩和排泄胆汁的功能。胆囊炎、胆石症临床症状不十分典型，大多数患者有胁痛病史，有厌油腻食物、腹胀、嗳气等消化道症状，有的会出现右上腹和肩背部隐痛，结石梗阻时可出现胆绞痛、黄疸，检查时右上腹部可有压痛或不适感，超声或CT检查可提示胆囊萎缩、囊壁增厚，或胆囊、肝内胆管、胆管等处有结石存在。节日期间，肥甘厚味进食增多，暴饮暴食，更易诱发慢性胆囊炎急性发作或胆绞痛，应予警惕。

中医学认为，胆囊炎多为肝胆郁热，疏泄失常所致，当以清利肝胆、疏肝行气、调畅气机为治。

【中成药内治法】

1.饮食停滞型：主要表现为胁肋疼痛，或胆绞痛，胃脘胀满，或恶心欲呕，大便不爽，舌苔厚腻，脉滑。当以理气消食、和胃导滞为治，可选用保和丸（片、冲剂、口服液），或大山楂丸，或沉香化滞丸，或开胸顺气丸（胶囊），或柴胡舒肝丸，或健胃消食片等，口服。

2.肝气郁结型：主要表现为胁肋疼痛，或胆绞痛，每因情志波动而疼痛发作，胃脘胀满，攻撑作痛，嗳气频繁，大便不畅，舌苔薄白，脉弦。当以疏肝理气为治，可选用逍遥丸，或木香顺气丸，或枳术丸，或气滞胃痛颗粒，或四逆散，或朴实颗粒，或肝胆舒康胶囊，或枳术宽中胶囊等，口服。

3.湿热蕴结型：主要表现为胁肋胀痛，或胆绞痛，触痛明显而拒按，或引及肩背，每因进食油腻食物而疼痛发作，伴有脘闷纳呆，恶心呕吐，口干口苦，腹胀尿少，或有黄疸，舌苔黄腻，脉弦滑。当以清热利湿、理气通络为治，可选用金龙舒胆颗粒（胶囊），或肝胆双清口服液，或左金丸，或加味左金丸，或丹栀逍遥丸，或龙胆泻肝丸，或熊胆丸，或消炎利胆片，或舒胆片，或胆舒胶囊，或黄连胶囊，或黄葵胶囊等，口服。

4.瘀血阻络型：主要表现为胁肋刺痛，或胆绞痛，痛处固定而拒按，疼痛持续不已，入夜尤甚，或胁下有积块，或面色晦暗，舌质紫暗，脉沉弦。当以活血化瘀、理气通络为治，可选用云南白药胶囊，或元胡止痛片（滴丸），或三七片，或中华跌打丸等，口服。

【中成药外治法】

1.金黄散：取本品适量，用清茶少许调为稀糊状，外敷于胆囊区肿胀疼痛处，敷料包扎，胶布固定，每日换药1次。适用于湿热蕴结型胆囊炎。

2.鱼石脂大黄膏：取大黄粉10克，与鱼石脂软膏适量混合均匀，外敷于胆囊区肿胀疼痛处，敷料包扎，胶布固定，每日换药1次。适用于湿热蕴结型胆囊炎。

3.鱼石脂六神膏：取六神丸1支，研为细末，与鱼石脂软膏适量混合均匀，外敷于胆囊区肿胀疼痛处，敷料包扎，胶布固定，每日换药1次。适用于湿热蕴结型胆囊炎。

4.冰硼散：取本品3克，用少量冷开水拌湿后外敷于胆囊区肿胀疼痛处，敷料包扎，胶布固定，每日换药1次。适用于湿热蕴结型胆囊炎。

5.元胡止痛滴丸：取元胡止痛滴丸10粒，研末，用凡士林适量调匀，外敷胆囊区压痛处，外用纱布覆盖，胶布固定，每隔24小时更换1次。适用于瘀血阻络型胆囊炎。

6.胆舒康贴：外用。取本品贴于神阙穴（肚脐），每次贴8～12小时，间隔12小时，或贴12～24小时，间隔24小时，12次为1个疗程。适用于肝气郁结型、瘀血阻络型胆囊炎。

十六、脂肪肝

在正常情况下，肝脏对人体内物质的分解、合成，以及解毒作用、脂肪代谢等一系列精细而又复杂的操作始终保持着动态平衡状态。一般情况下，人的肝组织中含有少量脂肪，其重量为肝重量的4%～5%，如果肝内脂肪堆积过多，超过肝重量的10%甚至15%时就被称为脂肪肝。轻度脂肪肝患者大多无明显的临床症状，部分患者偶有疲乏感觉，或仅觉近期腹部有胀满感。根据相关文献记载，25%以上的脂肪肝患者无临床症状。绝大多数脂肪肝是由集体、个人常规体检而发现并确诊的。中、重度脂肪肝患者大多有一定的临床症状，主要表现为疲乏、恶心、厌食、腹胀、肝区胀闷，甚或疼痛。脂肪肝的典型症状是由肝功能异常及肝内脂肪积蓄所引起的，类似于肝炎，肝区疼痛常在安静休息时，或重体力劳动之后，或酗酒之后加重。症状轻重与脂肪肝病情程度不相一致，常因人而异。

本病属中医学“胁痛”范畴。中医学认为，本病多因过食肥甘厚味，酗酒或缺乏运动，使肝失疏泄，湿热蕴结，瘀血不化而致，当以疏肝行气、活血利湿为治。

【中成药内治法】

1.肝胃不和型：主要表现为肝区胀痛，肝脏肿大，脘闷食少，或有恶心，腹胀，舌质淡，苔薄白，脉弦。当以疏肝和胃为治，可选用调胃舒肝丸，或宽胸舒气化滞丸，或左金丸，或加味左金丸，或沉香化气丸等，口服。

2.肝胆湿热型：主要表现为肝区胀痛，肝脏肿大，脘闷食少，口苦口干，或有恶心，大便秘结，小便短黄，舌红，苔黄腻，脉弦。当以清热利湿为治，可选用龙胆泻肝口服液，或茵栀黄口服液，或晶珠降脂排毒胶囊等，口服。

3.脾虚湿盛型：主要表现为乏力，纳少，餐后腹胀，或伴胸闷，恶心，大便溏薄，小便清长，舌质淡，边有齿印，脉濡细。当以健脾化湿为治，可选用脂必妥片，或绞股蓝总苷片（胶囊、颗粒、滴丸），或参苓白术丸，或香砂六君子丸等，口服。

十七、泻　痢

泻痢，即泄泻、痢疾，是夏秋季节常见的消化道传染病。

泄泻是指排便次数增多，粪质清稀，甚如水样的病证。痢疾是由痢疾杆菌引起的以腹痛、里急后重、下痢赤白脓血为主要表现的病证。中医学认为，泻痢多为外受湿热、疫毒之气，内伤饮食生冷，损及脾胃与肠而成，其主要病变在脾胃及大小肠，关键病机为脾胃功能障碍。

泄泻与痢疾虽病位相同，但临床表现不尽相同。就疾病严重程度而言，泻浅而痢深，泻轻而痢重；就性质而言，泻为水谷不分，病在中焦，痢为脂血伤败，病在下焦；就疾病表现而言，二者均有腹痛，泄泻之腹痛多与肠鸣同时出现，泻后疼痛消失，痢疾之腹痛多与里急后重同时出现，泻后疼痛虽减但未停止。

治疗泄泻的药物多可治疗痢疾，治疗痢疾的药物有的也可治疗泄泻，临床治疗有相似之处。治疗时要注意调理脾胃，同时应注意调整饮食，避免食用生冷、油腻之物。

【中成药内治法】

1. 湿热泻痢：主要表现为腹痛阵阵，痛而拒按，便后腹痛暂缓，下痢赤白脓血，黏稠如胶冻，腥臭，肛门灼热，小便短赤，舌质红，苔黄腻，脉滑数。当以清肠解毒、调气行血为治，可选用香连丸，或五味香连丸，或六味香连胶囊，或黄连胶囊，或黄柏胶囊，或复方黄芩片，或止痢宁片，或芩连片（颗粒），或紫金锭等，口服。

2. 疫毒泻痢：本型多见于痢疾，主要表现为起病急骤，高热，呕吐，大便频频，以致失禁，下痢鲜紫脓血，腹痛剧烈，里急后重感显著，更甚者津液耗伤，四肢厥冷，神志不清，舌质红绛，苔黄燥，脉滑数。当以清热解毒凉血为治，可选用湿热泻痢部分提到的中成药进行治疗，安宫牛黄丸、西黄丸等也可选用。此型患者病情危重，必须采取综合性抢救措施，中西医结合治疗，以挽其危，中成药治疗只是其中的一个方式。

3. 寒湿泻痢：主要表现为腹泻清稀，甚如水样，腹痛肠鸣，脘闷食少，或兼有恶寒发热，鼻塞头痛，肢体酸痛，舌苔薄白或白腻，脉濡缓。当以解表散寒、芳香化浊为治，可选用藿香正气类（口服液、水剂、丸、软胶囊、颗粒、片），或六合定中丸，或保济丸等，口服。

4. 食积泻痢：主要表现为腹痛肠鸣，粪便臭秽，泻后腹痛减轻，常伴有不消化物，脘腹胀满，嗳腐酸臭，不思饮食，舌苔厚腻或垢浊，脉滑。当以消食导滞为治，可选用保和丸（片、冲剂、口服液），或健胃消食片，或山楂丸（片）等，口服。

5. 脾虚泻痢：主要表现为大便时溏时泄，水谷不化，稍进油腻之物则大便次数增多，食欲不振，脘腹胀满，面色萎黄，肢倦乏力，舌淡苔白，脉细弱。当以健脾益气为治，可选用参苓白术散，或香砂养胃丸，或小健中颗粒，或十香定痛丸，或四君子丸（散）等，口服。

6. 肾虚泻痢：主要表现为黎明之前腹部作痛，肠鸣即泻，泻后则安，形寒肢冷，腰膝酸软，舌淡苔白，脉沉细。当以温肾健脾、固涩止泄为治，可选用四神丸，或肉蔻四神丸，或附子理中丸，或济生肾气丸等，口服。

【中成药外治法】

1. 济生万应锭：取本品1粒，研细，醋调外敷肚脐处，包扎固定，每日一换。适用于食积胀痛，呕吐泻痢，不思乳食，热结便秘。

2. 祛风膏：先用生姜擦净患处，取膏药1张加温软化贴于肚脐处，每日或隔日一换。适用于肚腹寒痛，胃脘胀痛，瘀寒积块，水泻寒痢。

3. 结肠宁（灌肠剂）：灌肠用，取药膏5克，溶于50～80毫升温开水中，放冷至约37℃时保留灌肠，每天大便后一次，四周为一疗程。适用于慢性细菌性痢疾、慢性结肠炎、溃疡性结肠炎引起的腹泻。

十八、便 秘

便秘，指大便经常秘结不通，排便时间延长，或虽有便意而排便困难的病证。便秘的发生主要是大肠蠕动功能失调，粪便在肠内滞留过久，过度吸收水分，而使粪便过于干燥、坚硬所致，其临床表现为大便秘结，排出困难，经常三五天或七八天排便一次，有时甚至更久。便秘日久常可引起腰部胀满，甚则酸痛，食欲不振，头晕头痛，睡眠不佳，长期便秘还可引起痔疮、便血、肛裂、肠癌等。相关研究表明，人体肠道中寄存的细菌每时每刻都在产生大量毒素，比如吲哚、吲哚乙酸等，这些毒素被人体吸收后会导致慢性中毒，加快衰老，所以保持大便通畅，使肠胃清洁，减少粪便毒素的吸收，有助于延缓衰老，预防癌症，健康长寿。

中医学认为，本病多为肠道积热津亏，气血不足所为，当以泄热通腑、生津润肠、理气导滞、益气养血为治。

【中成药内治法】

1.肠胃积热型：主要表现为大便干结，腹胀腹痛，面红身热，口干口臭，心烦不安，小便短赤，舌红苔黄燥，脉滑数。当以泄热导滞、润肠通便为治，可选用麻仁丸，或麻仁润肠丸，或麻仁滋脾丸，或黄连双清丸，或三黄片，或牛黄解毒片，或牛黄上清丸，或番泻叶冲剂（颗粒），或大黄通便冲剂，或九制大黄丸，或大黄泻火散等，口服。

2.气机郁滞型：主要表现为大便干结，或不甚干结，欲便不得出，或便而不畅，肠鸣矢气，腹中胀痛，胸胁满闷，嗳气频作，饮食减少，舌苔薄腻，脉弦。当以顺气导滞为治，可选用木香顺气丸，或木香槟榔丸，或越鞠保和丸（片、冲剂、口服液）等，口服。

3.阴寒积滞型：主要表现为大便艰涩，腹痛拘急，胀满拒按，胁下偏痛，手足不温，呃逆呕吐，舌苔白腻，脉弦紧。当以温里散寒、通便导滞为治，可选用阳和丸，或金匮肾气丸，或仙灵脾颗粒，或锁阳补肾冲剂等，口服。

4.**气虚型**：主要表现为粪质不干硬，也有便意，但临厕排便困难，需努挣方出，挣时汗出短气，便后乏力，体质虚弱，面白神疲，肢倦懒言，舌淡苔白，脉弱。当以补气润肠、健脾升阳为治，可选用黄芪精口服液（颗粒），或四君子丸，或补中益气口服液（颗粒）等，口服。

5.**血虚型**：主要表现为大便干结，饮食减少，食后脘闷不舒，面色萎黄，神疲倦怠，舌淡苔白，脉细弱。当以益气养血、润肠通便为治，可选用润肠丸，或麻仁润肠丸，或当归养血丸，或麻仁合剂，或阿胶口服液，或首乌片，或润肠通秘茶等，口服。

6.**阴虚型**：主要表现为大便干结，如羊屎状，形体消瘦，头晕耳鸣，心烦失眠，潮热盗汗，腰酸膝软，舌红少苔，脉细数。当以滋阴润肠通便为治，可选用杞菊地黄口服液，或生脉饮，或精乌颗粒（冲剂、胶囊），或鱼鳔丸等，口服。

7.**阳虚证**：主要表现为大便干或不干，皆排出困难，小便清长，面色㿠白，四肢不温，腹中冷痛，得热痛减，腰膝冷痛，舌淡苔白，脉沉迟。当以温阳润肠为治，可选用苁蓉通便胶囊（口服液），或金匮肾气丸，或半硫丸，或鹿蓉颗粒，或便通胶囊等，口服。

【中成药外治法】

1.**大黄片**：取本品2片，研为细末，置伤湿止痛膏中央，外敷肚脐处，固定，每日一换。适用于肠胃积热型便秘。

2.**三黄片**：取本品2片，研为细末，用米醋适量调为稀糊状，置于伤湿止痛膏中心，贴肚脐处，10～15小时后取下，一般一次即效，为巩固疗效，可再贴2～3次。适用于肠胃积热型便秘。

3.**补中益气丸**：取本品1丸，研为细末，敷于肚脐处，外用敷料包扎，胶布固定，每日换药1次，连用7～10次。适用于气虚型便秘。

4.**黄芪升麻糊**：取黄芪注射液1～2支，升麻5克。将升麻研为细末，用黄芪注射液调匀，敷于肚脐处，外用敷料包扎，胶布固定，每日换药1

次，连用7～10次。适用于气虚型便秘。

5.黄芪注射液：将纱布1块放置于黄芪注射液中浸透后取出，外敷肚脐处，敷料包扎，胶布固定，每日换药1次。适用于气虚型便秘。

6.便秘贴：外用，取本品贴于肚脐处，一般一次贴8～12小时，间隔12小时，或一次贴18～24小时，间隔24小时，9次为1个疗程。适用于阴虚型便秘。

7.便秘通软膏：外用，涂抹在肚脐内，按摩30秒，每次使用时挤出药膏0.5克（约1厘米），每日2～3次。适用于气机郁滞型便秘。

8.导便栓：直肠给药，便秘时使用，每次1粒，或遵医嘱，以塞入肛门内约3厘米深处为宜。适用于阴虚型便秘。

9.宫方润肠栓：直肠给药，每次1～2粒，每日2次。适用于气血阴虚型便秘。

十九、急（慢）性肾小球肾炎

急性肾小球肾炎，简称急性肾炎，多由链球菌感染后引起，以血尿、蛋白尿、水肿、高血压（一般不严重）及短暂氮质血症为主要临床表现。该病有自愈倾向，以对症治疗为主，病程不超过一年，否则应考虑已转为慢性肾小球肾炎。

慢性肾小球肾炎，简称慢性肾炎，是由多种病因引起的原发于肾小球的一组缓慢进行性炎症，多见于成人，特点为病程长（一年以上，甚至可达数十年）、病情轻重悬殊，常有蛋白尿、血尿、水肿及高血压等。根据本病临床表现，可分为慢性肾炎急性发作型、慢性肾炎普通型及慢性肾炎高血压型，各型间可相互转化。急、慢性肾炎常规治疗时配合中成药治疗有助于利尿消肿，可使水肿减轻，尿量增多，病情好转。

【中成药内治法】

1.风热外袭型：可见于急性肾炎或慢性肾炎急性发作，主要表现为面目浮肿，以眼睑为甚，或见发热，微恶风寒，头痛，鼻塞涕浊，口干而渴，咽喉红肿疼痛，舌苔薄白或兼微黄，脉浮数。当以辛凉解表、疏散风热为治，可选用银翘解毒片，或清开灵胶囊，或双黄连口服液，或柴胡口服液等，口服。

2.脾胃虚弱型：多见于慢性肾炎，主要表现为肢体水肿，小便短少，大便时溏时泄，大便次数增多，食欲不振，脘腹胀满，面色萎黄，肢倦乏力，舌淡苔白，脉细弱。当以健脾益气为治，可选用肾炎消肿片，或参苓白术散，或四君子丸（散），或黄芪精颗粒（口服液）等，口服。

3.肝火上炎型：多见于急性肾炎或慢性肾炎高血压型，主要表现为肢体水肿，小便短少，头晕目眩，胸胁胀满疼痛，失眠多梦，烦躁易怒，舌红苔薄黄，脉弦。当以清热泻肝为治，可选用丹栀逍遥丸，或龙胆泻肝口服液，或夏枯草膏，或复方夏枯草降压糖浆等，口服。

4.下焦湿热型：主要表现为肢体水肿，小便短赤，或浑浊不清，口干口苦，大便溏薄，舌红苔薄黄，脉沉。当以清热利湿为治，可选用黄葵胶囊，或复方石韦片，或十味诃子丸，或三金片，或八正片，或清淋颗粒等，口服。

5.肾气亏虚型：多见于慢性肾炎，主要表现为肢体水肿，小便短少，大便溏薄，头晕心悸，动则尤甚，腰膝酸软，舌淡苔薄白，脉细弱。当以补肾益气为治，可选用强肾片，或肾炎四味片，或五苓片，或金匮肾气丸，或肾宝合剂，或益肾灵冲剂等，口服。

6.气滞血瘀型：多见于慢性肾炎，主要表现为肢体水肿，小便短少，大便溏薄，腰痛如刺，固定不移，舌质淡，边有瘀点或瘀斑，苔薄，脉细涩。当以活血化瘀、利水消肿为治，可选用黄芪口服液，或三七片，或复方丹参片等，口服。

二十、肾盂肾炎

肾盂肾炎是一侧或两侧肾盂或肾实质受非特异性细菌直接侵袭而引起

的感染性疾病，最常见的病原菌是大肠埃希菌、副大肠埃希菌、葡萄球菌等。肾盂肾炎多发于女性，尤以妊娠期妇女及女婴为甚，临床主要表现有发热、腰痛、排尿异常等。根据发病情况可分为急性与慢性两大类，急性期若能进行彻底治疗，绝大多数可以根治，若感染持续，病程迁延，反复发作，也可发展为慢性肾盂肾炎，导致肾功能受损，乃至肾衰竭。

本病属于中医学“淋证”范畴，多为湿热下注，膀胱不利，或湿热日久，伤及肾阴所为，当以清热利湿、养阴益肾为治。

【中成药内治法】

1.膀胱湿热型：主要表现为尿频、尿急、尿痛，少腹胀痛，腰痛，畏冷发热，舌苔黄腻，脉濡数或滑数。当以清热解毒、利湿通淋为治，可选用银花泌炎灵片，或八正合剂，或三金片，或复方石韦片，或复方金钱草颗粒，或复方鱼腥草片，或蒲公英片，或复方金银花冲剂等，口服。

2.肝胆郁热型：主要表现为尿频而热，寒热往来，心烦欲呕，不思饮食，腰痛，少腹痛，舌苔深黄，脉弦数。当以清利肝胆、通调水道为治，可选用龙胆泻肝口服液，或茵栀黄口服液，或小柴胡颗粒，或大黄泻火散，或银蒲解毒片等，口服。

3.气阴两虚型：主要表现为小便频急，淋沥不已，反复发作，遇劳尤甚，伴头晕耳鸣，乏力多汗，腰酸软，手足心热，舌质红，苔少，脉细。当以益气养阴、清热利湿为治，可选用生脉饮，或黄芪生脉饮，或参麦颗粒等，口服。

4.肾阴不足型：主要表现为尿频而短，小便涩痛，欲出未尽，头晕耳鸣，腰膝酸软，咽干唇燥，或伴有低热，舌质红，苔薄黄，脉弦细而数。当以滋阴益肾、清热降火为治，可选用知柏地黄丸，或归芍地黄丸，或麦味地黄片，或参麦地黄丸等，口服。

5.脾肾两虚型：主要表现为小便频数，淋沥不已，面浮肢肿，纳呆腹胀，神疲乏力，腰膝酸软，头晕耳鸣，大便溏薄，舌质淡红，苔薄白，脉沉细无力。当以健脾益肾为治，可选用参苓白术丸，或参茸蛤蚧保肾丸，或青娥丸，或加味青娥丸，或二仙膏等，口服。

二十一、慢性肾衰竭

慢性肾衰竭，又称尿毒症，是多种慢性肾脏疾病晚期出现的严重综合征，以水肿、尿少尿闭、恶心呕吐为主要临床表现。依其病程进展，可分为肾功能不全代偿期、氮质血症期及尿毒症期。一些代偿期患者由于症状不明显，病情易被忽视，肾功能不全继续进展，进入尿毒症期后由于病情严重，多需采用以透析疗法为主的综合治疗维持生命。

中医学认为，本病多为风热、水湿、湿毒等病邪外袭，导致肺失通调，治节无权，脾失运化，水湿泛滥，肾失开合，气化失司，脏腑功能失常，造成水湿秽浊，壅滞三焦，清浊不分所为，当以清热利湿、除浊解毒为治。

【中成药内治法】

1.风水泛滥型：主要表现为眼睑浮肿，继则四肢及全身皆肿，来势迅速，肢节酸重，小便不利，或伴有畏寒、发热、咽喉疼痛等，舌红苔薄黄，脉浮滑数。当以散风清热、宣肺利水为治，可选用麻杏甘石合剂，或银翘解毒丸，或小柴胡颗粒等，口服。

2.水湿浸渍型：主要表现为全身水肿，按之没指，小便短少，身体重而困倦，胸闷，纳呆，泛恶，舌苔白腻，脉沉缓。当以健脾利湿、通阳利水为治，可选用五苓散（片、胶囊），或舟车丸，或十枣丸等，口服。

3.脾阳不振型：主要表现为身肿，以腰以下为甚，按之凹陷不易恢复，脘闷腹胀，纳减便溏，面色萎黄，神倦肢冷，小便短少，舌质淡，苔白滑，脉沉缓。当以温运脾阳、利水祛湿为治，可选用参苓白术散，或附子理中丸，或黄芪精颗粒（口服液）等，口服。

4.肾阳虚衰型：主要表现为面浮肢肿，以腰以下为甚，按之凹陷不易恢复，心悸气短，腰部冷痛酸重，尿量减少，四肢不温，畏寒神疲，面色灰滞或㿠白，舌质淡胖，苔白滑，脉沉细或沉迟。当以温肾助阳、化气行水为治，可选用济生肾气丸，或肾炎消肿片，或仙灵脾颗粒等，口服。

二十二、失　眠

失眠是指经常不能获得正常的睡眠，轻者入寐困难，或寐而不酣，时寐时醒，醒后不能再寐，严重者可整夜不能入眠。

中医学认为，失眠多为脏腑失和，气血失调所为，因而调理脏腑，使气血调和、阴阳平衡，脏腑功能归于正常为本病治疗原则。

【中成药内治法】

1.肝郁化火型：主要表现为急躁易怒，不寐多梦，甚至彻夜不眠，伴有头晕头胀，目赤耳鸣，口干而苦，便秘溲赤，舌红苔黄，脉弦而数。当以清肝泻火、镇心安神为治，可选用龙胆泻肝口服液，或当归龙荟片（丸、胶囊）等，口服。

2.痰热内扰型：主要表现为不寐，胸闷心烦，泛恶，嗳气，伴有头重目眩，口苦，舌红苔黄腻，脉滑数。当以清化痰热、和中安神为治，可选用鲜竹沥口服液，或牛黄蛇胆川贝散，或蛇胆陈皮胶囊等，口服。

3.胃气失和型：主要表现为不寐，脘腹胀满，胸闷嗳气，嗳腐吞酸，或见恶心呕吐，大便不爽，舌苔腻，脉滑。当以和胃化滞、宁心安神为治，可选用保和丸（片、冲剂、口服液），或健胃消食片，或山楂丸（片）等，口服。

4.阴虚火旺型：主要表现为心烦不寐，心悸不安，腰酸足软，伴头晕，耳鸣，健忘，遗精，口干津少，五心烦热，舌红少苔，脉细而数。当以滋阴降火、清心安神为治，可选用朱砂安神丸（片），或天王补心液，或柏子养心丸（片、胶囊），或脑宁糖浆（片）等，口服。

5.心脾两虚型：主要表现为多梦易醒，心悸健忘，神疲食少，头晕目眩，伴有四肢倦怠，面色少华，舌淡苔薄，脉细无力。当以补益心脾、养心安神为治，可选用归脾丸，或安神补心丸（片），或活力源口服液，或复方阿胶浆等，口服。

6.心胆气虚型：主要表现为心烦不寐，多梦易醒，胆怯心悸，触事易惊，伴有气短自汗，倦怠乏力，舌淡，脉弦细。当以益气镇惊、安神定志为治，可选用安神补脑液（片、胶囊），或复方枣仁胶囊，或灵芝胶囊，或人参灵芝胶囊等，口服。

二十三、心肌炎

心肌炎是以心肌的局限性或弥漫性的炎性病变为主要表现的疾病，多为病毒感染所致，一般有上呼吸道感染病史，以持续性或间歇性发热、心动过速、心律不齐，以及心前区刺痛、乏力、面色苍白、多汗、头晕、关节痛、呼吸困难等为主要临床表现，往往伴有心音改变和心电图异常，慢性心肌炎的表现以心脏扩大为主，伴有心律失常及慢性心功能不全。

中医学认为，本病多为心气亏虚，心阴不足，阳虚不振所为，当以养心益气、温通心阳为治。

【中成药内治法】

1.心气不足型：主要表现为心悸怔忡，胸闷气短，活动后加剧，面色淡白，或有自汗，舌淡苔白，脉结代。当以补气安神为治，可选用柏子养心丸，或黄芪口服液，或炙甘草合剂，或补心气口服液等，口服。

2.气阴两虚型：主要表现为心悸怔忡，疲乏无力，失眠多梦，五心烦热，潮热盗汗，面色淡白无华，舌红苔薄，脉结代而细。当以补气养阴为治，可选用通脉养心丸，或生脉饮，或黄芪生脉饮，或西洋参胶囊（颗粒），或心欣舒胶囊等，口服。

3.气虚血瘀型：主要表现为心悸怔忡，气短乏力，活动后加剧，胸闷心痛，舌质暗或紫暗，有瘀点或瘀斑，苔薄白，脉涩结代。当以活血通络为治，可选用复方丹参片（颗粒、口服液），或血府逐瘀口服液，或舒心口服液（糖浆、颗粒）等，口服。

4. 阴虚火旺型：主要表现为心悸心烦，失眠健忘，耳鸣腰酸，头晕目眩，口干舌燥，舌红绛少津，苔薄白或无苔，脉细数。当以滋阴降火为治，可选用天王补心丹，或知柏地黄丸等，口服。

5. 心脾两虚型：主要表现心悸健忘，面色无华，头晕目眩，食欲不振，浮肿尿少，腹胀恶心，舌淡苔薄白，脉结代或细而无力。当以益气养血为治，可选用人参归脾丸，或当归养血膏，或人参健脾丸，或灵芝胶囊，或归脾丸，或益气养血补酒等，口服。

6. 痰瘀闭阻型：主要表现为心悸怔忡，胸闷心痛，头晕气短，唇甲青紫，舌质暗或有瘀点，苔白腻，脉弦结。当以除痰化瘀为治，可选用心脉通片，或冠心苏合丸（滴丸、胶囊），或活血通脉胶囊（片），或心脑舒通片（胶囊）等，口服。

7. 心肾阳虚型：主要表现为心悸胸闷，头晕头痛，面色苍白，畏寒肢冷，神疲乏力，舌质淡胖，脉沉迟。当以温肾通阳为治，可选用附子理中丸，或金匮肾气丸，或仙灵脾颗粒等，口服。

二十四、心绞痛

心绞痛是由一种心肌暂时缺血、缺氧引起的，以发作性胸痛或胸部不适为主要表现的临床综合征，其典型症状是胸痛部位位于胸骨后上中段或心前区，疼痛可以放射至左肩、左臂、左颈部，疼痛多为绞痛并带有压迫感或窒息感，或为针刺痛或为刀割样痛，疼痛时间一般仅持续3～5分钟，很少超过10分钟，发作时常伴有面色苍白，重者出冷汗，呼吸困难，休息或含服硝酸甘油后几分钟内缓解。中成药防治冠心病心绞痛有止痛迅速、服用方便、安全有效的特点。

【中成药内治法】

第一，对因劳动（活动）或情绪波动引起的劳累性心绞痛患者，若表现为心胸闷痛，短气不足以息，神疲乏力，过劳则剧，休息后可减轻或缓解，可选用麝香保心丸，每日3次，每次1～2丸；若表现为胸痛剧烈，脸色苍白，手足不温，冷汗自出，受凉或遇寒后加剧或诱发，可舌下含服冠心苏合丸，每次3～4粒。

第二，对在安静或休息状态下发生的稳定型心绞痛，以及表现为胸痛憋闷，放射性肩背痛，经休息或含服硝酸甘油不易缓解，或在深夜、凌晨突然发生，并且定时出现症状的变异型心绞痛患者，可选用速效救心丸，急性发作时每次10～15粒，胸痛缓解后每日3次，每次4～6粒。

第三，对心绞痛已经缓解或改善，但常有胸闷、气短、心悸、乏力的冠心病患者，平时要注意防治心肌缺血，改善冠状动脉血液供应，可选用复方丹参片，或复方丹参滴丸，或脑血康滴丸，或地奥心血康胶囊（片、颗粒、口服液），或银杏叶片，或山海丹胶囊，或三七丹参颗粒（片、胶囊），或通脉口服液（片）等，口服。

第四，对近期胸闷痛发作频繁，程度加剧，时间延长的不稳定型心绞痛患者，平时可按疗程（一般3～4周为一疗程）服用血塞通片（胶囊），每日3次，每次2片；或用三七粉冲服，每日3次，每次3克；或者服用通心络胶囊，每日3次，每次2～4粒。

【中成药外治法】

1.冠心苏合丸：取本品适量，研为细末，用白开水调成软膏状，再加2%硝酸甘油软膏适量混合均匀，分别外敷于心前区及两侧内关穴处，外盖塑料薄膜，胶布固定，每日换药1次，连用4周。可理气宽胸，止痛。适用于心绞痛导致的胸闷憋气。

2.硝苯地平贴膏：取硝苯地平片4片，研为细末，置于伤湿止痛膏中央，外贴于心俞穴或心前区疼痛最明显处，每日一换。可活血通络止痛。适用于冠心病、心绞痛。一般用药10分钟左右症状即可减轻，心肌缺血状况可得到改善。

3.冠心膏：外用，贴于膻中、心俞及虚里穴，每次任选两穴，各贴一片，隔12～24小时更换一次。可活血化瘀，行气止痛。适用于冠心病、心绞痛的预防和治疗。

4. **麝香心痛膏**：每次2片，每日1次，分别贴于胸部胸痛处及心俞穴。可芳香开窍，理气止痛。适用于气滞血瘀引起的胸痹心痛，证见胸痹、胸痛、憋气等。

二十五、冠状动脉粥样硬化性心脏病

冠状动脉粥样硬化性心脏病，简称冠心病，临床以心绞痛、心律不齐、心脏扩大等病状为主要表现，心电图可有心肌缺血波型及相应改变。

本病属中医学“胸痹心痛”范畴，《素问·痹论》言“心痹者，脉不通”，《金匮要略·胸痹心痛短气病脉证治》言胸痹“心痛彻背，背痛彻心”“胸痹之病，喘息咳唾，胸背痛，短气”。由此可知，本病多为心阳不足，心脉瘀滞所为，当以活血化瘀、温通心阳为治。

【中成药内治法】

1. **心血瘀阻型**：主要表现为胸部刺痛，固定不移，入夜更甚，时或心悸不宁，舌质紫暗，脉沉涩。当以活血化瘀、通络止痛为治，可选用三七丹参颗粒（片、胶囊），或灯盏花素片，或银杏叶片，或血栓心脉宁胶囊（片），或活血通脉胶囊，或血府逐瘀胶囊，或脑血康滴丸，或通脉口服液，或麝香心痛宁片，或山海丹片等，口服。

2. **胸阳痹阻型**：主要表现为胸痛彻背，背痛彻心，感寒痛甚，胸闷气短，心悸，重则喘息不能平卧，面色苍白，自汗，四肢不温，舌苔薄白，脉沉细。当以宣痹通阳、散寒化浊为治，可选用苏合香丸，或苏冰滴丸，或冠心苏合丸，或延枳丹胶囊，或益气温阳胶囊等，口服。

3. **气虚血瘀型**：主要表现为胸前区隐痛，心悸怔忡，气短乏力，活动后加剧，舌质暗或紫暗，有瘀点或瘀斑，苔薄白，脉涩结代。当以养血通络、活血化瘀为治，可选用补虚通瘀颗粒，或通心络胶囊（片），或当归养血膏，或心可舒胶囊，或舒心口服液，或双丹膏等，口服。

4.气阴两虚型：主要表现为胸前区疼痛，心悸短气，自汗，口干不欲饮，舌质红，苔少，脉弦细无力。当以益气养阴为治，可选用通脉养心丸，或心欣舒胶囊，或心悦胶囊，或太子保心口服液，或生脉饮，或黄芪生脉饮，或生脉糖浆，或麦味地黄口服液，或活力源口服液，或参麦颗粒，或康尔心胶囊等，口服。

5.肾阳虚弱型：主要表现为胸前区疼痛，心悸气短，形寒肢冷，腰膝酸软，舌淡苔白，脉沉无力。当以温补肾阳为治，可选用金匮肾气丸，或龟鹿补肾丸（胶囊），或参鹿补片，或鹿角胶颗粒，或仙灵脾颗粒等，口服。

【中成药外治法】

1.硝苯地平贴膏：取硝苯地平片4片，研为细末，置于伤湿止痛膏中央，外贴于心俞穴或心前区疼痛最明显处，每日一换。可活血通络止痛。适用于冠心病、心绞痛。一般用药10分钟左右症状即可减轻，心肌缺血状况可得到改善。

2.冠心膏：外用，贴于膻中、心俞及虚里穴，每次任选两穴，各贴一片，隔12～24小时更换一次。可活血化瘀，行气止痛。适用于冠心病、心绞痛的预防和治疗。

3.麝香心痛膏：每次2片，每日1次，分别贴于胸部胸痛处及心俞穴。可芳香开窍，理气止痛。适用于气滞血瘀引起的胸痹心痛，证见胸痹、胸痛、憋气等。

【特别提示】

急性心肌梗死的典型症状是突发心前区的压榨性疼痛或憋闷感，出现这种典型症状时除选用上述中成药治疗外，应立即安静休息，同时拨打急救电话。对有可能发生心脏骤停的患者，应做好心肺复苏的准备——使患者仰卧平躺在硬铺板或地面上，按压胸骨下半段、双乳头连线中点，按压时一只手掌根部置于按压部位，另一手掌根部叠放其上，双手指紧扣，以手掌根部为着力点进行按压。心脏骤停后的心肺复苏必须立即在现场进行，同时等待专业医师的到来，以防不测。

二十六、慢性心功能不全

慢性心功能不全，又称充血性心力衰竭，是由于各种原因造成心肌的收缩功能下降，使心脏前向性排血减少，造成血液留滞在体循环或肺循环所产生的一系列症状和体征。

中医学认为，本病多为气阴两虚，心脉瘀阻，阳虚水泛所为，当以养心益气、温阳化瘀、回阳利水为治。

【中成药内治法】

1.心气不足型：主要表现为心悸怔忡，胸闷气短，活动后加剧，面色淡白，或有自汗，舌淡苔白，脉结代。当以补气安神为治，可选用熊胆救心丸（丹），或柏子养心丸，或通脉养心丸，或黄芪精颗粒（口服液），或炙甘草合剂，或补心气口服液等，口服。

2.心阴亏虚型：主要表现为心悸怔忡，疲乏无力，失眠多梦，五心烦热，潮热盗汗，面色淡白无华，舌红苔薄，脉结代而细。当以补气养阴为治，可选用生脉饮（胶囊、颗粒），或西洋参胶囊等，口服。

3.心脾两虚型：主要表现心悸健忘，面色无华，头晕目眩，食欲不振，浮肿尿少，腹胀恶心，舌淡苔薄白，脉结代或细而无力。当以益气养血为治，可选用人参归脾丸，或当归养血膏，或人参健脾丸，或灵芝胶囊等，口服。

4.气虚血瘀型：主要表现为心悸怔忡，气短乏力，活动后加剧，胸闷心痛，双下肢水肿，尿少，大便溏薄，舌质暗或紫暗，有瘀点或瘀斑，苔薄白，脉涩结代。当以活血通络为治，可选用复方丹参片（颗粒、口服液），或血府逐瘀口服液，或舒心口服液等，口服。

5.阴虚火旺型：主要表现为心悸心烦，失眠健忘，耳鸣腰酸，头晕目眩，口干舌燥，双下肢水肿，尿少，大便溏薄，舌红绛少津，苔薄白或无苔，脉细数。当以滋阴降火为治，可选用天王补心丹，或知柏地黄丸等，口服。

6.痰瘀闭阻型：主要表现为心悸怔忡，胸闷心痛，头晕气短，唇甲青紫，舌苔白腻或有瘀点，脉弦结。当以除痰化瘀为治，可选用心脉通片，或冠心苏合丸，或活血通脉胶囊，或心脑舒通胶囊等，口服。

7.心肾阳虚型：主要表现为心悸胸闷，头晕头痛，面色苍白，畏寒肢冷，神疲乏力，舌淡胖，脉沉迟。当以温肾通阳为治，可选用附子理中丸，或金匮肾气丸，或仙灵脾颗粒等，口服。

二十七、血液黏滞度升高

血液在血管内流动时，其内部各种分子和颗粒之间及血液与血管壁之间必然会产生内摩擦力，这种内摩擦力就是血液黏滞度产生的原因。一旦黏滞度升高，血液流动速度减慢，大量脂质、脱落的细胞等易沉积在血管内膜上，血中纤维蛋白、血小板等趁机在异物上聚集，使血管腔狭窄，甚至形成血栓，阻碍血液正常流动，使血液黏滞度进一步升高，形成恶性循环。

中医学认为，血液的运行有赖气的推动，气虚无力行血，气滞血运受阻，阴虚时营血减少，清气不升，血液不行，阳虚时不能蒸化，气血瘀滞，均可导致血液黏滞度升高。

【中成药内治法】

1.气虚血瘀型：主要表现为心悸怔忡，气短乏力，活动后加剧，胸闷心痛，舌质暗或紫暗，有瘀点或瘀斑，苔薄白，脉涩结代。当以益气活血、通络散瘀为治，可选用通心络胶囊，或血栓心脉宁胶囊，或血府逐瘀口服液合黄芪精颗粒，或舒心口服液等，口服。

2.气滞血瘀型：主要表现为小便短少，大便溏薄，腰痛如刺，固定不移，舌淡，边有瘀点或瘀斑，苔薄脉细涩。当以活血化瘀、行气导滞为治，可选用银丹心脑通胶囊，或通脉口服液（片），或脑血康滴丸，或三七片，或复方丹参片等，口服。

3.肝肾阴虚型：主要表现为疲乏无力，头晕目眩，耳鸣健忘，急躁易怒，或精神紧张，失眠多梦，五心烦热，咽干颧红，腰膝酸软，甚或遗精，舌红苔少，脉细数。当以滋补肝肾、育阴潜阳为治，可选用杞菊地黄口服液，或鱼鳔丸，或精乌冲剂等，口服。

4.脾肾阳虚型：主要表现为形寒肢冷，面色㿠白，腰膝酸软，少腹冷痛，腹胀便溏，面浮肢肿，小便不利，舌质淡，苔薄白滑，脉沉细弱。当以健脾温肾为治，可选用丹田降脂丸，或阳和丸，或济生肾气丸等，口服。

二十八、高血压病

高血压病，又称原发性高血压，是以动脉血压升高，尤其是舒张压升高为特点的全身性、慢性血管疾病，以头痛、头晕为主要临床表现。由于高血压病是一种慢性疾病，治疗过程比较长，因而目前临床上多采用中西医结合治疗，常进行小剂量多种药物联合及交替使用，以期减少副作用，防止或延缓耐药性的产生。

中医学认为，本病多为肝阳上亢，肾精不足所为，当以滋阴育阳、补肾益精为治。

【中成药内治法】

1.肝火上炎型：主要表现为血压升高伴头晕目眩，胸胁胀满疼痛，失眠多梦，烦躁易怒，舌红苔薄黄，脉弦。当以清热泻肝为治，可选用复方罗布麻冲剂，或罗黄降压片，或山花晶颗粒，或丹栀逍遥丸，或龙胆泻肝口服液，或夏枯草膏，或复方夏枯草降压糖浆，或愈风宁心片等，口服。

2.肝阳上亢型：主要表现为血压升高伴眩晕耳鸣，头痛且胀，每因烦恼或恼怒而头晕、头痛加剧，面时潮红，急躁易怒，少寐多梦，口苦，舌红苔黄，脉弦。当以平肝潜阳、清肝息风为治，可选用牛黄降压丸（片），或天麻钩藤颗粒，或脑立清片（胶囊），或牛黄上清丸，或复方羚角降压片，或天母降压片，或珍菊降压片，或三七花冲剂，或心脑静片等，口服。

3.气血亏虚型：主要表现为血压升高伴眩晕动则加剧，劳累即发，面色苍白，唇甲不华，心悸失眠，神疲懒言，饮食减少，舌质淡，脉细弱。当以补养气血、健运脾胃为治，可选用归脾丸，或补中益气丸，或人参健脾丸，或黄芪精颗粒（口服液）等，口服。

4.肾精不足型：主要表现为血压升高伴眩晕，神疲健忘，腰膝酸软，遗精耳鸣。偏于阴虚者五心烦热，舌质红，脉弦细。偏于阳虚者四肢不温，舌质淡，脉沉细。偏阴虚者，当以补肾滋阴为治，可选用杞菊地黄丸，或左归丸，或大补阴丸，或复方首乌地黄丸，或复方杜仲片等，口服。偏阳虚者，宜补肾助阳，可选用全杜仲胶囊，或金匮肾气丸，或右归丸（胶囊），或参茸丸（颗粒、口服液）等，口服。

5.痰浊中阻型：主要表现为血压升高伴眩晕，头重如蒙，胸闷恶心，少食多寐，舌苔白腻，脉濡滑。当以燥湿祛痰、健脾和胃为治，可选用蛇胆陈皮口服液（片、胶囊），或眩晕宁冲剂，或木香顺气丸，或六君子丸，或香砂六君合剂等，口服。

【中成药外治方】

血压安巴布膏：外用，贴于涌泉、太冲、三阴交任一穴位，左、右侧穴位皆可，两日更换一次。适用于肝火上炎型高血压病。

二十九、高脂血症

血脂是血液中所含脂质的总称，所谓高脂血症是指血脂浓度超过正常高限的疾病。血脂浓度受多种因素的影响，胆固醇和甘油三酯浓度可随年龄而增长，男性至60岁，女性至70岁达到高峰，女性胆固醇浓度略高于男性，尤其是在月经前期、妊娠期和绝经期较平时为高。高脂血症的最大危害是引起动脉硬化及冠心病，迄今为止，它们仍是极大危害人类健康的疾病。

本病属中医学“痰浊”“湿阻”范畴，多为嗜食肥甘厚味，痰浊积滞，水湿内阻所为，当以化痰降浊、利湿通络为治。

【中成药内治法】

1.脾虚湿盛型：主要表现为脘腹胀闷，不思饮食，泛恶欲呕，口淡不渴，腹痛腹泻，头身重困，舌胖，苔白腻，脉濡滑。当以健脾化湿为治，可选用脂必妥片，或绞股蓝总苷胶囊，或参苓白术丸，或香砂六君子丸等，口服。

2.痰浊中阻型：主要表现为头晕目眩，头痛头重，胸闷心悸，食欲不振，呕恶痰涎，肢体困重，或见形体丰肥，或闭经，舌苔白腻，脉滑。当以祛湿化痰为治，可选用降脂灵颗粒，或脂可清胶囊，或二陈丸等，口服。

3.肝肾阴虚型：主要表现为头晕目眩，健忘失眠，耳鸣如蝉，咽干口燥，胁痛，腰膝酸软，五心烦热，颧红盗汗，男子遗精，女子月经量少，舌红少苔，脉细数。当以滋补肝肾为治，可选用杞菊地黄丸，或银杏叶片，或灵精胶囊，或调脂片等，口服。

4.肝胆湿热型：主要表现为胁肋胀痛，口苦纳呆，口气臭秽，呕恶腹胀，大便不调，小便短赤，或阴囊湿疹，或睾丸肿胀疼痛，或带下黄臭，外阴瘙痒，舌苔黄腻，脉弦数。当以清泄湿热、疏利肝胆为治，可选用龙胆泻肝口服液，或茵栀黄口服液，或晶珠降脂排毒胶囊等，口服。

5.气滞血瘀型：主要表现为情志抑郁，易怒，胸闷而喜太息，胸胁或乳房胀满，走窜疼痛，少腹疼痛，性情急躁，或月经不调，痛经，或咽中如梗，吞之不下，吐之不出，舌质紫暗，或有瘀斑，脉涩或弦涩。当以疏肝理气、活血化瘀为治，可选用银丹心脑通，或脑血康滴丸，或康尔心胶囊，或丹田降脂丸等，口服。

6.脾肾阳虚型：主要表现为形寒肢冷，面色㿠白，腰膝酸软，少腹冷痛，腹胀便溏，面浮肢肿，小便不利，舌质淡，苔薄白滑，脉沉细弱。当以健脾温肾为治，可选用全鹿丸，或济生肾气丸，或阳和丸等，口服。

三十、偏头痛

偏头痛是临床常见的一类头痛，为发作性神经－血管功能障碍所为，以反复发作的偏侧或双侧头痛为特征，其特点是周期性反复发作，阵发性加重，一般在间歇期无症状，发作前可有幻视、眼前暗点、偏盲及情绪异常等表现，发作时有恶心、呕吐、面色苍白等变化，可迁延数年不愈。基于此，临床上多采用钙通道阻滞剂及扩张脑血管药物治疗以改善局限性脑缺血，达到预防和治疗偏头痛的作用，但疗效不甚明显。

本病属中医学“头痛”范围，“高颠之上，唯风可到”，多为风寒侵袭，上犯清空，阻遏络道，气血瘀滞，或气血亏虚，肝肾不足，脑失所养所为，当以散寒通络、活血止痛、养血益气、补益肝肾为治。根据国家中医药管理局印发的《头痛（偏头痛）中医诊疗方案（2017年版）》，可选用中医药治疗。

【中成药内治法】

1.肝阳上亢型：主要表现为偏头痛，头痛而胀，或抽搐跳痛，上冲颠顶，面红耳赤，耳鸣，心烦易怒，口干口苦，或有胁痛，夜眠不宁，舌红，苔薄黄，脉沉弦有力。当以平肝潜阳、息风止痛为治，可选用天麻钩藤颗粒，或复方羊角颗粒，或镇脑宁胶囊，或黄连上清片，或牛黄上清丸，或清眩片，或愈风宁心片等，口服。

2.痰浊内阻型：主要表现为偏头痛，头跳痛伴有昏重感，胸脘满闷，呕恶痰涎，舌苔白腻，脉沉弦或沉滑。当以燥湿化痰、降逆止痛为治，可选用香砂六君丸，或平胃丸，或陈夏六君子丸等，口服。

3.瘀血阻络型：主要表现为偏头痛，头痛跳痛或如锥如刺，痛有定处，经久不愈，面色晦暗，舌紫或有瘀点、瘀斑，苔薄白，脉弦或涩。当以活血化瘀、行气止痛为治，可选用通天口服液，或大川芎口服液（片、颗粒），或灯盏花素片，或云南白药胶囊，或血府逐瘀胶囊，或川芎茶调颗粒，或脑血康滴丸等，口服。

4. 气血两虚型：主要表现为偏头痛，头痛而晕，遇劳则重，自汗，气短，畏风，神疲乏力，面色㿠白，舌淡红，苔薄白，脉沉细而弱。当以补气养血、缓急止痛为治，可选用益气养血口服液（合剂），或八珍口服液，或人参健脾丸，或归脾丸等，口服。

5. 肝肾亏虚型：主要表现为偏头痛，颧红潮热，盗汗，五心烦热，烦躁失眠，或遗精，舌红而干，少苔或无苔，脉弦细或弦细数。当以滋养肝肾、育阴潜阳为治，可选用六味地黄丸类，或复方虫草口服液，或复方虫草补肾口服液，或二至益元酒，或二至丸等，口服。

【中成药外治法】

1. 紫金锭：在薄荷叶中加入白酒适量捣烂，而后取本品适量共捣至稀糊状，敷于两侧太阳穴处，敷料包扎，胶布固定，每日换药1次，连用3～6日。适用于肝阳上亢型偏头痛。

2. 辛香止痛吸入剂：清洁鼻腔后，取本品拔去套管，把带孔端插入鼻孔一侧内，用手指将另一侧鼻孔轻轻按住，深吸气并改用口呼吸，吸入20分钟，每日1～2次。每支药可用1～3次，一般用药3～5分钟后疼痛可止。适用于瘀血阻络型偏头痛。

3. 伤湿止痛膏：取本品两张，分别敷贴于双侧太阳穴处。适用于瘀血阻络型偏头痛。麝香壮骨膏、麝香追风膏、铁棒锤止痛膏、脱苦膏、消炎止痛膏等也可选用。

三十一、眩　晕

眩即眼花，晕即头晕，临床上二者常同时出现，故统称为“眩晕”，轻者闭目可止，重者如坐车船，旋转不定，不能站立，或伴有恶心、呕吐、汗出、面色苍白等症状。

中医学认为，本病多为阴虚阳亢，肝火上炎，气血亏虚，肾精不足，痰瘀阻窍所为，当以平肝潜阳、益气养血、补益肝肾、祛瘀化痰为治。高血压、低血压、低血糖、贫血、梅尼埃病、脑动脉硬化、椎-基底动脉供血不足、神经衰弱等所致的眩晕，在常规治疗的同时，根据国家中医药管理局印发的《眩晕中医诊疗方案（2017年版）》，可配合中医药治疗。

【中成药内治法】

1.风痰上扰型：主要表现为头晕，有旋转感或摇晃感、漂浮感，头重如裹，伴有恶心呕吐或恶心欲呕、呕吐痰涎，食少便溏，舌苔白或白腻，脉弦滑。当以祛风化痰、健脾和胃为治，可选用蛇胆陈皮口服液（片、胶囊），或天麻片，或眩晕宁冲剂，或清眩片等，口服。

2.肝火上炎型：主要表现为头晕且痛，其势较剧，目赤口苦，胸胁胀痛，烦躁易怒，寐少多梦，小便黄，大便干结，舌红苔黄，脉弦数。当以平肝潜阳、清火息风为治，可选用复方罗布麻片，或丹栀逍遥丸，或龙胆泻肝口服液，或夏枯草膏，或复方夏枯草降压糖浆等，口服。

3.气血亏虚型：主要表现为头晕目眩，动则加剧，遇劳则发，面色㿠白，爪甲不荣，神疲乏力，心悸少寐，纳差食少，便溏，舌淡苔薄白，脉细弱。当以补益气血、健运脾胃为治，可选用补中益气口服液，或八珍口服液，或阿胶补血冲剂，或复方阿胶胶囊，或复方阿胶补血颗粒，口服。

4.痰瘀阻窍型：主要表现为眩晕而头重昏蒙，伴胸闷恶心，肢体麻木或刺痛，唇甲紫绀，肌肤甲错，或皮肤如蚁行状，或头痛，舌质暗有瘀斑，苔薄白，脉滑或涩。当以活血化痰、通络开窍为治，可选用头痛宁胶囊，或三七片，或复方丹参片等，口服。

5.阴虚阳亢型：主要表现为头晕目涩，心烦失眠，多梦，面赤，耳鸣，盗汗，手足心热，口干，舌红少苔，脉细数或细弦。当以镇肝息风、滋阴潜阳为治，可选用山花晶颗粒，或脑立清丸，或龟甲胶颗粒，或心脑静片等，口服。

6.肾精不足型：主要表现为头晕久发不已，听力减退，耳鸣，少寐健忘，神倦乏力，腰酸膝软，舌红苔薄，脉弦细。当以补肾填精、充养脑髓为治，可选用杞菊地黄丸，或左归丸，或大补阴丸，或复方首乌地黄丸，或复方杜仲片等，口服。

三十二、中风后遗症

中风是以猝然昏仆、不省人事，伴有口眼㖞斜、言语不利、半身不遂为主要表现，或不经昏仆而仅以㖞僻不遂为主症的一种疾病，因其发病急骤，临床表现多样，变化迅速，与自然界中风邪善行数变的特征相似，故名之“中风”，又因其发病突然，故又称“卒中”。西医学的脑梗死、脑出血、脑血管痉挛等多属于中医学“中风”范畴，是高血压脑动脉硬化非常常见的并发症之一。据统计，全国每年中风发病病例达250多万，死亡人数达150多万，而生存者中的75%在不同程度上丧失了工作能力，表现为半身不遂、语言不利、口眼㖞斜、手足肿胀等，这种情况称为“中风后遗症”，给个人、家庭及社会带来了重大损失。

中医学认为，中风恢复期及后遗症期多因患者平素气血亏虚，心肝肾三脏阴阳失调，加之忧思恼怒，或饮酒饱食，或房事劳累，或外邪侵袭，以致气血运行受阻，肌肤筋脉失于濡养，或阴亏于下，肝阳暴亢，阳化而风动，血随气逆，上蒙清窍，故见是症。中风后遗症患者常常伴有半身不遂、言语不利、口眼㖞斜等，必须抓紧时间积极治疗，除在辨证论治的原则下随证加减药物外，常须结合活血、化瘀、通络之品，并进行中医综合治疗，这样有助于提高治疗效果。

【中成药内治法】

（一）半身不遂

1.气虚血瘀型：主要表现为偏枯不用，肢软乏力，面色萎黄，或见肢体麻木，舌淡紫暗或有瘀斑，苔白，脉细弱。当以益气养血、化瘀通络为治，可选用大活络丸类，或人参再造丸，或华佗再造丸，或再造丸，或中风回春丸（片、胶囊），或消栓通络片，或补阳还五口服液，或通心络胶囊，或血栓心脉宁胶囊，或强力天麻杜仲胶囊等，口服。

2.肝阳上亢型：主要表现为半身不遂，患侧僵硬拘挛，头痛头晕，面赤耳鸣，失眠多梦，大便秘结，小便短黄，舌红苔黄，脉弦滑。当以平肝潜阳、息风通络为治，可选用天麻钩藤颗粒，或牛黄上清丸，或安宫牛黄丸等，口服。

（二）言语不利

1.风痰阻络型：主要表现为舌强言蹇，肢体麻木或不遂，舌暗或见瘀点、瘀斑，脉弦滑或涩。当以祛风除痰、宣窍通络为治，可选用大活络丸，或蛇胆南星散，或麝香脑脉康胶囊等，口服。

2.肾精亏虚型：主要表现为舌强言蹇或音哑失语，肢体麻木或不遂，心悸气短，腰膝酸软，舌红苔少，脉细。当以滋阴补肾、利窍开音为治，可选用杞菊地黄丸，或大补阴丸，或胎盘片，或复方胎盘片，或人胎盘片等，口服。

3.肝阳上亢型：主要表现为舌强言蹇，肢体麻木或不遂，头晕目眩，失眠多梦，小便短黄，大便秘结，舌红苔黄，脉细数。当以平肝潜阳、化痰开窍为治，可选用天麻钩藤颗粒，或天龙熄风颗粒，或夏桑菊颗粒，或牛黄蛇胆川贝液等，口服。

（三）口眼㖞斜

主要表现为口眼㖞斜，口角流涎，或见肢体麻木不遂，腰膝酸软，舌淡苔白，脉细弱。当以活血化瘀、息风通络为治，可选用大活络丸，或消栓口服液，或复方地龙胶囊，或灯盏地龙胶囊，或脑血康（水蛭）滴丸，或大川芎口服液等，口服。

【中成药外治法】

1.复方牵正膏：根据患部面积将膏药剪开，局部取穴敷贴（敷前将患部用75%乙醇擦净或温水洗净，擦红）。适用于中风口眼㖞斜等。

2.白脉软膏：取本品适量涂于患处，每日2～3次。适用于中风口眼㖞斜。

3.镇江膏药：低温烘软，贴于患处。可祛风止痛，舒筋活血，化瘀去瘀，消散顺气。适用于中风半身不遂、口眼㖞斜等。

三十三、风湿性关节炎

风湿性关节炎是一种常见的急性或慢性结缔组织炎症，是风湿热较为常见的心脏外损害，其特点是游走性、多发性关节疼痛，以大关节受累为主，偶见累及小关节，局部出现红、肿、痛、热及功能障碍。急性期过后，功能可完全恢复，不遗留畸形。

本病属中医学“痹证”范畴，多为风寒湿邪侵袭，痹阻经络关节所为，当以疏风散寒、祛湿通络、温经止痛为治。

【中成药内治法】

1.行痹：主要表现为肢体关节疼痛，游走不定，关节屈伸不利，或见恶风发热等表证，舌苔白腻，脉浮。当以祛风通络、散寒除湿为治，可选用追风透骨丸，或天麻片，或风湿痛药酒（片、丸、胶囊），或复方雪莲胶囊等，口服。

2.痛痹：主要表现为肢体关节疼痛较剧，痛有定处，遇寒痛增，不可屈伸，痛处皮色不红，触之不热，遇热则舒，舌苔薄白，脉弦紧。当以散寒止痛、祛风除湿为治，可选用强筋健骨丸，或木瓜丸，或三乌胶丸等，口服。

3.着痹：主要表现为肢体关节疼痛重着或肿胀，痛有定处，手足沉重，活动不便，肌肤麻木不仁，舌苔白腻，脉濡缓。当以除湿通络、祛风散寒为治，可选用小活络丸，或腰腿痛丸，或寒湿痹颗粒（片），或红药片，或风湿马钱片等，口服。

4.热痹：主要表现为关节疼痛，局部灼热红肿，得冷则舒，痛不可触，关节游走疼痛，不能屈伸，可涉及一个或多个关节，多兼有发热、汗出恶风、口渴烦闷等症，舌苔黄燥，脉滑数。当以清热通络、疏风胜湿为治，方可选用二妙丸，或四妙丸，或湿热痹冲剂，或黄连胶囊等，口服。

5.血瘀型：主要表现为关节疼痛，固定不移，肌肤麻木不仁，舌淡苔白，边有瘀点或瘀斑，脉细涩。当以活血化瘀、通络止痛为治，可选用正清风痛宁片，或三七片，或大（小）活络丸，或云南白药胶囊等，口服。

6.肝肾亏虚型：主要表现为关节疼痛，遇劳则剧，头晕目眩，腰膝酸软，舌苔薄，脉细弱。当以补益肝肾为治，可选用独活寄生丸，或壮骨关节丸，或壮腰健肾丸，或杜仲冲剂，或全杜仲胶囊，或刺五加片（冲剂）等，口服。

【中成药外治法】

1.金黄散：取本品适量，用清茶少许调为稀糊状，外敷于关节肿胀疼痛部位，敷料包扎，胶布固定，每日换药1次。适用于热痹。

2.麝香追风膏：将患处洗净，取本品一片外敷于患处，每日一换，若贴后配合局部湿热敷，效果更佳。适用于行痹、痛痹、着痹、血瘀型痹证。麝香虎骨膏、骨通贴膏、通络祛痛膏、追风壮骨膏等也可选用。

3.正骨水：局部常规清洗后取本品适量外搽患处，而后用热水袋或热毛巾外敷，每日2～3次。适用于血瘀型痹证。

4.独活止痛搽剂：局部常规清洗后取本品适量外搽疼痛处，并用热毛巾湿热敷，每日2～3次，每次10～20分钟。适用于行痹、痛痹、血瘀型痹证。

5.消肿止痛酊：局部常规清洗后取本品适量外擦患处，待自然干燥后再外搽一遍，每日2次。适用于行痹、痛痹、血瘀型痹证。

三十四、类风湿关节炎

类风湿关节炎是一种以慢性、多发性关节炎为主要表现的全身性疾病，早期有游走性关节肿痛和运动障碍，其特征性表现是关节肿胀，伴有疼痛、压痛和关节僵硬，关节僵硬在晨间最为明显，活动后可减轻，称为“晨僵”。10%～30%的患者在关节隆突部位可出现皮下结节，此为本病特征性病变之一。晚期则出现关节僵硬、畸形，功能丧失，并有骨质疏松及骨骼肌萎缩。发病年龄多在20～50岁，女性多于男性，男女之比约为1∶3。

美国风湿病学会将本病影响生活能力的程度分为四级。

Ⅰ级：能照常进行日常生活和各项工作。

Ⅱ级：可进行一般的日常生活和某种职业工作。

Ⅲ级：可进行一般的日常生活，但参与某种职业工作和其他项目的活动受限。

Ⅳ级：日常生活的自理及参与工作的能力均受限。

本病属中医学“痹证”范畴，多为风寒湿侵袭，痹着关节肌肉，气血不活，经脉不利所致，当以疏风散寒、活血通络、消肿止痛为治。

【中成药内治法】

1.风寒湿痹：主要表现为肢体关节疼痛，游走不定，关节屈伸不便，肌肤麻木不仁，舌苔白腻，脉浮。当以祛风通络、散寒除湿为治，可选用尪痹颗粒，或祖师麻片，或大（小）活络丸等，口服。

2.热痹：主要表现为关节疼痛，局部灼热红肿，得冷则舒，痛不可触，关节游走疼痛，不能屈伸，可涉及一个或多个关节，多兼有发热、汗出恶风、口渴烦闷等症，舌苔黄燥，脉滑数。当以清热通络、疏风胜湿为治，可选用雷公藤片，或湿热痹冲剂（片），或正清风痛宁片，或黄连胶囊等，口服。

3.肝肾亏虚型：主要表现为关节疼痛，遇劳则剧，头晕目眩，腰膝酸软，舌苔薄，脉细弱。当以补益肝肾为治，可选用独活寄生丸（合剂），或壮骨关节丸，或壮腰健肾丸，或杜仲冲剂，或刺五加片（冲剂）等，口服。

【中成药外治法】

1.**金黄散**：取本品适量，用清茶少许调为稀糊状，外敷于关节肿胀疼痛部位，敷料包扎，胶布固定，每日换药1次，连用3～5日。可清热解毒，消肿止痛。适用于类风湿关节炎导致的膝关节红肿疼痛、行走不利等。

2.**麝香追风膏**：将患处洗净，取本品一片外敷于患处，每日一换。若贴后配合局部湿热敷，效果更佳。可疏风散寒，通络止痛。适用于风寒湿痹。麝香虎骨膏、云南白药贴膏、伤湿止痛膏亦可选用。

3.**中华跌打丸**：取本品5～10丸，研细备用。取蜡适量，加热熔化，待温度降至50℃左右时，加入中华跌打丸药末，混合均匀，而后将患侧手逐渐浸入蜡液中，可在蜡液中略做手指弯曲运动，30分钟后取出，去掉手上的蜡质，不必清洗，每日1次，10次为1个疗程，使用1～2个疗程。可温经散寒，消肿止痛。适用于类风湿关节炎引起的手指关节疼痛、僵硬、活动不利。

4.**大（小）活络丸**：取本品5～10丸，研细备用。取蜡适量，加热熔化，待温度降至50℃左右时，加入活络丸药末，混合均匀，而后将患侧手逐渐浸入蜡液中，可在蜡液中略做手指弯曲运动，30分钟后取出，去掉手上的蜡质，不必清洗，每日1次，10次为1个疗程，使用1～2个疗程。可温经散寒，消肿止痛。适用于类风湿关节炎引起的手指关节疼痛、僵硬、活动不利。

5.**通络祛痛膏**：外贴患处，每次1～2贴，每日1次。适用于风寒湿痹。

6.**独活止痛搽剂**：局部常规清洗后取本品适量外搽疼痛处，并用热毛巾湿热敷，每日2～3次，每次10～20分钟。适用于风寒湿痹。

三十五、干燥综合征

干燥综合征是一种以泪液、唾液分泌减少为特征的慢性自身免疫性疾病，多见于45～55岁的女性，发病原因尚不清楚，目前认为原发性干燥综合征可能与EB病毒感染及遗传因素有关，而继发性干燥综合征则常继发于类风湿关节炎、系统性红斑狼疮、硬皮病及多发性肌炎等风湿性疾病。

干燥综合征早期患者皮肤可无明显异常，随着疾病的进展可影响汗腺的分泌功能，出现汗出减少，甚至无汗；皮脂腺分泌功能减低，患者常出现皮肤干燥、鳞屑及瘙痒等表现；泪液分泌减少，患者会感到眼内干燥，并有烧灼感，严重者出现眼结膜、角膜感染和溃疡，并可导致葡萄膜炎、白内障和青光眼；唾液分泌减少，患者会经常自觉口干、舌质干裂，咀嚼和吞咽困难，由于口腔内细菌大量繁殖，可以引起口臭、龋齿，以及牙龈萎缩等。女性患者还可伴有阴道干燥、烧灼感，以及外阴萎缩等。除腺体功能受影响外，部分患者还伴有轻度自限性关节疼痛，以及血管炎、周围神经炎、肺纤维化等表现。两侧腮腺肿大是干燥综合征的特征性表现之一。

本病属中医学“燥痹”范畴，是燥邪损伤气血津液而致阴津耗损、气血亏虚，使清窍失于濡润、肢体失于荣养，瘀血痹阻，脉络不通，导致口干、眼干，甚则肢体疼痛、肌肤枯涩、脏器损害的病证，当以养阴润燥为治。

【中成药内治法】

1.阴虚津亏型：主要表现为口干、眼干、鼻干、咽干，干咳少痰，吞咽干涩，头晕耳鸣，五心烦热，腰膝酸软，夜尿频数，舌红，少苔，或有裂纹，脉细数。当以滋养阴液、生津润燥为治，可选用参麦颗粒合六味地黄丸，或生脉饮合六味地黄口服液，或二冬膏合百合固金丸等，口服。

2.气阴两虚型：主要表现为口干、眼干，神疲乏力，心悸气短，食少纳呆，大便溏泄，舌淡，少苔，脉细弱。当以益气养阴、生津润燥为治，可选用西洋参胶囊，或生脉饮，或虫草洋参胶囊，或虫草清肺胶囊，或西洋参黄芪胶囊，口服。

3. 阴虚血瘀型：主要表现为口干、眼干，关节肿痛，肌肤甲错，肢体有瘀斑或瘀点，肢端交替变白变紫，皮下脉络隐隐，舌质暗或有瘀斑，苔少或无苔，脉细涩。当以活血通络、滋阴润燥为治，可选用阿胶当归胶囊，或四物合剂合玄麦甘桔颗粒，或当归丸合二冬膏，口服。

4. 阴虚热毒型：主要表现为口干、眼干、咽干，咽痛，牙龈肿痛，鼻干鼻衄，目赤多眵，发颐或瘰疬，身热或低热羁留，大便干结，小便黄赤，舌质干红或有裂纹，苔少或黄燥，脉弦细数。当以清热解毒、润燥护阴为治，可选用射干利咽口服液合复方双花口服液，或金玄利咽颗粒合黄地养阴颗粒，或金嗓清音丸合复方南板蓝根片，口服。

三十六、强直性脊柱炎

强直性脊柱炎是一种原因尚不明确的以脊柱为主要病变部位的慢性疾病，病变主要累及骶髂关节，引起脊柱强直和纤维化，造成弯腰、行走活动受限，并可有不同程度的眼、肺、肾等多个器官及心血管系统等的损害。

本病属中医学“大偻”范畴。中医学认为，肝主筋，肾主骨，肝肾功亏，筋骨不健，故见是症，当以补益肝肾、强健筋骨为治。根据北京中西医结合学会风湿病专业委员会等制订的《强直性脊柱炎长期管理专家共识（2021年）》，辨证进行中医药治疗可改善临床症状。

【中成药内治法】

1. 肾虚督寒型：主要表现为腰骶、脊背、臀部疼痛，僵硬不舒，牵及膝腿痛或酸软无力，畏寒喜暖，得热则舒，俯仰受限，活动不利，甚则腰脊僵直或后凸变形，行走坐卧不能，或见男子阴囊寒冷，女子带下寒滑，舌暗红，苔薄白或白厚，脉多沉弦或沉弦细。当以补肾强督、祛寒除湿为治，可选用复方雪莲胶囊，或祖师麻片，或麝香风湿胶囊，或昆仙胶囊等，口服。

2. 肾虚湿热型：主要表现为腰骶、脊背、臀部酸痛沉重，僵硬不适，身热不扬，绵绵不解，汗出心烦，口苦黏腻，或口干不欲饮，或见脘闷纳呆，大便溏软，或黏滞不爽，小便黄赤，或伴见关节红肿、灼热疼痛，或有积液，屈伸活动受限，舌质偏红，苔腻或黄腻或垢腻，脉沉滑或弦滑或弦细数。当以补肾强督、清热利湿为治，可选用正清风痛宁片，或雷公藤多苷片，或白芍总苷胶囊，或老鹳草膏等，口服。

【中成药外治法】

1. 祖师麻关节止痛膏：含祖师麻、樟脑、冰片等成分。贴于患处，12～24小时更换1次。适用于肾虚督寒型强直性脊柱炎。

2. 麝香祛痛搽剂：含麝香、红花、樟脑、独活、冰片、龙血竭、地黄等成分。外用，外搽患处，按摩5～10分钟至患处发热，一日2～3次。软组织扭伤严重或有出血者，将用药液浸湿的棉垫敷于患处。适用于肾虚督寒型强直性脊柱炎。

3. 东方活血膏：用少许白酒或75%乙醇搓擦患处至局部有微热感，将膏药加温软化后贴于患处，每贴膏药贴7天。适用于肾虚督寒型强直性脊柱炎。

三十七、痛风性关节炎

痛风性关节炎是尿酸盐沉积在关节囊、滑囊、软骨、骨质和其他组织中而引起病损及炎性反应的疾病，好发于40岁以上的男性，多见于足大趾的跖趾关节。痛风性关节炎是痛风常见的首发症状，其中下肢关节中尤以跖趾关节承受的压力最大，容易损伤，且局部温度低，故为好发部位。患者常在睡前无明显症状，但到半夜时可因脚痛而醒，数小时内症状发展至高峰，关节及其周围软组织出现明显的红、肿、热、痛，痛甚剧烈，甚至不能忍受被褥的覆盖，可伴有头痛、发热等全身症状及白细胞增高等表现。本病四季均可发生，但以春秋季节多见，半夜起病者居多，发病持续数天至数周后可自然缓解，关节活动可完全恢复，仅遗留炎症区皮肤色泽改变等。

本病属中医学“浊瘀痹”范畴。中医学认为，本病多为恣食膏粱厚味，致使湿热积聚，邪毒内生，侵袭关节肌肉所为。当以清热解毒、活血通络、消肿止痛为治。根据国家中医药管理局印发的《浊瘀痹（痛风性关节炎）中医诊疗方案（2017版）》，可配合进行中医药治疗。

【中成药内治法】

（一）急性发作期

1. 湿热蕴结型： 主要表现为发病急骤，局部关节红肿热痛，疼痛剧烈，病及一个或多个关节，多兼有发热、恶风、口渴、烦闷不安或头痛汗出，小便短黄，舌红苔黄或黄腻，脉弦滑数。当以清热利湿、通络止痛为治，可选用二妙丸，或三妙丸，或四妙丸，或湿热痹颗粒，或正清风痛宁片，或黄连胶囊，或豨桐丸，或复方伸筋胶囊，或老鹳草膏等，口服。

2. 寒湿痹阻型： 主要表现为关节疼痛，肿胀不甚，局部不热，得温则舒，痛有定处，屈伸不利，或见皮下结节或痛风石，肌肤麻木不仁，舌苔薄白或白腻，脉弦或濡缓。当以温经散寒、除湿通络为治，可选用强筋健骨丸，或木瓜丸，或三乌胶丸，或强力天麻杜仲胶囊，或豨莶液，或关通舒口服液，口服。

（二）间歇期

脾虚湿阻型： 无明显症状，或仅有轻微的关节症状，或高尿酸血症，或见身困倦怠，头昏头晕，腰膝酸痛，纳食减少，脘腹胀闷，舌质淡胖或舌尖红，苔白或黄厚腻，脉细或弦滑等。当以健脾利湿、益气通络为治，可选用香砂六君子丸，或四君子丸，或五苓丸，或参苓白术丸等，口服。

（三）慢性痛风石病变期

1.痰浊瘀阻型：主要表现为关节疼痛反复发作，日久不愈，时轻时重，或呈刺痛，固定不移，关节肿大，甚至强直畸形，屈伸不利，有痛风结石，或皮色紫暗，舌质深紫或紫，苔厚腻，脉弦或沉涩。当以活血化瘀降浊为治，可选用三七片，或大（小）活络丸，或云南白药胶囊，口服。

2.脾肾两虚型：主要表现为病久屡发，神疲乏力，脘痞纳少，腰膝酸软，关节痛如被杖，局部关节变形，屈伸不利，昼轻夜重，或在指尖、跖趾、耳郭等处有痛风结石，舌质淡紫，苔薄白或白腻，脉细濡或沉或兼涩。当以降浊化瘀、调益脾肾为治，可选用独活寄生丸，或壮骨关节丸，或壮腰健肾丸，或杜仲冲剂，或刺五加片，口服。

【中成药外治法】

1.三黄膏：取药膏适量摊于纱布上，贴于患处，每隔1～2日换药一次，或取药膏直接涂于患处，每日3～5次。适用于湿热蕴结型痛风性关节炎。

2.虎杖伤痛酊：外用，搽患处，每日3～5次。适用于湿热蕴结型痛风性关节炎。

3.硫硼糊：取复方硫黄乳膏、冰硼散各1支，将冰硼散与复方硫黄乳膏调匀，外敷于患处，每日换药1次，一般使用3～5日即可止痛，行动自如。适用于湿热蕴结型痛风性关节炎。

4.跌打丸糊：根据病变部位及范围，取跌打丸适量，研细，加清水适量搅拌成糊，外敷患处，包扎固定，每日换药1次。适用于痰浊瘀阻型痛风性关节炎。

5.失笑散：取本品适量，用消炎膏调匀，外敷患处，包扎固定，每日2次。适用于痰浊瘀阻型痛风性关节炎。

6.复方川芎酊：外用，每次5～10滴，滴于胶条中间的纱棉上，贴于患处或疼痛最明显的部位（亦可直接涂于患处），每日1～2次。适用于寒湿痹阻型痛风性关节炎。

7. 金黄散：取金黄散、明矾各100克，将诸药研细，混匀，用蜂蜜适量调为稀糊，外敷于患处，每日换药1次，一般使用3～5日即可止痛，行动自如。适用于湿热蕴结型痛风性关节炎。

8. 六神丸：取六神丸1支，研为细末，与大黄粉、清水适量调匀，外敷患处，敷料包扎，胶布固定，每日换药1～2次，连用3～5日。适用于湿热蕴结型痛风性关节炎。

9. 鱼石脂软膏：取本品适量，加大黄粉适量调匀，外敷患处，敷料包扎，胶布固定，每日换药1～2次，连用3～5日。适用于湿热蕴结型痛风性关节炎。

三十八、肥胖症

肥胖症是指人体内脂肪积聚过多的异常状态。当摄入的热量多于消耗量时，多余的物质就会转化为脂肪储存于体内，使体重增加。体重超过标准体重的10%时称为超重，超过标准体重的20%时称为肥胖症或肥胖病。

相关调查发现，超重和肥胖在我国成年人中非常普遍，肥胖的预防和控制应该成为我国公共卫生的优先事项。研究认为，肥胖可引起脂肪肝、高脂血症、高血压病、动脉硬化等，由此可引发冠心病、脑卒中、肾动脉硬化、周围血管硬化等。迄今为止，这些仍是严重危害人类健康的疾病，因此应予重视。

中医学认为，本病多为脾胃亏虚，痰浊阻滞所为，当以健脾化痰、利湿通腑为治。

【中成药内治法】

1. 脾虚湿阻型：主要表现为肥胖，浮肿，疲乏无力，肢体困重，尿少，纳差，腹满，舌淡苔薄腻，脉沉细。当以健脾利湿为治，可选用香砂六君子丸，或四君子丸，或参苓白术丸等，口服。

2. 胃热湿阻型（湿阻不化，久郁化热）：主要表现为肥胖，头晕，消谷善饥，肢重困楚，怠惰，口渴喜饮，舌苔腻，微黄，脉滑小数。当以清热利湿为治，可选用甘露消毒丸，或芩连片，或葛根芩连微丸等，口服。

3.肝郁气滞型：主要表现为肥胖，胸胁胀闷，胃脘痞满，月经不调或闭经，失眠多梦，舌暗苔薄，脉细弦。当以疏肝理气、行气消滞为治，可选用逍遥丸，或柴胡舒肝丸，或舒肝丸等，口服。

4.脾肾两虚型（脾肾阳虚）：主要表现为肥胖，疲乏无力，腰酸腿软，阳痿阴冷，舌淡苔薄，脉细无力。当以健脾温肾、利湿消肿为治，可选用济生肾气丸，或阳和丸，或人参健脾丸等，口服。

5.阴虚内热型：主要表现为肥胖，头昏、头胀、头痛，腰痛酸软，五心烦热，舌红苔薄，脉细数，微弦。当以养阴益肾为治，可选用知柏地黄丸，或生脉饮，或精乌冲剂等，口服。

三十九、糖尿病

糖尿病是一种由遗传基因决定的全身性慢性代谢性疾病，系由体内胰岛素的相对或绝对不足而引起糖、脂肪及蛋白质代谢紊乱所致，其主要特点是高血糖及糖尿，早期无明显症状，典型表现为三多一少，即多尿、多饮、多食、消瘦疲乏，严重时可发生酮症酸中毒。

本病属中医学“消渴”范畴，多为燥热阴虚，精液不足所为，一般将多饮症状突出者称为“上消”，多食症状突出者称为“中消”，多尿症状突出者称为“下消”，当以滋阴清热、补肾益精为治。在常规治疗的同时，可配合选用中成药治疗。

【中成药内治法】

（一）上消

肺热津伤型：主要表现为烦渴多饮，口干舌燥，尿频量多，舌边尖红，苔薄黄，脉洪数。当以清热润肺、生津止渴为治，可选用玉泉丸，或消渴丸，或百合固金口服液，或玉液消渴颗粒，或益气消渴颗粒等，口服。

（二）中消

胃热炽盛型：主要表现为多食易饥，形体消瘦，大便秘结，舌苔黄燥，脉滑实有力。当以清胃泻火、养阴生津为治，可选用渴乐宁胶囊，或金芪降糖颗粒，或复方牛黄清胃丸等，口服。

（三）下消

1. 肾阴亏虚型：主要表现为尿频量多，混浊如脂膏，或尿甜，口干舌燥，大便秘结，舌红，脉沉细数。当以滋肾固阴为治，可选用六味地黄口服液，或枸杞膏，或麦味地黄口服液，或龟甲胶颗粒等，口服。

2. 阴阳两虚型：主要表现为小便频数，混浊如膏，甚则饮一溲一，面色发黑，耳轮焦干，腰膝酸软，甚则阳痿，舌淡苔白，脉沉细无力。当以温阳滋肾固涩为治，可选用金匮肾气丸，或三鞭参茸固本丸等，口服。

附 1：糖尿病性视网膜病变

由糖尿病引起的视网膜病变称为糖尿病性视网膜病变。糖尿病性视网膜病变是糖尿病的主要慢性并发症，是致盲的重要原因。眼底的血管是全身唯一可直接观察到的小血管，糖尿病性视网膜病变的早期发现可以协助诊断全身症状不明显的糖尿病。糖尿病患者定期进行眼底检查非常重要，糖尿病性视网膜病变的眼底检查所见包括微血管瘤（最早出现的体征之一）、视网膜出血斑（点状、火焰状、线条状）、“硬性”渗出斑、絮状白斑，晚期可有视网膜前出血、玻璃体积血及增殖性视网膜病变（视网膜有新生血管出现）。此外，黄斑病变是糖尿病性视网膜病变的特殊类型，对60岁以上的糖尿病患者来说，黄斑病变是视力丧失最常见的原因。

中医学认为，本病多因肝肾两亏，脾胃虚弱，运化失职，精气不能上荣，从而出现糖尿病性眼病。本病初期可选用下列中成药治疗，后期严重影响视力时应配合手术治疗。

【中成药内治法】

1.肝胆湿热型：主要表现为视物昏蒙，或见黑花飞舞，或视瞻有灰色或黑色阴影，视物变形，如视直如曲、视大为小等。眼底可见视网膜、脉络膜有边界模糊之黄白色渗出斑，或仅见黄斑区水肿、渗出，中心凹反光不清等。眼症常缠绵不愈，全身症见头重胸闷，食少口苦，小便黄少，舌苔黄腻，脉濡数，或脘闷多痰，口苦而腻，舌苔黄腻，脉滑数等。当以清泄湿热、疏利肝胆为治，可选用龙胆泻肝丸，或茵栀黄口服液等，口服。

2.肝郁气滞型：主要表现为眼珠隐痛，视力渐降，或眼前中央有带色阴影遮隔，视物变形。检视眼底可无明显异常，或有视神经乳头轻度充血，或仅见黄斑区暗红、有渗出物及色素沉着、小血管弯曲、中心凹反光不清等病变。伴见情志不舒，头晕胁痛，口苦咽干，脉弦细数。当以清热疏肝、行气活血为治，可选用逍遥丸，或柴胡舒肝丸，或舒肝丸等，口服。

3.肝肾不足型：主要表现为眼内干涩，视物昏蒙，或视物变形。眼底可无明显异常，或见脉络膜、视网膜病灶色素沉着，病变比较陈旧，或夹杂新的渗出斑，抑或黄斑区轻度水肿，有渗出物及色素沉着。全身症见头晕耳鸣，夜眠多梦，腰膝酸软，脉细。当以补益肝肾为治，可选用明目地黄丸，或石斛夜光丸，或石斛明目丸，或杞菊地黄丸等，口服。

4.心脾两虚型：主要表现为眼内干涩，视物昏蒙，或视物变形。眼底可无明显异常，或见脉络膜、视网膜病灶色素沉着，病变比较陈旧，或夹杂新的渗出斑，抑或黄斑区轻度水肿，有渗出物及色素沉着。伴见面色无华，头晕心悸，食少神疲，舌质淡，脉弱。当以养心益脾、补血行血为治，可选用人参养荣膏（丸），或补中益气口服液，或八珍口服液，或复方阿胶浆，或阿胶当归胶囊，或阿胶补血颗粒等，口服。

附2：糖尿病性胃轻瘫

胃轻瘫，全称胃轻瘫综合征，又称胃无力、胃麻痹等，是一种以胃排空延缓为特征的临床综合征，主要表现为食后易出现饱感、餐后上腹饱胀、被迫性饮食减少、恶心、发作性干呕或呕吐、体重减轻等，经有关临床检查未发现胃肠道和（或）上腹部有器质性损害。这是糖尿病常见的并发症之一。

中医学认为，脾主运化，胃主受纳、主通降。脾虚运化不力，胃虚受纳不及，通降失调，故见是症，当以健脾助运为治。根据国家中医药管理局印发的《消渴病胃痞（糖尿病性胃轻瘫）中医诊疗方案（2017年版）》，可配合进行中医药治疗。

【中成药内治法】

1.肝胃不和型：主要表现为胃轻瘫症状，伴胃脘胀满，胸闷嗳气，心烦易怒，善太息，大便不畅，得嗳气、矢气始舒，口干微苦，舌质淡红，苔薄黄，脉弦。当以疏肝和胃为治，可选用宽胸舒气化滞丸，或十香定痛丸，或逍遥丸，或柴胡舒肝丸，或舒肝丸，或越鞠丸等，口服。

2.脾胃虚弱型：主要表现为胃轻瘫症状，伴脘腹满闷，时轻时重，喜热喜按，纳呆便溏，神疲乏力，少气懒言，语声低微，舌质淡，苔薄白，脉细弱。当以补气健脾为治，可选用四君子丸，或补中益气丸，或参苓白术丸，或黄芪建中丸等，口服。

3.痰湿中阻型：主要表现为胃轻瘫症状，伴脘腹痞塞不舒，胸膈满闷，头晕目眩，身重困倦，呕恶纳呆，口淡不渴，小便不利，舌苔白厚腻，脉沉滑。当以祛湿化痰、顺气宽中为治，可选用六君子丸，或平胃丸，或香砂平胃散等，口服。

4.胃阴亏虚型：主要表现为胃轻瘫症状，伴脘腹痞闷，嘈杂，饥不欲食，恶心嗳气，口燥咽干，大便秘结，舌红少苔，脉细数。当以滋阴养胃为治，可选用生脉饮，或百合固金口服液，或复方鲜石斛颗粒，或清胃消渴胶囊，或玉苓消渴茶，或参麦颗粒等，口服。

5.寒热错杂型：主要表现为胃轻瘫症状，伴胃脘痞满，但满不痛，嗳气泛酸，嘈杂，恶心呕吐，肠鸣腹胀，不思饮食，倦怠乏力，舌淡苔腻或微黄，脉弦细。当以寒热平调为治，可选用小柴胡颗粒，或五积丸，或乌梅丸等，口服。

【中成药外治法】

1.逍遥丸：取本品10丸，研细，用清水适量调成糊，外敷于肚脐处，加食盐少许，再用黄豆大小的艾粒施灸，酌灸3～6壮，隔日1次，使用1～3次。适用于肝胃不和型糖尿病性胃轻瘫。

2.补中益气丸：取本品1丸，研为细末，敷于肚脐处，外用敷料包扎，胶布固定，每日换药1次，连用7～10次。适用于脾胃虚弱型糖尿病性胃轻瘫。

3.黄芪升麻糊：取黄芪注射液1～2支，升麻5克，将升麻研为细末，用黄芪注射液调匀，敷于肚脐处，外用敷料包扎，胶布固定，每日换药1次，连用7～10次。适用于脾胃虚弱型糖尿病性胃轻瘫。

4.黄芪注射液：将纱布1块置于黄芪注射液中浸透后取出，外敷于肚脐处，敷料包扎，胶布固定，每日换药1次，连用5～7次。适用于脾胃虚弱型糖尿病性胃轻瘫。

附3：糖尿病周围神经病变

糖尿病周围神经病变是糖尿病患者周围神经发生的多种病变的总称，是糖尿病慢性并发症中发病率非常高的一种。由于患者血糖升高，神经系统变性，再加上糖尿病微血管病变造成局部缺氧，最终导致神经细胞和神经纤维被破坏，糖尿病神经病变形成。糖尿病神经病变分为中枢神经病变和周围神经病变两大类，其中周围神经病变比较常见。糖尿病周围神经病变一般包括颅神经、感觉神经、运动神经及自主神经病变4种。

糖尿病周围神经病变的治疗较为棘手，强调早期控制血糖、血压及血脂，消除病因，应用维生素，特别是维生素B族、维生素C和维生素E等。部分神经症状可以通过治疗逐步减轻，直至痊愈。

中医学认为，本病多为气血亏虚，肝肾不足，血瘀痰凝，筋脉失养所为，当以补益气血、化痰祛瘀为治。根据国家中医药管理局印发的《消渴病痹证（糖尿病周围神经病变）中医诊疗方案（2017年版）》，可辨证进行中医药治疗。

【中成药内治法】

1.气虚血瘀型：主要表现为肢体麻木，如有蚁行感，肢末时痛，多呈刺痛，下肢为主，入夜痛甚，气短乏力，神疲倦怠，自汗畏风，易于感冒，舌质淡暗，或有瘀点，苔薄白，脉细涩。当以补气活血、化瘀通痹为治，可选用复方丹参口服液合黄芪精口服液，或血府逐瘀口服液合黄芪精口服液，或大（小）活络丸，或通心络胶囊等，口服。

2.阴虚血瘀型：主要表现为肢体麻木，腿足挛急，酸胀疼痛，或小腿抽搐，夜间为甚，或灼热疼痛，五心烦热，失眠多梦，皮肤干燥，腰膝酸软，头晕耳鸣，口干不欲饮，便秘，舌质嫩红或暗红，苔花剥少津，脉细数或细涩。当以滋阴活血、柔筋缓急为治，可选用复方丹参口服液合生脉饮口服液，或血府逐瘀口服液合百合固金口服液等，口服。

3.寒凝血瘀型：主要表现为肢体麻木不仁，四末冷痛，得温痛减，遇寒痛增，下肢为著，入夜更甚，神疲乏力，畏寒怕冷，尿清便溏，或尿少浮肿，舌质暗淡，或有瘀点，苔白滑，脉沉细涩。当以温经散寒、通络止痛为治，可选用附子理中液，或鹿茸片，或阳和丸等，口服。

4.痰瘀阻络型：主要表现为肢体麻木不止，常有定处，足如踩棉，肢体困倦，头重如裹，昏蒙不清，体多肥胖，口黏乏味，胸闷纳呆，腹胀不适，大便黏滞，舌质紫暗，舌体胖大有齿痕，苔白厚腻，脉沉滑或沉涩。当以化痰活血、宣痹通络为治，可选用丹蒌片，或延枳丹胶囊，或活血通脉胶囊，或海丹胶囊等，口服。

5.肝肾亏虚型：主要表现为肢体痿软无力，肌肉萎缩，甚者痿废不用，腰膝酸软，阳痿不举，骨松齿摇，头晕耳鸣，舌质淡，少苔或无苔，脉沉细无力。当以滋补肝肾、填髓充肉为治，可选用独活寄生丸，或壮骨关节丸，或杜仲冲剂，或刺五加片（冲剂）等，口服。

四十、甲状腺功能亢进症

甲状腺功能亢进症（简称甲亢）是由于甲状腺分泌过多的甲状腺激素，引起人体氧化过程加速，代谢率增高的一种疾病。本病好发于20～40岁，女性多于男性。其主要临床表现为神经过敏，手指微抖，易激动、发怒、惊恐，失眠，心慌，怕热多汗，多食易饥，消瘦，疲乏，女性闭经，男性阳痿等。体检时可见眼球突出，甲状腺弥漫性肿大。

本病属中医学“瘿病”范畴，多为肝郁化热，痰热上熏所为，当以清肝泄热、清热化痰为治。

【中成药内治法】

1.肝郁化火型：主要表现为甲亢症状伴失眠，烦躁易怒，不思饮食，口渴喜饮，目赤口苦，小便黄赤，大便秘结，舌质红，苔黄，脉弦而数。当以疏肝泄热为治，可选用消瘿五海丸，或龙胆泻肝口服液，或当归龙荟片等，口服。

2.痰热内扰型：主要表现为甲亢症状伴失眠头重，痰多胸闷，恶食嗳气，吞酸恶心，心烦口苦，目眩，舌苔腻而黄，脉滑数。当以化痰清热、和中安神为治，可选用夏枯草口服液，或鲜竹沥口服液，或消瘿丸，或复方夏枯草膏等，口服。

3.心脾两虚型：主要表现为甲亢症状伴多梦易醒，心悸健忘，头晕目眩，肢体抖动，肢倦神疲，饮食无味，面色少华，舌质淡，苔薄，脉细弱。当以补益心脾、养血安神为治，可选用归脾丸，或安神补心片，或复方阿胶浆等，口服。

4.心胆气虚型：主要表现为甲亢症状伴失眠多梦，易惊醒，胆怯心悸，遇事善惊，气短倦怠，小便清长，舌质淡，苔薄白，脉弦细。当以益气镇惊、安神定志为治，可选用安神补脑液，或复方枣仁胶囊，或脑宁糖浆等，口服。

四十一、甲状腺功能减退症

甲状腺功能减退症（简称甲减、甲低、甲退）是由多种原因引起甲状腺激素合成、分泌或生物效应不足而引起的临床综合征。本病按起病年龄可分为三型：起病于胎儿或新生儿者，称呆小病（cretinism）；起病于儿童者，称幼年型甲减；起病于成年者为成年型甲减。

呆小病：患儿体温偏低，哭笑、活动少，对事物反应迟钝，食欲不振，大便干燥。体格生长明显减慢，身高偏低，四肢粗短。智力发育障碍明显，表情呆滞，进行简单的数字计算较困难。

幼年型甲减：发病较早者临床表现与呆小病较为相似，但程度较轻；发病较晚者临床表现接近成年型甲减，但个子较矮，智力发育障碍。

成年型甲减：畏寒少汗，体温偏低，乏力嗜睡，少言懒语，贫血貌，浮肿，皮肤干燥，记忆力减退，重者精神失常、昏睡，心动过缓，血压低，食欲减退，腹胀，便秘，胃酸缺乏，性欲减退，男性阳痿，女性月经过多，病久可出现闭经。

本病属中医学“瘿劳”范畴，是因瘿病治疗失时，或药物治疗失当，或切除手术后，或因脑部肿瘤等病变，使脾肾阳虚，气血亏虚，水湿泛溢而致的以疲乏呆钝、嗜睡、畏冷、浮肿、毛发脱落、脉迟缓等为主要表现的病证。

【中成药内治法】

1.脾肾阳虚型：主要表现为疲乏无力，畏寒肢冷，嗜睡少言，颜面虚肿，阴毛稀疏，耳鸣眩晕，关节酸痛，阳痿滑精，妇女闭经，舌淡苔白，脉细缓无力。当以温补脾肾为治，可选用金匮肾气丸，或参鹿补片，或参鹿扶正合剂，或鹿茸口服液等，口服。

2. 气血两虚型：主要表现为疲乏无力，少气懒言，面色苍白，失眠健忘，食少腹胀，心慌心悸，皮肤干燥，舌淡苔少，脉细无力。当以补气生血为治，可选用补中益气口服液，或八珍口服液，或阿胶补血冲剂等，口服。

3. 阳虚水泛型：主要表现为畏寒怕冷，嗜睡懒言，体重增加，肢体浮肿，关节强直，心悸胸闷，反应迟钝，腹胀少食，舌淡胖或有齿痕，苔白滑，脉沉细无力。当以温阳利水为治，可选用济生肾气丸，或舟车丸，或十枣丸，或五苓片等，口服。

四十二、血　证

凡血液不循常道，上溢于口鼻诸窍，下出于二阴，或渗于肌肤的疾患，统称血证。西医学中许多急、慢性疾病引起的出血，均属于本病范畴。

中医学认为，本病多为燥热内盛，化火动血所为，当以清热凉血、宁络止血为治。

【中成药内治法】

（一）咳血

1. 风热犯肺型：主要表现为咽痒咳嗽，痰中带血，口干鼻燥，或有身热，舌质红，苔薄黄，脉浮数。当以清热润肺、宁络止血为治，可选用桑菊感冒片，或川贝雪梨膏，或蛇胆川贝液，或双黄连口服液等，口服。

2. 肝火犯肺型：主要表现为咳嗽阵作，痰中带血，或见纯血鲜红，咳时胸胁牵痛，烦躁易怒，大便干结，小便短黄，舌质红，苔薄黄，脉弦数。当以清肝泻肺、和络止血为治，可选用黛蛤散，或羚羊角散，或夏枯草膏等，口服。

3. 阴虚火旺型：主要表现为咳嗽少痰，痰中带血，血色鲜红，潮热盗汗，颧红，口干舌燥，舌质红，脉细数。当以滋阴润肺、凉血止血为治，可选用百合固金口服液，或知柏地黄口服液等，口服。

（二）衄血（鼻出血）

1. 肺热型：主要表现为鼻燥衄血，口干咽燥，或兼有身热、咳嗽少痰等症，舌质红，苔薄黄，脉数。当以清肺泄热、凉血止血为治，可选用止血宝片，或桑菊感冒片，或银翘解毒丸，或黄连上清片，或银黄口服液等，口服。

2. 胃热型：主要表现为鼻衄或齿衄，血色鲜红，口渴引饮，胸闷口臭，小便短黄，大便秘结，舌质红，苔黄，脉数。当以清胃泻火、凉血止血为治，可选用黄连胶囊，或黄连上清丸，或栀子金花丸等，口服。

3. 肝火型：主要表现为鼻衄，头痛且晕，目赤，烦躁易怒，口干溲赤，舌质红，苔黄，脉弦数。当以清肝泻火、凉血止血为治，可选用龙胆泻肝口服液，或左金丸，或加味左金丸，或熊胆丸等，口服。

4. 气血亏虚型：主要表现为鼻衄或齿衄，甚或肌衄，面色㿠白，神疲乏力，头晕，心悸，耳鸣，夜寐不宁，舌质淡，苔薄白，脉细弱。当以益气摄血为治，可选用黄芪精口服液，或十全大补丸，或归脾丸，或阿胶补血浆等，口服。

（三）吐血

1. 胃中积热型：主要表现为脘腹胀闷，甚则作痛，吐血鲜红，或紫暗，或夹有食物残渣，口臭，大便秘结或大便色黑，舌质红，苔黄腻，脉滑数。当以清胃泻火、化瘀止血为治，可选用紫地宁血散（颗粒），或十灰散，或黄连胶囊，或黄连上清丸，或栀子金花丸等，口服。

2. 肝火犯胃型：主要表现为吐血鲜红或带紫，口苦胁痛，善怒，寐少多梦，烦躁不宁，舌质红绛，脉弦数。当以泻肝火、清胃热为治，可选用止血片，或龙胆泻肝口服液，或左金丸，或加味左金丸，或熊胆丸等，口服。

（四）齿衄

1. 胃火炽盛型：主要表现为齿衄血色鲜红，齿龈红肿疼痛，头痛，口臭，舌质红，苔黄，脉洪数。当以清胃泻火、凉血止血治，可选用柴黄清热冲剂，或黄连胶囊，或黄连上清丸等，口服。

2. 阴虚火旺型：主要表现为齿衄，血色淡红，起病较缓，常因受热及烦劳而诱发，齿摇不坚，舌质红，苔少，脉细数。当以滋阴降火、凉血止血为治，可选用百合固金口服液，或知柏地黄口服液等，口服。

（五）便血

1. 脾胃虚寒型：主要表现为便血紫暗，甚则色黑，腹痛隐隐，喜热饮，面色不华，神倦懒言，大便溏薄，舌质淡，脉细弱。当以健脾温中为治，可选用附子理中丸，或黄芪健中丸，或小建中口服液，或温胃舒颗粒（胶囊）等，口服。

2. 湿热蕴蒸型：主要表现为便血鲜红，或先血后便，大便不畅，口苦，舌苔黄腻，脉濡数。当以清热祛湿、和营止血为治，可选用地榆槐角丸，或槐角地榆丸，或槐角丸，或香连丸，或葛根芩连片，或苦参片，或栀子金花丸等，口服。

（六）尿血

1. 阴虚火旺型：主要表现为小便短赤带血，头晕目眩，耳鸣神疲，颧红潮热，腰膝酸软，舌质红，脉细数。当以滋阴清火、凉血止血为治，可选用维血宁合剂，或六味地黄口服液，或知柏地黄丸等，口服。

2. 心火亢盛型：主要表现为小便热赤，带血鲜红，心烦口渴，面赤口疮，夜寐不安，舌尖红，脉数。当以清心泻火、凉血止血为治，可选用血尿安胶囊，或黄连胶囊，或三金片，或万氏牛黄清心丸，或栀子金花丸，或止血片等，口服。

3.脾肾两亏虚：主要表现为小便频数带血，其色淡红，饮食减少，精神疲惫，面色萎黄，腰脊酸痛，头晕耳鸣，舌质淡，脉细弱。当以健脾益气、补肾固涩为治，可选用补中益气口服液合人参养荣膏，或黄芪口服液合乌鸡白凤口服液等，口服。

4.阳虚欲脱型：主要表现为咳血、衄血、吐血、便血、尿血后见面色苍白，四肢逆冷，汗出，脉细数。当以温阳固脱、回阳救逆为治，除选用参附注射液、参麦注射液、生脉注射液、刺五加注射液静脉滴注外，可选用四逆汤，或附片液，或生脉饮，或人参固本口服液，或人参补气胶囊等，口服。

（七）紫斑

1.血热妄行型：主要表现为皮肤出现青紫斑点或斑块，或伴有鼻衄、齿衄、便血、尿血，或有发热，口渴，便秘，舌质红，苔黄，脉弦数。当以清热解毒、凉血止血为治，可选用十灰散，或一清胶囊，或紫雪散等，口服。

2.阴虚火旺型：主要表现为皮肤出现青紫斑点或斑块，时发时止，常伴鼻衄、齿衄或月经过多，颧红，心烦，口渴，手足心热，或有潮热，盗汗，舌质红，苔少，脉细数。当以滋阴降火、宁络止血不治，可选用维血宁合剂，或六味地黄口服液，或知柏地黄丸等，口服。

3.气不摄血型：主要表现为反复发生肌衄，久病不愈，神疲乏力，头晕目眩，面色苍白或萎黄，食欲不振，舌质淡，脉细弱。当以补气摄血为治，可选用人参补膏，或归脾丸，或人参养荣膏，或益气止血冲剂等，口服。

【中成药外治法】

1.云南白药：取云南白药1瓶，食醋适量。去云南白药中的保险子，与食醋拌为糊状，制成2个圆饼，贴于双足心涌泉穴，外用敷料、胶布固定，每日一换。适用于咳血、衄血、吐血。

2.云南白药粉剂：取云南白药粉剂1克，生理盐水100毫升，混合均匀后直肠滴入，每天1次，7天为1个疗程，使用1～2个疗程。适用于便血。

3.十灰散：取十灰散5克，生理盐水100毫升，混合均匀后直肠滴入，每天1次，7天为1个疗程，使用1～2个疗程。适用于便血。

四十三、汗　证

汗证是指由于阴阳失调，腠理不固而致汗液外泄失常的病证。其中，不因外界环境因素的影响而白昼时时汗出，动辄益甚者，称为自汗；寐中汗出，醒来自止者，称为盗汗，亦称为寝汗。

中医学认为，肺气不足，肌表疏松，卫外不固，腠理开泄，或阴液不足，虚火内扰，心液不藏，皆可发为汗证，故前人有自汗属阳虚、盗汗属阴虚之说，当以补脾益肺、养阴清热为治。

【中成药内治法】

1.肺气不足型：主要表现为汗出畏寒，动则益甚，久病体弱，不时不耐风寒，极易感冒，面色㿠白，舌苔薄白，脉细弱。当以益气固表为治，可选用玉屏风颗粒，或黄芪口服液等，口服。

2.营卫不和型：主要表现为汗出畏风，周身酸楚，时寒时热，或表现为半身、某局部出汗，舌苔薄白，脉缓。当以调和营卫为治，可选用桂枝合剂（冲剂、颗粒）等，口服。

3.热淫于内型：主要表现为蒸蒸汗出，口渴喜冷饮，面赤烘热，烦躁不宁，或兼发热，或肢节烦痛，或大便干结，舌红苔黄，脉洪大。当以清里泄热为治，可选用牛黄上清胶囊，或黄连胶囊，或紫雪散等，口服。

4.心血不足型：主要表现为自汗出，或盗汗，心悸少寐，面色不华，气短神疲，舌淡苔薄，脉虚细。当以养心补血敛汗为治，可选用养血饮口服液，或人参补膏，或归脾合剂，或当归补血丸等，口服。

5.阴虚火旺型：主要表现为潮热盗汗，虚烦少寐，五心烦热，形体消瘦，女子月经不调，男子梦遗，舌红少苔，脉弦细数。当以滋阴降火为治，可选用知柏地黄丸，或二母丸，或大补阴丸等，口服。

6.湿热郁蒸型：主要表现为汗出色黄如柏汁，染衣着色，口中黏苦，或渴不欲饮，胁痛纳呆，小便不利，舌苔黄腻，脉弦滑。当以清热利湿为治，可选用茵陈五苓丸，或茵栀黄口服液，或龙胆泻肝丸等，口服。

四十四、慢性疲劳综合征

慢性疲劳综合征（CFS）是以持续疲劳、失眠、思维不能集中及身痛发热等全身衰弱疲劳表现为特征的疾病。参照美国疾病控制与预防中心组织有关专家制订的CFS的诊断标准，其临床表现包括主症及兼症。主症为较长时间（6个月以上）的疲乏无力和活动后疲劳加重。兼症为头晕头沉，记忆力减退，思维不集中；失眠，噩梦多，或嗜睡而醒生疲劳更甚；心慌，气短，胸闷憋气；易紧张，易激动，烦躁，抑郁，或恐惧不能自制，或悲伤欲哭；自觉发热，伴有头痛、关节疼痛、肌肉酸痛、淋巴结肿大；咽堵，腹胀，胁肋胀痛，食欲不振；平素抵抗力低，易患感冒、尿路感染等疾病。具备上述主症加3条兼症者，即可诊断为本病。

本病属中医学“虚劳”范畴，多为气血亏虚，阴阳失调所为，当以补益气血、调理阴阳为治，中成药有良好的调补作用。

【中成药内治法】

1.气血亏虚型：主要表现为疲乏无力，动则加剧，面色苍白，唇甲不华，心悸失眠，神疲懒言，饮食减少，舌质淡，脉细弱。当以补养气血、健运脾胃为治，可选用八珍口服液，或补中益气丸口服液，或健脾增力丸等，口服。

2.肝郁脾虚型：主要表现为疲乏无力，头晕心悸，胸胁胀满，纳呆腹胀，便溏不爽，肠鸣矢气，或腹痛欲泻，泻后痛减，舌淡苔薄白，脉弦。

当以疏肝解郁、健脾养血为治，可选用逍遥口服液，或柴芍六君丸，或开郁舒肝丸等，口服。

3.心脾两虚型：主要表现为疲乏无力，多梦易醒，心悸健忘，头晕目眩，肢倦神疲，饮食无味，面色少华，舌质淡，苔薄，脉细弱。当以补益心脾、养血安神为治。可选用归脾颗粒，或健脾生血颗粒，或人参北芪片，或酸枣仁合剂，或红景天口服液等，口服。

4.肝肾阴虚型：主要表现为疲乏无力，头晕目眩，耳鸣健忘，急躁易怒，或精神紧张，失眠多梦，五心烦热，咽干颧红，腰膝酸软，甚或遗精，舌红苔少，脉细数。当以滋补肝肾、育阴潜阳为治，可选用杞菊地黄口服液，或鱼鳔丸，或精乌冲剂等，口服。

5.心肾不交型：主要表现为疲乏无力，心烦不宁，健忘多梦，心悸怔忡，腰膝酸软，甚或遗精，舌尖红，苔薄黄，脉细弱或细数。当以滋阴降火、交通心肾为治，可选用宁神灵颗粒，或宁心补肾丸，或滋肾宁神丸，或鱼鳔补肾丸等，口服。

四十五、中　暑

中暑为夏日常见的急性热病，当外界气温超过35℃时就有中暑的可能。在高温环境下劳动或工作，出现大量出汗、口渴、明显疲劳、四肢乏力、四肢发麻、头昏眼花、胸闷、恶心、注意力不集中等症状时，为先兆中暑；若伴有发热、体温高于38℃、面色潮红、皮肤灼热，或面色苍白、恶心呕吐、血压下降、皮肤湿冷、脉搏细弱者，为轻度中暑；若症状不见好转，反出现昏迷、痉挛，或皮肤干燥无汗、持续高热者，为重症中暑，此时应及时到医院接受治疗，以免危及生命。

中医学认为，本病多为暑热侵袭所为，当以清心除烦、解暑退热为治。

【中成药内治法】

表现为先兆中暑者，可选用甘和茶，或祛暑露，或玉叶解毒糖浆，或复方香薷水，或藿香正气类等，口服。

表现为暑热轻症者，可选用人丹，或三仁合剂，或清热丸等，口服。

表现为暑热重症者，可选用诸葛行军散，或解暑片，或暑症片，或紫金锭等，口服。中暑晕厥时可将药片研成细粉，取少许吹入鼻孔，使患者打喷嚏以利苏醒，并尽快送至医院救治。

对于暑热轻症、重症，可辨证选用中成药积极治疗。

1.中暑阳证型：主要表现为发热，汗出，烦躁，口渴多饮，尿黄赤，舌质红而少津，脉洪大。当以清热生津为治，可选用白虎合剂，或紫雪颗粒，或青羚散，或羚翘解毒口服液，或清凉防暑冲剂等，口服。

2.中暑阴证型：主要表现为身热汗出，精神衰惫，四肢困倦，胸满气短，不思饮食，大便溏泄，舌质红而少津，脉洪大。当以清热生津为治，可选用西洋参颗粒，或洋参保肺丸，或生脉饮等，口服。

3.暑热蒙心型：主要表现为高热烦躁，汗出胸闷，猝然昏倒，不省人事，舌质红绛，脉洪数。当以清心开窍为治，可选用安宫牛黄丸，或浓缩水牛角颗粒，或犀角地黄丸等，口服。

4.肝风内动型：主要表现为高热烦躁，汗出胸闷，猝然昏倒，不省人事，抽搐，痉挛，舌质红绛，脉洪数。当以养阴息风为治，可选用羚羊角散，或天麻钩藤颗粒，或天龙熄风颗粒等，口服。

上述各型若病情危重，必要时可鼻饲或直肠给药，并及时送至医院检查治疗。

【中成药外治法】

1.紫雪散：取紫雪散1支，加清水适量调为稀糊状敷肚脐处，用伤湿止痛膏固定，24小时换药1次，一般用药1天体温即可降至正常范围。适用于中暑发热。

2.柴胡注射液：将纱布1块用本品浸透，而后取出覆盖于肚脐处，敷料包扎，胶布固定，每日一换。适用于中暑发热。

3.柴胡注射液：将本品置于滴鼻瓶中滴鼻，每次1～2滴，两侧交替进行，每小时1次，直至体温恢复正常。适用于中暑发热。

4.紫金锭：取本品适量研为细末，米醋调匀，外敷于肚脐处，敷料包扎，胶布固定，每日换药1次。适用于中暑腹痛。

【预防中暑的中成药】

夏季来临时，家中常备一些中成药可预防中暑，且使用方法简单，疗效良好。

1.六一散：有清暑利湿之功。适用于中暑，胸闷，心烦，口渴，小便黄少，或呕吐泄泻者。外用还可以治疗暑痱，防囊湿疹及小儿脓疱疮。

2.藿香正气类：藿香正气类包括藿香正气丸或滴丸、藿香正气水、藿香正气液、藿香正气片、藿香正气软胶囊等，有清暑利湿、理气和中之功。适用于热伤风，中暑，胃寒腹痛，急性胃肠炎等。

3.人丹：有祛风健胃、舒气生津、清暑醒神、避秽化浊之功。适用于夏令消化呆滞，恶心呕吐，暑热胸中烦闷，口渴多饮，头昏脑涨，或晕车晕船，水土不服等。

4.十滴水：有清热祛暑、通窍利湿之功。适用于中暑头晕，恶心呕吐，腹痛泄泻等。孕妇忌用。

5.清凉油：有提神醒脑、解毒避秽之功。外搽太阳穴或患处可防治中暑头痛、头昏、伤风感冒、关节疼痛，并可治疗蚊虫叮咬。

6.风油精：有清热解毒、提神醒脑之功，适应证及用法同上。风油精用途较广，除防治中暑外，对其他夏日常见病也有防治作用，但孕妇不宜选用。

7.西瓜霜类：西瓜霜类包括西瓜霜片剂、喷剂等，有清热解毒、利咽消肿、生津润肺之功。适用于中暑口渴，咽喉干燥，疼痛等。

8.避瘟散：有清热解暑、避秽化浊之功。适用于小儿夏令暑热，伤风头痛，鼻塞流涕，恶心呕吐，晕车晕船等，可取少许鼻闻或搽太阳穴处，内服遵医嘱或按说明书使用。

9.保济丸：有解表、祛湿、和中之功。适用于暑湿感冒，症见发热头痛、腹痛腹泻、恶心呕吐、肠胃不适者，亦可用于晕车晕船。口服。一次1～2支，一日3次。

10.六合定中丸：有祛暑除湿、和胃消食之功。适用于伤于暑湿导致的宿食停滞，寒热头痛，胸闷恶心，吐泻腹痛。口服，一次0.5～1袋，一日2～3次。

11.白避瘟散：口服，一次0.3克，外闻亦可。有清凉解热之功。用于受暑受热引起的头晕目眩，呕吐恶心，晕车晕船。

上述散剂、水剂，可取适量放入温水中调匀，洗浴，每日一两次，可有效预防小儿中暑、暑痱、疖肿、脓疱疮等。

四十六、缺铁性贫血

缺铁性贫血是指体内铁贮存不足，影响血红蛋白合成所致的一种小细胞低色素性贫血，以皮肤和黏膜颜色苍白、疲软无力、头晕耳鸣、眼花、记忆力下降为主要表现，严重者可出现眩晕或晕厥，活动后心悸气短，甚至诱发心绞痛、心力衰竭等。

本病属中医学“虚劳（血虚）”范畴，多为脾胃亏虚，运化不足所致，当以健脾开胃、益气养血为治。

【中成药内治法】

1.脾胃亏虚型：主要表现为贫血伴纳食减少，神疲乏力，动则尤甚，手足不温，大便溏薄，舌质淡，脉细弱。当以健脾养胃为治，可选用健脾生血颗粒，或黄芪精颗粒，或四君子丸等，口服。

2.气血亏虚型：主要表现为贫血伴面色不华，心悸失眠，神疲懒言，饮食减少，舌质淡，脉细弱。当以补养气血、健运脾胃为治，可选用参术健脾丸，或参芪膏，或阿胶当归合剂，或归脾膏，或龟芪参口服液，或八珍口服液，或阿胶黄芪口服液，或新血宝胶囊，或益气养血口服液，或归芪口服液等，口服。

3.肝肾阴虚型：主要表现为贫血伴头晕目眩，耳鸣健忘，急躁易怒，或精神紧张，失眠多梦，五心烦热，咽干颧红，腰膝酸软，甚或遗精，大便干结，舌红苔少，脉细数。当以滋补肝肾、育阴清热为治，可选用杞菊地黄口服液，或刺五加颗粒，或鱼鳔胶丸，或补益地黄丸，或归芍地黄丸等，口服。

4.脾肾阳虚型：主要表现为贫血伴面色㿠白，畏寒肢冷，倦怠少力，表情呆钝，健忘多睡，纳差腹胀，浮肿便溏，腰膝及少腹冷痛，舌体胖大，舌质淡，苔薄白或白腻，脉细弱或沉迟无力。当以温肾健脾为治，可选用参桂养荣丸，或仙灵脾颗粒，或参茸三七补血片，或参茸大补膏，或参鹿补膏等，口服。

【补血中成药】

1.当归益血膏：口服，每次15克，每日2次。可滋补气血。适用于贫血，头晕，心悸健忘，妇女月经不调，产后血虚体弱。

2.当归补血膏：每次20毫升，温开水冲饮或调入稀粥中服食，每日2~3次。可补气生血。适用于各种贫血。

3.鸡血藤膏：将膏研碎，用水、酒各半炖化后服，每次6~10克，每日2次。可补血，活血，调经。适用于血虚手足麻木，关节酸痛，月经不调等。

4.复方阿胶补血膏（颗粒）：开水冲服，每次20克，每日2次。可补气养血。适用于气血两虚所致的倦怠乏力、面色无华、头晕目眩、失眠多梦、心悸气短等症，以及缺铁性贫血见上述证候者。

5.安神糖浆：口服，每次30毫升，每日2次。可养血安神。适用于贫血体虚，头昏，失眠，腰酸，四肢乏力。

6.雏凤精：口服，每次10毫升，每日2次。可温肾壮阳，补气养血。适用于气虚贫血，腰酸背痛，四肢乏力，头晕耳鸣，神衰失眠，心慌，肾亏滑精，记忆减退，食欲不振，以及妇女宫寒，月经不调。

7.肝精补血素口服液：口服，每次10~20毫升，每日2次，饭后服用。

可益气补血，滋补肝肾。适用于气血亏虚，肝肾不足（贫血、神经衰弱）。

8.肝肾康糖浆：口服，每次10毫升，每日3次。可滋补肝肾，调血益血，收敛精气。适用于贫血，黄瘦，须发早白等。

9.维血康糖浆（颗粒）：口服，成人每次20毫升，小儿每次10毫升，每日3次，15～20日为1个疗程。可补肾健脾，补血养阴。适用于脾肾不足，精血亏虚，面色萎黄，眩晕耳鸣，腰膝酸软，倦怠体瘦，适用于营养性贫血、缺铁性贫血见上述症状者。

四十七、神经衰弱综合征

神经衰弱综合征是指患者由于长期存在某些精神因素引起脑功能活动过度紧张，从而导致精神活动能力减弱的一种病症。该病患者主要表现为易于兴奋又易于疲劳，常伴有各种躯体不适和睡眠障碍，很多患者具有某种易感素质或不良性格。本病青壮年时期发病较多，脑力劳动者尤为常见，占门诊就诊患者的半数以上。

中医学认为，本病多为脏腑失和，气血失调所为，因而调理脏腑，使气血调和、阴阳平衡，脏腑功能归于正常为本病治疗原则。除药物治疗外，应当关注患者的精神因素，帮助患者解除烦恼，消除顾虑，避免情绪紧张，睡前不吸烟，不饮酒或浓茶等刺激之品，每日应有适当的体力劳动，加强体育锻炼，增强体质，养成良好的生活习惯，这些都是防治神经衰弱综合征的有效方法。单纯依靠药物治疗而不注意精神、生活调摄，常难收效。

【中成药内治法】

1.肝郁化火型：主要表现为失眠，烦躁易怒，不思饮食，口渴喜饮，目赤口苦，小便黄赤，大便秘结，舌质红，苔黄，脉弦而数。当以疏肝泄热为治，可选用丹栀逍遥丸，或左金丸，或清火栀麦丸（胶囊、片）等，口服。

2.痰热内扰型：主要表现为失眠头重，痰多胸闷，恶食嗳气，吞酸恶心，心烦口苦，目眩，舌苔腻而黄，脉滑数。当以化痰清热、和中安神为治，可选用橘红丸，或川贝枇杷膏，或枇杷叶膏，或麻杏甘石合剂，或复方鲜竹沥，或蛇胆陈皮散等，口服。

3.饮食积滞型：主要表现为失眠多梦，脘腹胀满，不思饮食，舌苔厚腻或垢浊，脉滑。当以消食导滞、和胃安神为治，可选用山楂丸，或枳术宽中颗粒，或朴实颗粒等，口服。

4.阴虚火旺型：主要表现为心烦不寐，心悸不安，头晕耳鸣，健忘，腰膝酸软，口干津少，五心烦热，舌质红，脉细数。当以滋阴养血、清心安神为治。可选用二母丸，或百合固金口服液，或知柏地黄口服液等，口服。

5.心脾两虚型：主要表现为多梦易醒，心悸健忘，头晕目眩，肢倦神疲，饮食无味，面色少华，舌质淡，苔薄，脉细弱。当以补益心脾、养血安神为治，可选用人参归脾丸，或当归养血膏，或阿胶黄芪口服液，或人参灵芝胶囊，或人胎盘片等，口服。

6.心胆气虚型：主要表现为失眠多梦，易惊醒，胆怯心悸，遇事善惊，气短倦怠，小便清长，舌质淡，苔薄白，脉弦细。当以益气镇惊、安神定志为治，可选用安神补脑液，或脑宁糖浆，或复方枣仁胶囊，或灵芝胶囊等，口服。

7.脾肾两虚型：主要表现为睡眠不实，失眠多梦，精神疲惫，头昏，气短，乏力，记忆力差，面色苍白，对一般事物不感兴趣，生活缺乏热情，性欲减退，阳痿早泄，滑精，舌质淡红，脉细弱。当以温阳健脾、补肾涩精为治，可选用济生肾气丸，或阳和丸等，口服。

8.气滞血瘀型：主要表现为失眠，头痛胸闷时作，头痛定时，活动则加剧，肢体麻木，舌质瘀暗，苔薄白，脉弦。当以活血化瘀、理气行滞为治，可选用脑血康滴丸，或三七片，或复方丹参片（颗粒、口服液），或血府逐瘀口服液等，口服。

四十八、精神病

精神疾病是指在各种生物学、心理学及社会环境因素影响下，大脑功能失调，认知、情感、意志和行为等精神活动出现不同程度障碍的疾病。精神活动包括认识活动（由感觉、知觉、注意、记忆和思维等组成）、情感活动及意志活动，这些活动过程相互联系，紧密协调，维持着精神活动的统一完整。精神病历来是医学界的难题之一，据有关资料统计，全世界有精神病患者四千多万，我国患者数量约占总数的一半，目前本病的发病率仍在逐年递增。

本病属中医学“郁证”“癫狂”范畴，多为肝气郁滞，所愿不遂，或痰热阻滞，窍闭神蒙，或心肝血虚，心神失养所为，当以疏肝解郁、清热化痰、养心安神为治，在常规治疗的同时，可配合使用中成药治疗。

【中成药内治法】

1.肝郁化火型：主要表现为失眠，烦躁易怒，不思饮食，口渴喜饮，目赤口苦，小便黄赤，大便秘结，舌质红，苔黄，脉弦而数。当以疏肝泄热为治，可选用龙胆泻肝口服液，或当归龙荟片，或丹栀逍遥丸，口服。

2.痰热内扰型：主要表现为失眠头重，痰多胸闷，恶食嗳气，吞酸恶心，心烦口苦，目眩，舌苔腻而黄，脉滑数。当以化痰清热、和中安神为治，可选用鲜竹沥口服液，或牛黄蛇胆川贝散，或蛇胆陈皮胶囊，或万氏牛黄清心丸，或安宫牛黄丸，口服。

3.心脾两虚型：主要表现为精神不振，神志恍惚，情绪易于激动，心中烦乱，睡眠不安，发作时呵欠频作，哭笑无常，不能自主，口干，大便秘结，舌质红或嫩红，苔少，脉细弱而数或细弦。当以甘润滋补、养心益脾为治，可选用脑乐静，或归脾口服液，或灵芝糖浆，或归芪口服液，或复方枣仁胶囊，口服。

4.肝肾阴虚型：主要表现为精神不振，神志恍惚，头晕耳鸣，腰膝酸软，手足心热，烦躁易怒，心悸不安，甚则意识不清，舌质红，脉弦细数。当以滋补肝肾、养心安神为治，可选用肝肾滋口服液，或龟芪参口服液，或大补阴丸，或柏子养心丸，口服。

精神病的治疗目前主要以药物治疗为主，减少精神不良刺激，以支持性心理治疗和改善家庭、社会环境为辅。接受医生咨询，定期复查，根据病情调药物，及时接受心理疏导，可有效预防复发。

四十九、抑郁症

抑郁症是一类以情绪低落、消极悲观、言语和动作减少、思维迟缓、食欲减退、体重减轻为主要表现的精神疾病。近年来，随着社会竞争日趋激烈，各种压力剧增，抑郁症患者人数正呈上升趋势。

中医学认为，本病多为肝气郁结，痰热内扰所为，当以疏肝解郁、清热化痰为治。

【中成药内治法】

1.肝郁化火型：主要表现为抑郁，失眠，烦躁易怒，不思饮食，口渴喜饮，目赤口苦，小便黄赤，大便秘结，舌质红，苔黄，脉弦而数。当以疏肝泄热为治，可选用龙胆泻肝丸，或当归龙荟丸，或丹栀逍遥丸等，口服。

2.痰热内扰型：主要表现为抑郁，失眠头重，痰多胸闷，恶食嗳气，吞酸恶心，心烦口苦，目眩，舌苔腻而黄，脉滑数。当以化痰清热、和中安神为治，可选用竹沥膏，或牛黄蛇胆川贝液，或蛇胆陈皮口服液，或万氏牛黄清心丸等，口服。

3.心脾两虚型：主要表现为抑郁，精神不振，神志恍惚，情绪易于激动，心中烦乱，睡眠不安，发作时呵欠频作，哭笑无常，不能自主，口干，大便秘结，舌质红或嫩红，苔少，脉细弱而数或细弦。当以甘润滋补、养心益脾为治，可选用脑乐静口服液，或归脾合剂，或灵芝合剂，或归芪合剂，或复方枣仁胶囊等，口服。

4.肝肾阴虚型：主要表现为抑郁，精神不振，神志恍惚，头晕耳鸣，腰膝酸软，手足心热，烦躁易怒，心悸不安，甚则意识不清，舌质红，脉弦细数。当以滋补肝肾、养心安神为治，可选用杞菊地黄口服液，或肝肾膏，或二至丸，或大补阴丸等，口服。

五十、阿尔茨海默病

阿尔茨海默病，也就是我们常说的老年性痴呆，是一种以进行性认知障碍和记忆能力损害为主的中枢神经系统退行性疾病。随着年龄结构的变化，社会趋向老年化，本病的发病率日益升高，流行病学调查表明，我国65岁及以上人群中阿尔茨海默病患病率为5.56%，平均每12秒增加一名阿尔茨海默病患者。

中医学认为，脾主气，升清；肾藏精，主骨生髓，髓通于脑。脾肾亏虚，肾精不足，髓海不充，故见是症，当以补益脾肾、生精补髓为治。

【中成药内治法】

1.肝阳上亢型：主要表现为痴呆健忘，或精神变态，行为异常，智力和记忆力减退，眩晕耳鸣，头痛且胀，每因烦恼或恼怒而头晕、头痛加剧，面时潮红，急躁易怒，少寐多梦，口苦，舌质红，苔黄，脉弦。当以平肝潜阳、清热息风为治，可选用天麻钩藤颗粒，或养血清脑颗粒，或脑立清片，或清眩片，或牛黄上清丸等，口服。

2.气血亏虚型：主要表现为痴呆健忘，或精神变态，行为异常，智力和记忆力减退，眩晕动则加剧，劳累即发，面色苍白，唇甲不华，心悸失眠，神疲懒言，饮食减少，舌质淡，脉细弱。当以补养气血、健运脾胃为治，可选用归脾丸，或人参健脾丸，或补中益气丸，或黄芪精口服液等，口服。

3.肾精不足型：主要表现为痴呆健忘，或精神变态，行为异常，智力和记忆力减退，眩晕，神疲健忘，腰膝酸软，遗精耳鸣。偏于阴虚者，兼有五心烦热，舌质红，脉弦细；偏于阳虚者，兼有四肢不温，舌质淡，脉沉细。当以补益肾精为治。偏阴虚者可选用六味地黄丸，或左归丸，或大补阴丸等，口服；偏阳虚者可选用复方苁蓉益智胶囊，或金匮肾气丸，或右归丸，或参茸丸等，口服。

4.痰浊中阻型：主要表现为痴呆健忘，或精神变态，行为异常，智力和记忆力减退，眩晕而见头重如蒙，胸闷恶心，少食多寐，舌苔白腻，脉濡滑。当以燥湿祛痰、健脾和胃为治，可选用蛇胆陈皮口服液（片、胶囊），或天麻片，或二陈丸，或青阳参片等，口服。

第三章 儿科病证的中成药疗法

一、小儿感冒

感冒是小儿常见疾病，乃由外感时邪所致，临床以发热、怕冷、鼻塞、流涕、咳嗽、头痛、身痛为主症。本病一年四季皆可发生，但冬春季节发病率较高。

中医学认为，本病多为肺气不足，外感风邪所为，但在不同季节，风邪往往随时邪而侵入，比如冬季多为风寒，春季多为风热，夏季多夹暑湿，秋季多兼燥气，梅雨季节多夹湿邪。但就临床而言，以风寒、风热两类为多见，当以疏风散寒、宣肺清热为治。此外，小儿时期常见的一些传染病的初期，也可表现为类似感冒的症状，故在临床工作中应详细检查，注意鉴别，以免延误治疗。

【中成药内治法】

1. 风寒感冒：主要表现为发热轻，怕冷重，流清水鼻涕，打喷嚏，咳嗽，无汗，舌苔薄白。当以辛温解表为治，可选用九宝丸，或九味羌活丸，或风寒感冒冲剂等，口服。

2. 风热感冒：主要表现为发热重，怕冷轻，有微汗，咽部干红，鼻塞，舌苔微黄。当以辛凉解表为治，可选用小儿感冒颗粒，或妙灵丸，或太和妙灵丸，或小柴胡颗粒，或银黄口服液，或小儿风热清口服液（颗粒、合剂），或小儿豉翘清热颗粒等，口服。

3.暑湿感冒：多发生于夏季，主要表现为发热，身倦无汗，头晕头胀，口渴喜饮，恶心呕吐，腹泻，小便短而黄，舌苔黄腻。当以清暑解表、健胃化滞为治，可选用香苏正胃丸，或金梅清暑颗粒，或藿香正气颗粒等，口服。

4.体虚感冒：主要表现为平素易感冒，或气温稍有变化便感冒，伴多汗，面色苍白，纳差食少，肢软乏力，舌淡红，苔薄白，脉细弱。当以补肺益气为治，可选用黄芪精口服液，或补中益气口服液，或利肺片，或玉屏风口服液等，口服。

【中成药外治法】

1.强力银翘片：临睡前洗净双足，而后取温度稍高的热水（以患儿能耐受为度）浸泡双足，水深以浸至双踝关节为宜，时间10～20分钟，而后擦干双足，取一片强力银翘片研为细末，放于两块麝香追风膏上，撒药面积约1厘米×1厘米，追风膏的面积视患儿足前掌大小而定，而后敷贴于双足涌泉穴上，固定，喝一杯温开水以助睡眠，每日换药1～2次，一般用药1～3次后发热、头痛、头晕等全身不适症状可消失，经过3～5天诸症即可消失。适用于风热感冒。

2.藿香正气水：取本品1～2支，倒入浴水中，给患儿浴足，每日2次，每次10～20分钟，连用2～3天。适用于风寒感冒、暑湿感冒。

3.银翘解毒滴鼻剂：滴鼻。0～1岁，每次双鼻各1滴；1～3岁，每次双鼻各2滴；3～5岁，每次双鼻各3滴；6～9岁，每次双鼻各4滴。每隔30分钟一次，用药前先清理鼻腔，使患儿头稍向后仰，将药液滴入鼻腔后轻轻揉按两侧鼻翼，并保持头微向后仰的姿势1～2分钟。适用于风热感冒。

二、小儿肺炎喘嗽

小儿肺炎喘嗽是小儿时期常见的肺系疾病之一，以发热、咳嗽、痰壅、气急、鼻扇为主要症状，重者涕泪俱闭，面色苍白，发绀。本病全年皆可发生，但以冬春季节多见，气温变化时易发，好发于婴幼儿，一般起病较急，若能早期及时治疗，预后良好。

中医学认为，小儿肺炎喘嗽多为外邪侵袭，肺气不利所致，当以疏风散邪、宣肺理气、止咳平喘为治。

【中成药内治法】

1. 风寒喘嗽：主要表现为喘嗽频作，咽痒声重，痰白清稀，鼻塞流涕，恶寒少汗，或有发热头痛，全身酸痛，舌苔薄白，脉浮紧，指纹浮红。当以疏风散寒、宣肺止咳为治，可选用杏苏止咳糖浆，或通宣理肺口服液等，口服。

2. 风热犯肺：主要表现为喘嗽不爽，痰黄黏稠，不易咳出，口渴咽痛，鼻流浊涕，伴有发热头痛，恶风，微汗出，舌红苔薄黄，脉浮数，指纹红紫。当以疏风解热、宣肺止咳为治，可选用鲜竹沥口服液，或牛黄蛇胆川贝液，或三蛇胆川贝液等，口服。

3. 痰热喘嗽：主要表现为喘嗽痰黄，稠黏难咳，面赤唇红，口苦作渴，或有发热，烦躁不宁，尿少色黄，舌红苔黄腻，脉滑数，指纹色紫。当以清热化痰止咳为治，可选用麻杏止咳糖丸，或祛痰灵口服液，或麻杏甘石合剂等，口服。

4. 痰湿喘嗽：主要表现为喘嗽重浊，痰多壅盛，色白而稀，胸闷纳呆，舌苔白腻，脉濡。当以燥湿化痰止咳为治，可选用橘红痰咳颗粒，或杏苏止咳口服液，或二陈合剂，或止咳橘红口服液，或祛痰止咳冲剂等，口服。

5. 阴虚喘嗽：主要表现为喘嗽干咳无痰，或痰少而黏，不易咳出，口渴咽干，喉痒声嘶，手足心热，或咳嗽带血，午后潮热，舌红少苔，脉细数。当以养阴润肺化痰为治，可选用养阴清肺口服液，或百合固金口服液，或蜜炼川贝枇杷膏，或玉竹冲剂等，口服。

6. 气虚喘嗽：主要表现为喘嗽咳而无力，痰白清稀，面色苍白，气短懒言，语声低微，喜温畏寒，体虚多汗，舌质淡嫩，脉细少力。当以益气健脾、补肺化痰为治，可选用补中益气口服液，或归脾液，或黄芪精颗粒等，口服。

【中成药外治法】

1.鲜竹沥口服液：取浙贝母5克，鲜竹沥口服液1支。将浙贝研为细末，用鲜竹沥汁调为稀糊状，外敷于肚脐处，每日换药1次。适用于风热犯肺、痰热喘嗽。

2.伤湿止痛膏：取本品1张，敷贴于胸前区剑突上，每日换药1次，连贴3～5天。适用于风热犯肺、痰热喘嗽。

3.小儿清热宣肺贴膏：外用，敷贴于膻中（胸部正中线平第4肋间隙处，约当两乳头连线之中点）及对应的背部。6个月～3岁，每次前、后各一贴；3～7岁，每次前、后各两贴。每日1次，每晚睡前敷贴，12小时后取下。适用于风热犯肺、痰热喘嗽。

三、小儿反复呼吸道感染

小儿反复呼吸道感染系指上呼吸道（鼻、咽、喉等部位）和下呼吸道（支气管、细支气管、肺组织等部位）的反复感染或经久不愈，临床以发热、咳喘等症状反复发作或久治难愈为基本特征，是小儿抵抗力低下所致。

中医学认为，本病多为脾肺气虚所为，当以健脾补肺、固护肌表为治。

【中成药内治法】

1.肺脾气虚型：主要表现为咳嗽反复发作，咳嗽痰少，经常发热，体温升高，面色㿠白，形体消瘦，纳呆便溏，舌淡苔白，脉细弱。当以健脾补肺为治，可选用五味子糖浆，或黄芪精颗粒，或参芪膏，或补中益气颗粒（口服液）等，口服。

2.气血两虚型：主要表现为咳嗽反复发作，咳嗽痰少，经常发热，体温升高，面色㿠白，神疲乏力，头晕，心悸，耳鸣，夜寐不宁，舌淡苔薄白，脉细弱。当以益气摄血为治，可选用八珍糖浆，或十全大补丸，或归脾丸，或阿胶补血浆等，口服。

3.脾肾阳虚型：主要表现为咳嗽反复发作，咳痰清稀或呈泡沫状，经常发热，体温升高，面浮肢肿，畏寒尿少，脘痞纳呆，面唇青紫，舌淡胖，苔白腻或水滑，脉沉细。当以温阳健脾、泻肺利水为治，可选用金匮肾气丸，或参鹿补片，或蛤蚧党参膏等，口服。

4.肝肾阴虚型：主要表现为咳嗽反复发作，痰少，经常发热，体温升高，头晕目眩，耳鸣健忘，急躁易怒，或精神紧张，失眠多梦，五心烦热，咽干颧红，腰膝酸软，甚或遗精，舌红苔少，脉细数。当以滋补肝肾、育阴潜阳为治，可选用杞菊地黄口服液，或精乌冲剂等，口服。

5.肺胃阴虚型：主要表现为咳嗽反复发作，痰少，经常发热，体温升高，不饥不食，口渴饮少，汗出短气，舌红苔少，脉细数无力。当以养胃生津为治，可选用二母丸，或贝母二冬膏，或贝母梨膏，或百合固金口服液等，口服。

【中成药外治法】

1.藿香正气水：取黄芪10克，苍术6克，丁香4克，冰片1克，共研细末，装瓶备用。每次使用时取药末适量，用藿香正气水调为稀糊状外敷肚脐处，敷料包扎，胶布固定，每日换药1次，连用7～10天。适用于肺脾气虚所致的小儿反复呼吸道感染。

2.黄芪注射液：取本品1～2支，升麻5克。将升麻研为细末，用黄芪注射液调匀，敷于肚脐处，外用敷料包扎，胶布固定，每日换药1次，连用7～10次。适用于肺脾气虚所致的小儿反复呼吸道感染。

3.黄芪注射液：将纱布2块置于黄芪注射液中浸透，而后取出覆盖于肚脐处，敷料包扎，胶布固定，每日换药1次，5日为1个疗程，连用2～3个疗程。适用于肺脾气虚所致的小儿反复呼吸道感染。

四、小儿发热

健康人体温通常维持在37℃或稍低的水平（此指口腔温度，肛门温度比口腔温度高0.3～0.5℃，腋下体温比口腔温度低约0.5℃），每日波动不超过1℃。婴幼儿由于大脑皮层发育尚未完全，体温调节中枢未臻完善，故微小的刺激就容易引起发热。

小儿发热为儿科常见急重症之一，其中以小儿上呼吸道感染引起的发热最为常见，若不及时处理，甚者往往可危及小儿生命。中医学认为，小儿乃“稚阴稚阳”之体，脏腑娇嫩，易虚易实，且小儿“肝常有余，脾常不足”，故外感风温邪毒，病邪侵袭易化热化火，而见发热诸症，当以疏风解表、宣肺清热为治。

【中成药内治法】

1.风寒型： 主要表现为发热轻，畏寒重，鼻塞鼻涕，打喷嚏，咳嗽，无汗，舌苔薄白。当以辛温解表为治，可选用伤风感冒冲剂，或九味羌活颗粒，或风寒感冒冲剂等，口服。

2.风热型： 主要表现为发热重，怕冷轻，有微汗，咽部干红，鼻塞，舌苔微黄。当以辛凉解表为治，可选用小儿感冒冲剂，或正柴胡饮颗粒，或鱼腥草口服液，或小儿风热清口服液，或柴胡口服液，或小儿豉翘清热颗粒等，口服。

3.暑热型： 多发生于夏季，主要表现为发热，身倦无汗，头晕头胀，口渴喜饮，恶心呕吐，腹泻，小便短而黄，舌苔黄腻。当以清暑解表、健胃化滞为治，可选用金梅清暑颗粒，或暑热感冒颗粒，或金青感冒颗粒，或清热解毒口服液等，口服。

【中成药外治法】

1.柴胡注射液： 取柴胡注射液4毫升注入滴鼻瓶内滴鼻，每次每侧2～3

滴，两侧交替，2小时1次，热退后续用2～3天，重复用药仍效。或将纱布1块用柴胡注射液浸透，而后取出覆盖于肚脐处，敷料包扎，胶布固定，每日一换。可解肌退热。适用于风寒、风热所致的小儿发热。

2.紫雪散：取紫雪散1支，加清水适量调为稀糊状敷肚脐处，用伤湿止痛膏固定，24小时换药1次，一般用药1天体温即可降至正常范围。该法可迅速有效地控制高热，减少并发症，且无副作用。适用于暑热、风热所致的小儿发热。

3.风油精：取风油精1毫升，冷开水20～30毫升，混合均匀，擦浴患儿四肢两侧、背部、腋下、腹股沟及四肢关节屈侧，边擦边揉7～8分钟，15分钟后行第二次擦浴，一般30分钟左右体温可下降并逐步恢复至正常范围内。可疏风解表退热。适用于风热所致的小儿发热。

4.银黄柴胡注射液：将银黄注射液、柴胡注射液按1:1混合均匀滴鼻，6个月～1岁每侧1～2滴，1～3岁每侧3滴，3～7岁每侧3～4滴，每日4～6次，一般用药15分钟后体温开始下降，经过12～24小时体温可逐渐恢复正常。适用于暑热、风热所致的小儿发热。

5.羚羊角散：取羚羊角散1支，加清水适量调为稀糊状，外敷肚脐处，敷料包扎，胶布固定，每日换药1次，连用2～3日。适用于暑热、风热所致的小儿发热。

五、小儿佝偻病

佝偻病，全称为维生素D缺乏性佝偻病，是婴幼儿时期常见的慢性营养缺乏性疾病，临床以多汗、夜啼、烦躁、枕秃、肌肉松弛、囟门迟闭，甚至鸡胸肋翻、下肢弯曲等为特征。本病常发生于冬春季节，多见于3岁以下小儿，尤以6～12个月婴儿发病率较高，是我国儿科目前重点防治的四病之一。

本病属中医学“五迟、五软”范畴，多由先天禀赋不足，后天喂养失宜，脾肾虚亏所致，当以健脾益气、补肾填精、强筋壮骨为治。

【中成药内治法】

1.肺脾气虚型：主要表现为形体虚胖，神疲乏力，面色苍白，多汗，发稀易落，肌肉松弛，大便不实，纳食减少，囟门增大，易反复感冒，舌淡，苔薄白，脉细无力。当以健脾益气、补肺固表为治，可选用芪龙壮儿口服液，或黄芪口服液（颗粒），或牡蛎碳酸钙颗粒，或补中益气颗粒（口服液）等，口服。

2.脾虚肝旺型：主要表现为头部多汗，面色少华，发稀枕秃，纳呆食少，坐立、行走无力，夜啼不宁，时有惊惕，甚至抽搐，囟门迟闭，齿生较晚，舌淡，苔薄，脉细弦。当以健脾助运、平肝息风为治，可选用复方银耳鱼肝油，或参芪鱼肝油凝胶等，口服。

3.肾精亏损型：主要表现为面白虚烦，多汗肢软，精神淡漠，智识不聪，出牙、坐立、行走迟缓，头颅方大，鸡胸龟背，肋骨串珠，肋缘外翻，下肢弯曲，或见漏斗胸等，舌淡，苔少，脉细无力。当以补肾填精健脾为治，可选用龙牡壮骨冲剂，或龟芪壮骨颗粒，或鹿胎膏，或参茸鹿胎膏等，口服。

【中成药外治法】

1.伤湿止痛膏：先将肚脐及其周围擦干，而后将本品贴于肚脐处，抹平，每3日换药1次，连用3～5次。适用于小儿佝偻病汗出异常。

2.黄芪精口服液：将纱布1块用本品浸透，而后取出覆盖于肚脐处，敷料包扎，胶布固定，每日一换。适用于小儿佝偻病汗出异常。

3.黄芪注射液：将纱布1块用本品浸透，而后取出覆盖于肚脐处，敷料包扎，胶布固定，每日一换。可补肺益气。适用于小儿佝偻病汗出异常。

六、小儿夏季热

小儿夏季热，又名暑热症，为婴幼儿时期特有的疾病，尤以6个月～2

岁的婴幼儿多见，临床以长期发热不退、口渴、多饮、多尿、汗闭或少汗为主症，因其多发生于夏季，故名夏季热。本病的发生与气候有密切关系，一般发病时间多集中在6、7、8三个月，而南方各省因夏季炎热时间较长，故发病时间亦相对较长。秋凉之后，本病症状自然消退。部分患儿可连续发病几年，但再发病时症状相对较轻，病程亦较短。

小儿脏腑娇嫩，阴阳稚弱，身体调节功能未发育完善，炎夏暑气侵袭，故而发病，当以清暑益气、养阴清热为治。

【中成药内治法】

1.暑伤肺胃型：本证多见于素禀阴虚的患儿。患儿除发热、口渴、多尿、汗闭或少汗外，烦躁较为明显，精神、食欲改变不大。发热虽高，病程虽长，但无头痛、恶风、恶寒或神昏惊厥等症状。多见唇红干燥，咽红，舌苔薄黄，脉滑数，指纹紫。当以清暑益气、养阴生津为治，可选用双清口服液合生脉饮口服液，或白虎合剂等，口服。

2.脾阳不振型：脾胃素虚或久病不愈的患儿多见这种情况。主要表现为发热或高或低，面色苍白，气短懒言，肢软乏力，睡时露睛，纳呆，口渴，尿多而清长，大便溏薄，舌质淡润，脉虚大或软弱无力，指纹淡。当以补脾益气、甘温除热为治，可选用柴胡口服液合黄芪口服液，或黄芪精颗粒（口服液）等，口服。

3.下虚上盛型：本型多见于脾肾两虚的患儿。除见发热、口渴多饮、多尿、汗闭外，多见萎靡不振，虚烦不安，面色苍白，下肢清冷，食欲减退，小便频数而清长，大便稀薄，舌质淡，苔薄，脉微细而数，指纹淡红。当以温下清上、护阴潜阳为治，可选用鹿茸口服液合清开灵口服液等，口服。

【中成药外治法】

1.紫雪散：取紫雪散1支，加清水适量调为稀糊状敷肚脐处，用伤湿止痛膏固定，24小时换药1次，一般用药1天体温即可下降至正常范围。适用于暑伤肺胃所致的小儿夏季热。

2.柴胡注射液：将纱布1块用本品浸透，而后取出覆盖于肚脐处，敷料包扎，胶布固定，每日一换。适用于暑伤肺胃所致的小儿夏季热。

3.柴胡注射液：将本品置于滴鼻瓶中滴鼻，每次1～2滴，两侧交替进行，每小时1次，直至体温恢复正常。适用于暑伤肺胃所致的小儿夏季热。

4.风油精：取风油精适量，加温水少许混合均匀，待温度适宜时可为患儿进行足浴，每日2次，每次10～20分钟。适用于暑伤肺胃所致的小儿夏季热。

七、小儿秋季腹泻

小儿秋季腹泻，简称小儿秋泻，是由轮状病毒引起的小儿肠道传染病，多见于秋季，且多发于6个月～2岁的婴幼儿。

中医学认为，小儿脾常不足，感受外邪，内伤乳食，或脾肾阳虚，均可导致脾胃运化功能失调而发生小儿秋泻。小儿秋泻以湿热泻最为多见，当以健脾养胃、清热解毒为治。

【中成药内治法】

1.伤食泻：主要表现为大便稀溏，夹有乳凝块或食物残渣，气味酸臭，或如败卵，脘腹胀满，便前腹痛，泻后痛减，腹痛拒按，嗳气酸馊，或有呕吐，不思乳食，夜卧不安，舌苔厚腻，或微黄。当以运脾和胃、消食化滞为治，可选用保和口服液，或健胃消食片，或山楂丸（片），或山楂麦曲颗粒等，口服。

2.风寒泻：主要表现为大便清稀，中多泡沫，臭气不甚，肠鸣腹痛，或伴恶寒发热，鼻流清涕，咳嗽，舌淡，苔薄白。当以疏风散寒、化湿和中为治，可选用藿香正气口服液，或保济口服液，或散寒药茶等，口服。

3.湿热泻：主要表现为大便水样，或如蛋花汤样，泻下急迫，量多次频，气味秽臭，或见少许黏液，腹痛时作，食欲不振，或伴呕恶，神疲乏力，或发热烦闹，口渴，小便短黄，舌红，苔黄腻，脉滑数。当以清肠解热、化湿止泻为治，可选用葛根芩连口服液，或双苓止泄口服液等，口服。

4.脾虚泻：主要表现为大便稀溏，色淡不臭，多于食后作泻，时轻时重，面色萎黄，形体消瘦，神疲倦怠，舌淡苔白，脉缓弱。当以健脾益气、助运止泻为治，可选用参苓白术口服液，或香砂养胃口服液，或四君子口服液，或参芪五味子散，或小健中颗粒等，口服。

5.脾肾阳虚泻：主要表现为久泻不止，大便清稀，完谷不化，或见脱肛，形寒肢冷，面色皖白，精神萎靡，睡时露睛，舌淡苔白，脉细弱。当以温补脾肾、固涩止泻为治，可选用四神丸，或肉蔻四神丸，或附子理中丸，或固本益肠片等，口服。

八、小儿肠系膜淋巴结炎

小儿肠系膜淋巴结炎是发生于小儿肠系膜淋巴结的炎性病变，临床主要表现为腹痛、腹胀、大便次数增多等，甚者可出现脸色苍白，并且有恶心、呕吐等症状。本病为小儿腹痛的常见原因之一，多见于7岁以下的小儿，好发于冬春季节，常在急性上呼吸道感染过程中并发，或继发于肠道炎症，腹部超声检查有助于诊断本病，预后良好。

本病属中医学“小儿腹痛”范畴，多为外邪侵袭，肺气不利，肠胃气机郁滞，或因饮食内积，损伤脾胃，或因食积化热，气血不和所为，当以健脾补肺、和胃消食为治。平时应预防外邪侵袭，注意饮食卫生，忌过食生冷瓜果、饮料、不洁食品，避免暴饮暴食。根据由中华中医药学会发布的《小儿腹痛（小儿肠系膜淋巴结炎）中医诊疗方案（2018年版）》，可辨证选用中医药治疗。

【中成药内治法】

1.腹部中寒型：主要表现为腹部疼痛，拘急疼痛，得温则舒，遇寒痛甚，痛处喜暖，面色苍白，痛甚者额冷汗出，唇色紫暗，肢冷不温，或兼吐泻，小便清长，舌淡，苔白滑，脉沉弦紧，指纹红。当以温中散寒、理气止痛为治，可选用姜冲剂，或安中片，或健胃止痛片，或七香止痛丸，或香砂和中丸等，口服。

2.乳食积滞型：主要表现为脘腹胀满，按之痛甚，嗳腐吞酸，不思乳食，腹痛欲泻，泻后痛减，或有呕吐，吐物酸馊，大便秽臭，夜卧不安，时时啼哭，舌红苔厚腻，指纹紫滞。当以消食导滞、行气止痛为治，可选用香砂平胃散，或一厘金，或一捻金等，口服。

3.胃肠积热型：主要表现为腹痛胀满，疼痛拒按，或伴发热，大便秘结，烦躁口渴，手足心热，口唇舌红，舌苔黄燥，脉滑数或沉实，指纹紫滞。当以通腑泄热、行气止痛为治，可选用复方大黄酊，或三黄片，或四季三黄片等，口服。

4.气滞血瘀型：主要表现为腹痛经久不愈，痛有定处，痛如针刺，或腹部癥块拒按，肚腹硬胀，青筋暴露，舌质紫暗或有瘀点，脉涩，指纹紫滞。当以活血化瘀、行气止痛为治，可选用元胡止痛滴丸，或复方元胡止痛片，或九气拈痛丸等，口服。

5.肺胃热盛型：主要表现为腹痛拒按，胸闷不舒，咽红，咽痛，喉核赤肿明显或溃烂化脓，或发热，烦渴引饮，小便短赤，大便秘结，舌红，苔黄厚，脉滑数。当以清泻肺胃、散结止痛为治，可选用柴黄清热冲剂，或黄连上清颗粒，或左金丸，或加味左金丸等，口服。

6.湿热蕴结型：主要表现为脐周腹痛拒按，胸闷不舒，咽红，口渴，恶心呕吐，小便短赤，大便秘结或溏滞不爽，舌红，苔黄腻，脉滑数。当以清热化湿、理气止痛为治，可选用消瘰夏枯草膏，或复方夏枯草膏，或夏枯草口服液等，口服。

九、小儿流涎

滞颐，即小儿流涎，俗称“流口水”，指小儿涎液过多，经常流出，滞于颐间及胸前者，严重者可致颐部潮红、糜烂。本病多见于3岁以内的小儿，若因出牙而引起者，不属病理状态。

中医学认为，脾之液为涎，廉泉乃津液之通路，脾胃积热，廉泉不能制约，或脾胃虚寒，不能收摄津液，均可致流涎不止，尤其是在炎夏季节嗜食冰棍、冷饮等，更可导致本病发生。

【中成药内治法】

1.脾胃湿热型：主要表现为口角流涎，涎液稠黏，甚则口角赤烂，小便短赤，大便臭秽或燥结，面赤唇红，舌质红，苔黄厚，脉浮数。当以清热泻脾为治，可选用黄连胶囊，或复方鱼腥草片，或蒲公英片，或甘露消毒丸等，口服。

2.脾胃虚寒型：主要表现为口角流涎，涎液清稀，纳食减少，小便清长，大便正常或溏薄，面白唇淡，舌质淡，苔薄白，脉细弱。当以温中健脾为治，可选用良附丸，或理中丸，或香砂六君子丸，或参芪口服液，或小健中合剂等，口服。

【中成药外治法】

黄连胶囊：取黄连胶囊1粒，去掉胶囊衣，置于肚脐处，外用伤湿止痛膏固定，每日换药1次，连用3～5天。适用于脾胃湿热所致的小儿流涎。

十、小儿异食癖

异食癖，又称嗜异症，是指一些小儿喜食煤渣、土块、烟头、火柴、毛发、纸张、毛线、金属玩具或床栏上的油漆的病证。

中医学认为，小儿异食癖多为乳食积滞、虫积等损伤脾胃，运化失司所为，当以健脾开胃、消食导滞、杀虫消积为治。

【中成药内治法】

1.积滞伤脾型：主要表现为小儿异食癖，伴面黄肌瘦，毛发稀疏，精神不振，困倦喜卧，脘腹胀满，或食则呕吐，手足心热，烦躁易怒，口干，夜寐不宁，大便溏薄或干结，小便黄浊如米泔，舌苔浊腻，脉滑细。当以消积运脾开胃为治，可选用肥儿丸，或复方鸡内金片，或健胃消食片，或麦芽片等，口服。

2.脾虚气弱型：主要表现为小儿异食癖，伴面色黄暗无华，形体枯瘦，发结如穗，精神萎靡，目光无彩，纳呆厌食，睡卧露睛，脘腹胀满，或有低热，大便完谷不化，尿如米泔，舌质淡红，唇淡苔腻，脉濡细而滑，指纹淡紫。当以益气健脾消积为治，可选用小儿参术健脾丸，或参苓白术散，或黄芪精颗粒，或肥儿冲剂，或补中益气口服液，或参芪五味子糖浆，或儿康宁糖浆，或小儿喜食糖浆，或健脾八珍糕等，口服。

3.气血两虚型：主要表现为小儿异食癖，伴面色㿠白，唇干口渴，头大颈细，骨瘦如柴，腹部凹陷如舟，发育迟缓，神疲困倦，睡卧露睛，哭声无力，纳呆厌食，大便溏泄，脉细弱无力，指纹淡。当以益气养血为治，可选用八珍口服液，或复方阿胶口服液，或阿胶当归合剂等，口服。

4.胃阴不足型：主要表现为小儿异食癖，伴不思进食，食少饮多，口舌干燥，大便偏干，小便色黄，面黄少华，皮肤失润，舌红少津，苔少或花剥，脉细数。当以滋脾养胃为治，可选用稚儿灵冲剂，或健儿素颗粒，或小儿健脾散等，口服。

5.虫积伤脾型：主要表现为小儿异食癖，伴面黄肌瘦，毛发稀疏，精神不振，困倦喜卧，脘腹胀满，时或腹痛，疼痛位于肚脐周围，大便常规检查可发现蛔虫卵，舌淡苔薄，脉细弱。当以健脾消食杀虫为治，可选用驱虫消食片，或小儿消积驱虫散，或乌梅丸，或使君子丸等，口服。

【中成药外治法】

1.藿香正气水：取纱布一块，用藿香正气水浸透后取出外敷肚脐处，再用敷料包扎，胶布固定，每日一换。适用于脾虚气弱湿阻所致的小儿异食癖。

2.山楂丸：取本品1～2丸，研为细末，用米醋或蛋清调为糊状，外敷肚脐处，再用伤湿止痛膏固定，每日一换。适用于积滞伤脾所致的小儿异食癖。

3. 小儿健脾贴膏：洗浴后，取本品1张外贴于肚脐处，固定，每2日换药1次，连用3～5次。适用于脾虚气弱、气血两虚、胃阴不足所致的小儿异食癖。

4. 复方丁香开胃贴：外用，置药丸于胶布护圈中，对准脐部贴12小时以上，每日1贴，3贴为1个疗程。适用于脾虚气弱、气血两虚所致的小儿异食癖。

5. 消食贴：外用，贴于脐上，每次1片，每日1次。适用于脾虚气弱、积滞伤脾所致的小儿异食癖。

十一、小儿便秘

小儿便秘是指小儿大便干燥、坚硬、量少或排便困难，多由摄入食物及水量不足，喂养不当，或突然改变饮食习惯等因素所致。

中医学认为，燥热内结，肠胃积热，或热病伤阴，肠道津枯，或乳食积滞，结积中焦，或气血不足，肠道失于濡润等，均可引起大便秘结，当以通腑泄热、润肠通便为治。

【中成药内治法】

1. 脾胃积热型：主要表现为大便干结，小便短少，口臭流涎，口渴，舌红苔黄，脉数，指纹紫。当以清热解毒、通便泻火为治，可选用番泻叶冲剂（颗粒），或大黄通便冲剂，或凉膈散等，口服。

2. 胃热阴虚型：主要表现为大便干结，小便短少，或时作干呕，口燥咽干，似饥而不欲食，舌红津少，脉细或数。当以养阴通便为治，可选用生脉饮，或玄麦甘桔颗粒，或养胃舒颗粒等，口服。

3. 气血亏虚型：主要表现为大便干结，小便短少，神疲困倦，纳呆厌食，脉细弱无力，指纹淡。当以益气养血为治，可选用八珍口服液，或养血饮口服液，或当归补血膏等，口服。

4.肾阳不足型：主要表现为大便干结，小便短少，食欲不振，形寒肢冷，腰膝酸软，舌淡苔白，脉沉细，当以温肾健脾通便为治，可选用苁蓉通便胶囊，或锁阳补肾胶囊，或桂附地黄胶囊等，口服。

【中成药外治法】

1.三黄片：取三黄片2片，研为细末，用米醋适量调为稀糊状，置于伤湿止痛膏中心，贴肚脐处，10～15小时后取下，一般一次即效。为巩固疗效，可再贴2～3次。适用于脾胃积热所致的小儿便秘。

2.九制大黄丸：取九制大黄丸3克，研细，用清水适量调为稀糊状，置于伤湿止痛膏中心，贴肚脐处，每日一换。适用于脾胃积热所致的小儿便秘。

十二、小儿遗尿

小儿遗尿，俗称尿床，是指5岁以上的小儿在睡眠中小便自遗，醒后方觉的一种病证。5岁以下的婴幼儿由于智力发育未臻完善，正常的排尿习惯尚未形成，或者贪玩少睡，精神过度疲劳等，均可引起暂时性遗尿，这些都不属于病理性遗尿；若5岁以上的幼儿尚不能自控排尿，每睡必遗，则应视为病理性遗尿。本病若经久不愈，可影响小儿的精神和生活。西医学研究发现，某些顽固性遗尿的患儿与隐性脊柱裂有关，这类遗尿的治疗较为困难。

中医学认为，本病多为肾气不足，下元虚寒，或病后体虚，肺脾不足所为，当以培元补肾、健脾益肺为治。

【中成药内治法】

1.肾气不固型：主要表现为睡中经常遗尿，甚者一夜数次，尿清而长，醒后方觉，神疲乏力，面白肢冷，腰腿酸软，智力较差，舌质淡，苔薄白，脉沉细无力。当以温补肾阳、固涩止遗为治，可选用鹿茸口服液，或刺五加脑灵液等，口服。

2.脾肺气虚型：主要表现为睡中遗尿，少气懒言，神倦乏力，面色少华，常自汗出，食欲不振，大便溏薄，舌质淡，苔薄，脉细少力。当以补肺健脾、固涩膀胱为治，可选用补中益气口服液，或黄芪精口服液，或香砂养胃冲剂等，口服。

3.肝经湿热型：主要表现为睡中遗尿，尿黄量少，尿味臊臭，性情急躁易怒，或夜间梦语磨牙，舌质红，苔黄或黄腻，脉弦数。当以清热利湿、缓急止遗为治，可选用龙胆泻肝口服液，或茵栀黄口服液等，口服。

【中成药外治法】

1.龟龄集：将纱布1块置于龟龄集酒中浸透，而后取出覆盖于肚脐处，敷料包扎，胶布固定，每日换药1次，5日为1个疗程，连用2~3个疗程。适用于肾气不固所致的小儿遗尿。

2.鹿茸注射液：取吴茱萸粉适量，用鹿茸注射液调匀，外敷于肚脐处，敷料包扎，胶布固定，每日换药1次，5日为1个疗程，连用2~3个疗程。适用于肾气不固所致的小儿遗尿。

3.金匮肾气丸：取本品1丸，研为细末，用清水适量调匀，外敷于肚脐处，敷料包扎，胶布固定，每日换药1次，5日为1个疗程，连用2~3个疗程。适用于肾气不固所致的小儿遗尿。

4.桂附地黄胶囊：取本品1~2粒，去掉胶囊衣，用清水适量调匀，外敷于肚脐处，敷料包扎，胶布固定，每日换药1次，5日为1个疗程，连用2~3个疗程。适用于肾气不固所致的小儿遗尿。

5.黄芪注射液：取吴茱萸粉适量，用黄芪注射液调匀，外敷于肚脐处，敷料包扎，胶布固定，每日换药1次，5日为1个疗程，连用2~3个疗程。适用于脾肺气虚所致的小儿遗尿。

第四章 男科病证的中成药疗法

一、阳　痿

阳痿，西医学目前多称之为勃起功能障碍（ED），是青壮年男子未到性欲衰退时期，行房事时阴茎不能勃起，或勃起不坚，或坚而不久，以致不能完成正常性生活的一种病症，为男性性功能障碍最常见的病症之一。

中医学认为，本病多为肝郁气滞，实邪内阻，宗筋不用，或脏腑虚损，精血不足，宗筋失养所为，当以疏肝解郁、育阴填精、通络兴阳、滋补脏腑为治。

【中成药内治法】

1.命火衰微型：多由房事太过，或少年误犯自慰，以致精气虚寒，命门火衰。主要表现为男子性功能障碍，面色㿠白，头晕目眩，精神疲惫，腰膝酸软，舌淡苔白，脉多沉细。当以补肾壮阳为治，可选用金匮肾气丸，或参鹿膏，或生力雄丸，或巴戟口服液，或参锁巴戟口服液，或羊藿巴戟口服液，或龟龄集，或加味龟龄集酒，或肾宝颗粒，或复方苁蓉胶囊等，口服。

2.心脾受损型：思虑忧郁，损伤心脾，以致气血两虚所致。主要表现为男子性功能障碍，精神不振，失眠，夜寐不宁，面色无华，心悸，纳差，肢软乏力，舌淡红苔薄白，脉细弱。当以补益心脾为治，可选用归脾丸，或人参健脾丸，或柏子养心丸等，口服。

3.恐惧伤肾型：多由惊恐或突受外来因素打击而致。主要表现为男子性功能障碍，精神苦闷，胆怯多疑，心悸失眠，多梦，舌苔薄腻，或见舌质淡，脉弦细。当以益肾宁神为治，可选用朱砂安神丸，或大补阴丸等，口服。

4.湿热下注型：主要表现为男子性功能障碍，小便短黄，下肢重困，大便溏薄，口苦黏腻，舌红，苔黄腻，脉沉滑。当以清热化湿为治，可选用知柏地黄颗粒，或龙胆泻肝颗粒，或三金片等，口服。

5.肝气郁结型：主要表现为男子性功能障碍，情志抑郁，精神不悦，胸闷，善太息，胁肋胀痛，舌质暗红，苔薄白或薄黄，脉弦细或数。当以疏肝解郁、通络兴阳为治，可选用逍遥丸，或丹栀逍遥丸，或柴胡舒肝丸，或舒肝丸等，口服。

6.瘀血停滞型：主要表现为男子性功能障碍，会阴胀痛，或男性阴茎根部坠胀，局部青紫压痛，面色晦暗，舌质青紫或有瘀点，脉沉涩。当以活血化瘀、通络兴阳为治，可选用血府逐瘀口服液，或三七片，或中华跌打丸，或云南白药胶囊等，口服。

【中成药外治法】

1.龟龄集：取纱布2～3块置于龟龄集酒中，而后加热，待温度适宜时取出覆盖于肚脐处，用热水袋保温，每次20～30分钟，早、晚各1次，5天为1个疗程，连用2～3个疗程。适用于命火衰微所致的阳痿。

2.益肾壮阳膏：使用时先用清水清洗会阴、阴茎、龟头和包皮内侧并擦干，再用本药涂抹会阴及阴囊两侧，快速边擦边抹，使局部发热，擦干为止，然后将同样的方法用于阴茎体、包皮内侧和龟头。每次用量0.6克，每天1次。适用于命火衰微、瘀血停滞所致的阳痿。

二、早　泄

早泄是指性生活时射精过早，甚或在阴茎尚未进入阴道前射精或一经接触立即射精的现象。早泄是男科常见病，在性功能障碍类疾病中发病率高居第二位，不仅影响夫妻性生活的乐趣，还影响夫妻感情。

中医学认为，本病的病位在心、肝、脾、肾，主要病理机制为肾气亏虚，阴虚火旺，心脾两虚，肝经湿热，当以补肾益气、清热利湿、养心健脾为治。

【中成药内治法】

1. 肾气亏虚型：主要表现为入房早泄，临房阴茎勃起缓慢，性欲减退，或病久阳痿，腰膝酸软，牙齿松动，头发脱落，精神不振，夜尿频多，畏寒肢冷，面色㿠白，舌淡胖，苔薄白，脉沉弱。当以温补肾气、固精止泄为治，可选用金匮肾气丸，或参桂鹿茸丸，或肾宝合剂，或龟龄集，或加味龟龄集酒，或巴戟口服液，或补肾益精丸，或复方苁蓉胶囊等，口服。

2. 阴虚火旺型：主要表现为临房易早泄，性欲亢进，阳事易举，多梦遗精，腰膝酸软，口干心烦，心悸失眠，潮热盗汗，头晕目眩，舌质红，苔薄白或无苔，脉细数。当以滋阴降火、益肾固精为治，可选用知柏地黄颗粒，或麦味地黄丸，或杞菊地黄口服液等，口服。

3. 心脾两虚型：主要表现为临房早泄，精液稀少，心悸失眠，气短神疲，形体消瘦，纳呆便溏，头晕自汗，面色萎黄，舌质淡，苔薄白，脉细弱。当以补益心脾、固精止泄为治，可选用归脾丸，或人参健脾丸，或柏子养心丸等，口服。

4. 肝经湿热型：主要表现为临房早泄，性欲亢进，烦躁易怒，胁痛纳呆，阴痒尿涌，口苦而黏腻，小便黄赤或淋沥，舌质红，苔黄腻，脉弦数。当以清泻肝经湿热为治，可选用龙胆泻肝口服液，或茵栀黄口服液，或熊胆丸等，口服。

三、遗　精

遗精是指男子青春期后非性交或非自慰时频繁发生精液外泄的病证，

有梦遗与滑精之分，有梦而遗者为梦遗，无梦而遗，甚至清醒时精自流出者为滑精。成年未婚男子，或婚后夫妻分居者，一月遗精一两次，不出现明显不适，属正常生理现象；若遗精频繁，并伴有头晕失眠，腰膝酸软，精神不振等表现，则属病理状态。

中医学认为，遗精多为肾虚下元不固，君相火旺，或湿热下注，扰动精室所为，当以滋阴降火、清热化湿、补肾填精为治。

【中成药内治法】

1.阴虚火旺型：多由心有妄想，所欲不遂，或劳神过度而引起。主要表现为梦中遗精，头晕目眩，心悸失眠，手足心热，舌红苔少，脉细数。当以滋阴降火、补肾固精为治，可选用左归丸，或知柏地黄丸，或麦味地黄丸，或杞菊地黄口服液等，口服。

2.肾气不固型：主要表现为梦遗滑精，或稍有性欲即精液流出，头晕耳鸣，腰膝酸软，面色淡白，四肢不温，舌质淡，脉细弱。当以温肾壮阳、固精止遗为治，可选用右归丸，或锁阳固精丸，或金锁固精丸，或男宝胶囊，或补肾益精丸，或巴戟口服液等，口服。

3.心脾两虚型：主要表现为梦遗滑精，心悸失眠，形瘦神疲，气短自汗，食少便溏，面色少华，头晕耳鸣，唇舌色淡，苔白，脉细弱。当以补益心脾、益气固精为治，可选用十全大补丸，或健脾生血颗粒，或归脾口服液等，口服。

4.湿热下注型：多由嗜酒成性，过食肥甘厚味，损伤脾胃，湿热内蕴，下注而扰动精室所致。主要表现为遗精，口苦，口渴，小便短赤，大便秘结，舌苔黄，脉滑数。当以清热化湿、利尿通淋为治，可选用龙胆泻肝丸，或导赤散，或八正合剂等，口服。

【中成药外治法】

1.安阳固本膏：外用，加温软化，贴于脐部。适用于肾气不固、心脾两虚所致的遗精。

2.保真膏：外用，每日1贴。冷天用温水浸泡，热天用凉水浸泡，揭去纸，捏扁放于布块当中，贴脐腹及肾俞穴（后腰）。适用于肾气不固、心脾两虚所致的遗精。

四、精子减少症

精子减少症，指精液中精子数量过少，为男性不育症中最为多见的一种病症。据有关资料报道，精子数低于2000万/毫升，其妻能怀孕者仍占19%；而一次排精总数近1亿的研究对象中，只有36%有生育能力，故一般认为，精子数低于2000万/毫升，或一次排精总数低于5000万者，即可诊断为少精子症。

中医学认为，本病多为肾精亏虚，脾虚精少，湿热伤精所为，当以补益肾精、健脾生精、清热利湿为治。

【中成药内治法】

1.肾阳不足型：主要表现为婚后不育，精冷精少，精子数量下降，腰膝酸软，畏寒肢冷，阳痿早泄，小便清长，夜间尿多，头晕耳鸣，四肢清冷，舌质淡胖，脉沉细或沉迟。当以温肾壮阳为治，可选用济生肾气丸，或青娥丸，或加味青娥丸，或全鹿丸，或锁阳补肾胶囊等，口服。

2.肾精亏损型：主要表现为婚后不育，精子减少不育，精液不化，死精子多，腰膝酸痛，手足心烘热，耳鸣，盗汗，咽干，遗精，心烦，失眠，头晕，舌红少苔或无苔，脉细数。当以滋肾添精为治，可选用五子衍宗丸，或鱼鳔丸，或仙参口服液等，口服。

3.气血两虚型：主要表现为精少不育，面色萎黄，神倦乏力，爪甲苍白，气短，心悸，失眠，便溏，遗精，舌淡胖嫩，脉细而弱。当以补气养血、补肾填精为治，可选用八珍口服液，或阿胶黄芪口服液，或十全大补丸，或八珍益母丸，或乌鸡白凤片等，口服。

4.湿热下注型：主要表现为精少不育，心烦少寐，口苦而腻，胸闷不适，舌苔黄腻，脉弦数。当以清热利湿为治，可选用萆薢分清丸，或八正合剂，或苦参片等，口服。

五、精囊炎

精囊炎是发生于精囊腺的炎症，以血精为主要临床表现，射精时排出血精，精液呈粉红色，或红色，或带血块，伴下腹疼痛、会阴部不适，疼痛在射精时明显加剧，伴尿频、尿急、尿痛等，显微镜下检查精液中可有红细胞。本病是男性常见感染性疾病之一，发病年龄多在20～40岁。

本病属中医学“血精”范畴，多为湿热下注，迫血妄行，或阴虚火旺，热伤血络，血溢脉外所为，当以清热利湿、凉血止血为治。根据由中华中医药学会发布的《血精（精囊炎）中医诊疗方案（2018年版）》，本病可配合选用中成药治疗。

【中成药内治法】

1.湿热下注型：主要表现为精囊炎，伴精液红色，或暗红色，或棕褐色，少腹、会阴及睾丸部疼痛或不适，射精时加剧。可伴尿频、尿急，排尿灼热或疼痛，小便黄热，余沥不尽，或有白浊。少数火毒炽盛者以全身症状为主，见发热恶寒，身痛酸楚，咽干口苦，恶心呕吐，神志不安，会阴部疼痛，牵及少腹和腰骶，甚至高热、寒战、虚脱。舌红，苔黄腻，脉滑数或洪数。当以清热利湿、凉血止血为治，可选用龙胆泻肝口服液，或茵栀黄口服液，或葛根芩连片，或黄连胶囊等，口服。

2.阴虚火旺型：主要表现为精囊炎，伴精血相混，色鲜红，夹有碎屑状陈旧血块，或镜下精液中可见红细胞，会阴部坠胀或阴茎中灼痛，可伴头晕耳鸣，腰膝酸软，潮热盗汗，心烦口干，小便短黄，舌红少津，苔薄黄，脉细数。当以滋阴降火、凉血止血为治，可选用知柏地黄颗粒，或麦味地黄丸，或大补阴丸，或二至丸，或杞菊地黄口服液等，口服。

3.瘀血阻络型：主要表现为精囊炎，伴精中带血，血色暗红，夹有血丝、血块，射精时精道疼痛较重，呈刺痛，可有阴部外伤史，可伴少腹、会阴及睾丸部疼痛，舌质紫暗，或有瘀点、瘀斑，苔薄，脉涩。当以活血止血、祛瘀止痛为治，可选用三七片，或中华跌打丸，或活络效灵丹等，口服。

4.脾肾两虚型：主要表现为精囊炎，伴精液淡红，或镜下精液中可见红细胞，可伴性欲减退或性功能减弱，面色少华，神疲乏力，失眠多梦，腰膝酸软，舌淡而胖，脉细无力。当以补肾健脾、益气摄血为治，可选用二仙膏，或参茸蛤蚧保肾丸，或青娥丸，或加味青娥丸，或参鹿补片等，口服。

六、慢性前列腺炎

慢性前列腺炎为成年男性生殖系统的常见病，是男子不育的重要原因之一，其临床特点是病程漫长，经久不愈。临床观察发现，本病多发于20～40岁的男性，35岁以上者有35%～40%患有本病。本病临床表现复杂，体征也不典型，其常见症状之一是尿道溢出米泔样分泌物。

慢性前列腺炎属中医学“精浊”范畴，多为外感湿热毒邪，内伤酒食情欲所为，当以清热利湿为治。

【中成药内治法】

1.湿热蕴结型：主要表现为尿频、尿急，尿道灼热刺痛，尿末滴白量多，会阴胀痛不适，前列腺肿胀压痛，前列腺液镜检白（脓）细胞量多，前列腺液培养多有细菌生长，舌质红，苔黄腻，脉滑数。当以清热利湿为治，可选用八正合剂，或三金片，或清淋颗粒，或黄柏胶囊，或黄连胶囊等，口服。

2.气血瘀滞型：主要表现为会阴部刺痛明显，痛引小腹、睾丸、阴茎、腰骶部，小便淋沥刺痛，前列腺液中有少或中量脓细胞，舌质紫暗，或有瘀点、瘀斑，脉缓或涩。当以行气活血化瘀兼清热利湿为治，可选用三七片合六一散，或云南白药胶囊合三金片等，口服。

3. 肾气亏虚型：主要表现为小便频数，余沥不尽，尿末滴白，腰膝酸软，头晕耳鸣，甚或阳痿，早泄，前列腺萎缩平陷，前列腺液卵磷脂小体显著减少或消失。偏阳虚者兼见形寒肢冷，小便清长，舌质淡胖，脉沉无力，当以温肾壮阳为治，可选用右归丸，或金匮肾气丸等，口服；偏阴虚者兼见五心烦热，小便短少，舌红少苔，脉细而数，当以滋阴降火为治，可选用知柏地黄口服液，或大补阴丸等，口服。

【中成药外治法】

1. 野菊花栓：肛门给药。每次1粒，每日1～2次，或遵医嘱。适用于湿热蕴结所致的慢性前列腺炎。

2. 前列安栓：将药栓置入肛门内3～4厘米，每次1粒，每日1次，1个月为1个疗程，或遵医嘱。适用于湿热蕴结、气血瘀滞所致的慢性前列腺炎。

七、前列腺增生

前列腺增生，又称前列腺肥大，是老年男性的常见多发病，严重危害老年男性的身心健康。前列腺是男性的内生殖器，位于膀胱颈部的前下方及后部，包围尿道后部，它的分泌液参与精液的形成。前列腺增生则是由于围绕后尿道的前列腺腺体增生，压迫尿道而引起症状，如尿频、尿急、夜尿次数增多、排尿无力、排尿困难等的疾病。本病是逐渐发生的，所以常不会很早引起老年人的重视，开始时前列腺仅是轻度肥大，对膀胱、尿道的压迫并不严重，仅每天排尿的次数增多（尤其是夜间），以后随着增生加重，尿流逐渐变细，排尿时有不适感，当增生严重压迫尿道时，可有长期排尿困难，膀胱内潴留大量尿液而形成尿潴留，严重时可引起肾积水、肾功能衰竭，其最常见的并发症是尿路感染、血尿和尿路结石等。

本病属中医学“精癃”“癃闭”等范畴，多为老年人肾气日衰，元气不足，无力推动血行，导致气虚血瘀，痰瘀互结，阻塞尿道所为，当以软坚散结、祛瘀消肿、解毒燥湿为治。中成药疗法操作简单，患者痛苦少，副作用少，对老年患者尤为适宜。

【中成药内治法】

1. 气滞血瘀型：主要表现为夜尿频多，小便不畅，或尿线变细，或尿流分叉，或时断时续，或点滴而下，情绪抑郁，小腹胀痛，前列腺增大，质地偏硬，舌暗苔薄白，脉弦涩。当以疏肝行气、活血化瘀为治，可选用柴胡疏肝散，或前列回春胶囊（片、丸），或尿塞通片等，口服。

2. 痰瘀互结型：主要表现为小便淋沥，点滴而下，或尿如细线，时断时续，或点滴不通，小腹拘急，胀满疼痛，前列腺增大，按之不坚，中央沟饱满，舌质紫暗，苔白滑，脉弦而滑。当以活血化瘀、消痰散结为治，可选用血府逐瘀口服液合消炎散结片，或三七片合二母丸等，口服。

3. 湿热瘀阻型：主要表现为尿频尿急，排尿灼痛，或者尿细如线，点滴而下，时断时续，小腹胀痛，大便秘结，前列腺增大，质地较硬，或有压痛，舌质暗红，苔黄腻，脉弦数。当以清热利湿、活血化瘀为治，可选用前列回春胶囊，或清淋颗粒，或八正颗粒，或前列泰片，或癃闭舒胶囊（片）等，口服。

4. 气虚血瘀型：主要表现为小便无力，尿后余沥，排尿间歇，时断时续，甚或点滴不通，少气懒言，纳呆腹胀，大便稀溏，前列腺增大，质地中等或略硬，舌淡苔白，脉缓无力。当以补脾益气、活血化瘀为治，可选用补中益气口服液合三七片，或黄芪口服液合云南白药胶囊等，口服。

【中成药外治法】

在进行常规治疗的同时，可配合指压利尿穴法，方法是患者取仰卧位，臀下置医用便盆，术者位于患者左侧，用右手食指垂直下压患者肚脐与耻骨联合连线中点的利尿穴，先轻后重，逐渐下压，同时嘱患者放松，自行排尿，排尿成功后术者的手再离开患者腹部，若尿液未排完，可再按压 1

次，直至排尿完毕。在操作过程中若膀胱充盈过度，则按压时手法要轻，以免造成膀胱破裂。排尿后再选用配合下列中成药外治。

1.野菊花栓：每晚睡觉前，取本品1粒塞入肛门，每日1次，连用1～2周。适用于湿热瘀阻所致的前列腺增生。

2.前列闭尔通栓：直肠给药。睡前及晨起排便后用药，将药栓1粒塞入肛门内4～6厘米深处，每日2次，30天为1个疗程。适用于湿热瘀阻、气血瘀滞、痰瘀互结所致的前列腺增生。

3.前列安栓：将药栓塞入肛门内3～4厘米深处，每次1粒，每日1次，1个月为1个疗程，或遵医嘱。适用于湿热瘀阻、气血瘀滞、痰瘀互结所致的前列腺增生。

4.前列通栓：睡前和晨起后由肛门塞入。每次1粒，每日2次，1个月为1个疗程。适用于湿热瘀阻、气血瘀滞、痰瘀互结所致的前列腺增生。

八、急（慢）性睾丸附睾炎

睾丸炎，是由细菌或病毒感染引起的睾丸炎性病变，由于睾丸炎大多是由邻近的附睾发炎所致，所以又将二者统称为睾丸附睾炎。慢性睾丸炎多由急性睾丸炎治疗不彻底所致，也可由霉菌、寄生虫等的感染造成。

本病属中医学“子痈”范畴，多为湿热下注，热毒结聚，痰瘀阻络所为，当以清热解毒、消肿止痛、化痰散结为治。根据由中华中医药学会发布的《子痈（急慢性睾丸附睾炎）中医诊疗方案（2018年版）》，可辨证选用中成药。

【中成药内治法】

（一）急性子痈

1.湿热蕴结型：主要表现为发病突然，睾丸或附睾肿大疼痛，阴囊皮肤红肿，皱纹消失，焮热疼痛，甚者少腹抽痛，脓肿形成时按之应指，可伴有恶寒、发热、口渴、小便短赤等全身症状，舌质红，苔黄腻，脉滑数。当以清热除湿、解毒消痈为治，可选用龙胆泻肝丸，或黄连胶囊，或黄芩胶囊，或黄柏胶囊，或银翘解毒片，口服。

2. 热毒炽盛型：主要表现为阴囊红肿热痛，高热寒战，口苦咽干，口渴思饮，舌质红，苔黄，脉弦数。当以清热解毒、凉血消肿为治，可选用牛黄解毒片，或三黄片，或连翘败毒丸，或西黄丸，或黄连解毒丸，口服。

（二）慢性子痈

1. 气滞痰凝型：主要表现为起病缓慢，睾丸逐渐增大，附睾结节，子系粗肿，触痛轻微，牵引少腹不适，一般无全身症状，舌质淡，苔薄白或有瘀点，脉滑。当以疏肝行气、活血散结为治，可选用三七片合消炎散结片，或小金片，或茴香橘核丸，或内消瘰疬片，或济生橘核丸，口服。

2. 阳虚寒凝型：主要表现为睾丸肿痛，附睾结节，子系粗肿，阴囊冷痛，遇寒加重，可伴有畏寒怕冷，腰膝酸软，阳痿，遗精，舌质淡或有齿痕，苔白，脉沉或细。当以化瘀散结、温阳祛寒为治，可选用少腹逐瘀丸，或阳和丸，或鹿茸片，或金匮肾气丸，口服。

【中成药外治法】

1. 三黄膏：局部常规清洗后，取本品适量，摊于纱布上，贴于患处或直接涂患处，每日一换。适用于湿热瘀阻、热毒炽盛、气滞痰凝所致的睾丸附睾炎。

2. 紫金锭：局部常规清洗后，取本品适量，醋磨调匀，敷于患处，包扎固定，每日一换。适用于湿热瘀阻、热毒炽盛、气滞痰凝所致的睾丸附睾炎。

3. 绿萼点舌丸：局部常规清洗后，取本品适量，用醋化开，敷于患处，包扎固定，每日一换。适用于湿热瘀阻、热毒炽盛、气滞痰凝所致的睾丸附睾炎。

4. 金黄膏：局部常规清洗后，取本品适量，摊于纱布上，敷于患处，包扎固定，每日一换。适用于湿热瘀阻、热毒炽盛、气滞痰凝所致的睾丸附睾炎。

5. 玉露膏：局部常规清洗后，取本品适量，摊于纱布上，敷于患处，包扎固定，每日一换。适用于湿热瘀阻、热毒炽盛、气滞痰凝所致的睾丸附睾炎。

6. 生肌玉红膏：局部常规清洗后，取本品适量，摊于纱布上，敷于患处，包扎固定，每日一换。适用于湿热瘀阻、热毒炽盛、气滞痰凝所致的睾丸附睾炎。

九、阴囊湿疹

阴囊湿疹是湿疹中的一种，局限于阴囊皮肤，是男科常见皮肤病，其发于阴囊及会阴四周，患部皮肤潮红，伴增生肥厚、浸润及苔藓样变，兼有糜烂、渗液与裂隙，常瘙痒无度，或因出现皲裂而疼痛。

本病属中医学“肾囊风”范畴，多为脾胃积热，湿热下注所为，当以清热利湿、祛风止痒为治。

【中成药内治法】

1. 外感风热型：主要表现为阴囊瘙痒，有灼热感，表面起疙瘩，形如赤粟，破后流黄水，舌红苔薄黄，脉弦数。当以疏风清热、利湿止痒为治，可选用防风通圣丸（颗粒），或银翘解毒片，或消风止痒颗粒等，口服。

2. 湿热下注型：主要表现为阴囊瘙痒，潮湿，红赤灼痛，破溃后流黄水，伴口干口苦，小便黄赤，甚者寒热交作，舌红苔黄腻，脉滑数。当以清热解毒、利湿止痒为治，可选用龙胆泻肝丸，或二妙丸，或苦胆草片，或湿毒清胶囊等，口服。

3. 血燥生风型：主要表现为阴囊皮肤干燥而厚，布有鳞屑，甚则皲裂，瘙痒剧烈，病情反复发作，舌红苔薄黄，脉弦细。当以养血润燥、祛风止痒为治，可选用乌蛇止痒丸，或四物合剂合首乌片，或鸡血藤膏合首乌片等，口服。

4.肾阴亏损型：主要表现为阴囊干燥，结有痂皮，阴囊瘙痒，夜间尤甚，伴腰酸，手足心热，心烦眠差，舌红苔少，脉细数。当以养阴润燥、祛风止痒为治，可选用知柏地黄丸，或生脉饮合首乌片等，口服。

【中成药外治法】

1.冰硼散：局部常规清洗后，取本品适量外撒于患处，每日3～5次，连用3～5天。适用于外感风热、湿热下注所致的阴囊湿疹。

2.双料喉风散：局部常规清洗后，取本品适量外喷于患处，每日3～5次，连用3～5天。适用于外感风热、湿热下注所致的阴囊湿疹。

3.南通蛇药片：局部常规清洗后，取本品5～10片研为细末，用米醋调为稀糊状外敷于患处，每日换药1次，连用5天。适用于外感风热、湿热下注所致的阴囊湿疹。

4.藿香正气水：取本品适量，用消毒棉签蘸取药液外搽患处，每日3～5次，连用3～5天。适用于湿热下注所致的阴囊湿疹。

5.青蛤散：对患处进行常规消毒后，将本品涂抹于患处，每日3～5次。若皮损表现糜烂，黄水渗出，可将本品与胡麻油适量调匀成糊状涂抹于患处，每日换药1次。适用于外感风热、湿热下注所致的阴囊湿疹。

十、包皮龟头炎

包皮龟头炎，又分为包皮炎和龟头炎，由于常常同时出现，故统称为包皮龟头炎，包括龟头、包皮的急、慢性炎症。正常情况下包皮腔内分泌一种类脂物质，在包皮过长或包茎时，此类物质可积聚成包皮垢刺激包皮和龟头引起包皮龟头炎。夏季气候炎热，出汗增多，尿量减少，加上局部温度及湿度增高，更易引起本病。

中医学认为，本病多为湿热下注，火毒结聚所为，当以清热利湿、泻火解毒为治。

【中成药内治法】

1.火毒结聚型：主要表现为包皮和龟头红肿，有红斑、丘疹、水疱或溃烂，疼痛时作，排尿不畅，口舌生疮，急躁易怒，舌红苔黄燥，脉弦数。当以清热泻火、解毒消肿为治，可选用小柴胡颗粒，或大黄泻火散，或银蒲解毒片，或三黄片等，口服。

2.湿热下注型：主要表现为龟头部潮红，起水疱或糜烂，阴茎疼痛，阴部潮湿，瘙痒，口苦口黏，小便黄赤，大便秘结，舌红苔黄腻，脉濡数。当以清热除湿、解毒消肿为治，可选用龙胆泻肝口服液，或八正合剂，或复方金银花冲剂，或清淋颗粒，或复方鱼腥草片，或三金片，或蒲公英片等，口服。

3.肝肾阴亏型：主要表现为包皮和龟头有斑片或有肥厚，或硬化，一般没有瘙痒和疼痛，腰酸，早泄，舌红苔黄少而干，脉细。当以滋补肝肾、清热解毒为治，可选用知柏地黄丸，或大补阴丸，或归芍地黄丸，或参麦地黄丸（片），或杞菊地黄口服液（丸）等，口服。

【中成药外治法】

1.青黛散：取青黛散适量，研细。局部清洗干净后，用棉签蘸取药粉适量外涂患处，每日3次。适用于火毒结聚、湿热下注所致的包皮龟头炎。

2.复方珍珠散（珍珠散）：局部清洗干净后，用棉签蘸取药粉适量外涂患处，每日3次。适用于火毒结聚、湿热下注所致的包皮龟头炎。

3.青蛤散：局部清洗干净后，取本品适量，用麻油调糊外搽，每日3次。适用于火毒结聚、湿热下注所致的包皮龟头炎。

十一、“男性更年期综合征”

中老年男性雄激素部分缺乏综合征，俗称“男性更年期综合征”，是指男子在一定年龄内（一般认为在50～60岁阶段），骤然发生各种反常心理状态，并由此产生各种各样轻重不同的临床表现的疾病。本病多发于50～60岁的男性，持续时间长短不一，短者数月，长者可达数年，轻重程度也不尽相同，轻者可无特殊感觉，重者反应较明显。

中医学认为，本病多为肾阴肾阳失调，脏腑功能紊乱所致，当以平补阴阳、调理脏腑为治。

【中成药内治法】

1.阴虚内热型：主要表现为形体消瘦，潮热盗汗，咽干颧红，或手足心热，便秘尿黄，舌红苔少，脉细数。若肾精亏损明显，则兼见头晕耳鸣，记忆力减退，腰膝酸软，性功能减退。当以滋补肾阴、清热降火为治，可选用知柏地黄丸，或大补阴丸，或活力源口服液，或左归丸等，口服。

2.肝肾阴虚型：主要表现为头晕目眩，耳鸣健忘，急躁易怒，或精神紧张，失眠多梦，五心烦热，咽干颧红，腰膝酸软，甚或遗精，舌红苔少，脉细数。若兼肝血不足，血燥生风，可见肢体麻木，皮肤刺痒或干燥失荣，大便干结。当以滋补肝肾、育阴潜阳为治，可选用杞菊地黄口服液，或精乌冲剂，或夏枯草膏合首乌片等，口服。

3.肝郁脾虚型：主要表现为情志抑郁或烦躁易怒，胸胁胀满窜痛，善太息，纳呆腹胀，便溏不爽，肠鸣矢气，或腹痛欲泻，泻后痛减，舌淡苔薄白，脉弦。当以疏肝解郁、健脾养血为治，可选用逍遥丸，或甜梦口服液，或四逆散等，口服。

4.心肾不交型：主要表现为心烦不宁，健忘多梦，心悸怔忡，腰膝酸软，甚或遗精，舌尖红，苔薄黄，脉细弱或细数。当以滋阴降火、交通心肾为治，可选用交泰丸，或二至丸，或天王补心丹，或鱼鳔补肾丸，或酸枣仁胶囊等，口服。

5.脾肾阳虚型：主要表现为形体肥胖，面色㿠白，畏寒肢冷，倦怠少力，表情呆钝，健忘多睡，纳差腹胀，浮肿便溏，腰膝及少腹冷痛，舌体胖大，舌质淡，苔薄白或白腻，脉细弱或沉迟无力。当以温肾健脾为治，可选用附子理中丸，或右归丸，或参鹿补片，或鹿茸口服液等，口服。

第五章

皮外科病证的中成药疗法

一、单纯疱疹

单纯疱疹，指发热或高热过程中发生的一种急性疱疹性皮肤病，以皮肤黏膜交界处的成群小疱为临床特征。本病可见于身体任何部位，但好发于皮肤黏膜交界处，如口角、唇缘、鼻孔周围和外生殖器等处。发于口角、唇缘或口腔黏膜者，可引起颌下或颈部淋巴结肿痛；发于外生殖器者，可引起尿频、尿痛等症状；发于孕妇则易引起早产、流产及新生儿热疮等。皮损初为红斑，继而在红斑的基础上出现数个或数十个针尖大小、簇集成群的小丘疱疹或水疱，内含透明浆液，数日后疱破糜烂，轻度渗出，逐渐干燥，结淡黄或淡褐色痂，1～2周痂皮脱落而愈，但易复发。

本病属中医学“热疮”范畴。《圣济总录》载：“热疮本于热盛，风气因而乘之，故特谓之热疮。”中医学认为，本病多为外感风热邪毒，客于肺胃二经，蕴蒸皮肤而生；或因肝胆湿热下注，阻于阴部而成；或由反复发作，热邪伤津，阴虚内热所致。当以疏风清热、利湿解毒为治。

【中成药内治法】

1.肺胃热盛型：主要表现为疱疹多发于颜面部，以口唇鼻侧多见，皮损为群集性小水疱，灼热刺痒，轻度周身不适，心烦郁闷，大便干，小便黄，舌红苔黄，脉弦数。当以疏风清热、宣肺解毒为治，可选用双清口服液，或复方金银花冲剂，或黄连胶囊，或九味清热胶囊，或黄连上清丸等，口服。

2. 肝胆湿热型：主要表现为疱疹发于阴部，易破溃糜烂，疼痛明显，发热，大便秘结，小便黄短，舌红苔黄腻，脉滑数。当以清热利湿、化浊解毒为治，可选用龙胆泻肝口服液，或茵栀黄口服液，或熊胆丸等，口服。

3. 阴虚内热型：主要表现为疱疹反复发作，口干唇燥，午后微热，舌红苔薄，脉细数。当以养阴清热、生津解毒为治，可选用知柏地黄丸，或大补阴丸，或左归丸等，口服。

【中成药外治法】

1. 伤湿止痛膏：每日洗浴后，取本品外贴双足心涌泉穴，固定，每日一换。适用于肺胃热盛、肝胆湿热、阴虚内热所致的单纯疱疹。

2. 青黛散：取青黛散适量，研细，用清水或米醋适量调匀，外搽患处，或将药粉少许吹撒患处，每日2～3次。适用于肺胃热盛、肝胆湿热所致的单纯疱疹。

3. 冰硼散糊：对疱疹渗液者，局部用75%乙醇消毒后，可取本品适量撒入患处，每日2次，连用3天。适用于肺胃热盛、肝胆湿热所致的单纯疱疹。西瓜霜喷剂、双料喉风散也可选用。

二、疖 病

疖病是一种毛囊及其所属皮脂腺的急性化脓性感染，常扩展到皮下组织，多发生于富有皮脂腺的头、面、项、背等处。本病一年四季均可见，尤以夏季为多见，常见于儿童。

《外科理例》言："疖者，初生突起，浮赤无根脚，肿见于皮肤，止阔一二寸，有少疼痛，数日后微软，薄皮剥起，始出青水，后自破脓出。"中医学认为，本病多由内郁湿火，外感风邪，蕴阻于皮肤所致，当以清热解毒、消肿散结为治。

【中成药内治法】

1.热毒蕴结型：本病多见于气实火盛患者。轻者表现为疖肿只有1～2个，重者散发全身，或簇集一处，或此愈彼起，伴发热，口渴，溲赤，便秘，舌红，苔黄，脉数。当以清热解毒为治，可选用银翘解毒片，或消炎散结片，或抗菌消炎片，或炎可宁片，或复方公英片，或猴耳环消炎片，或二丁颗粒，或复方金银花颗粒（糖浆），或龟苓膏，或蒲公英颗粒，或野菊花颗粒等，口服。

2.暑湿蕴结型：本病多发于夏秋季节，好发于头面、颈、背、臀部，单个或多个成片，疖肿红、热、胀、痛，抓破后流脓水，时或心烦，胸闷，口苦咽干，便秘，尿赤，舌红，苔黄而腻，脉滑数。当以清暑化湿解毒为治，可选用双黄连口服液，或银翘合剂，或银翘袋泡剂，或消炎解毒丸，或三黄片，或牛黄解毒软胶囊等，口服。

3.体虚邪恋型：主要表现为疖肿散发于全身各处，此愈彼起，不断发生，疖肿较大，易转变成有头疽，疖肿颜色暗红，脓水稀少，常伴低热，烦躁口渴，或乏力肢软，舌红，苔薄黄，脉细数。当以扶正解毒为治，可选用黄芪精颗粒合二丁颗粒，或龟芪参口服液合蒲地蓝消炎口服液等，口服。

【中成药外治法】

1.藿香正气水：取藿香正气水加等量冷开水混匀，用药前洗净患处，并用生理盐水冲洗，而后取上药外部涂擦，每日3～4次，连用3～5天。适用于热毒蕴结、暑湿蕴结所致的疖病。

2.复方硫黄乳膏：将患处用温水洗净后，直接将药膏涂抹于患处，每天3～4次，3天为1个疗程，连用2～3个疗程。适用于热毒蕴结、暑湿蕴结所致的疖病。

3.复方黄连素片：取本品5片，研为细末，加大黄粉、蒲黄粉、飞硫黄各5克，混合均匀，清水调为稀糊状，外涂或敷患处，每日3～5次，连用

3～5天即可。适用于热毒蕴结、暑湿蕴结所致的疖病。

4.南通蛇药片：对抗生素治疗无效的小儿疖肿，可试用本品治疗，方法是按每1岁半1片的比例口服（最多不超过10片），每日2次，同时将本品适量研为细末，用清水适量调为稀糊状外涂患处，每日3～5次，连用5～7天。适用于热毒蕴结、暑湿蕴结所致的疖病。

5.六神丸：取六神丸10丸，鱼石脂软膏适量。将六神丸研为细末，与鱼石脂软膏混合均匀备用。局部常规清洗后，将六神药膏涂抹于患处，每日1次，3天为1个疗程，使用1～2个疗程。适用于热毒蕴结、暑湿蕴结所致的疖病。

6.金万红软膏：局部常规消毒后，用棉签蘸取本品均匀涂抹于患处，每日2～3次，连用3～7天。适用于热毒蕴结、暑湿蕴结所致的疖病。

7.金黄散：局部常规清洗后，取本品适量，用清水少许调匀，外搽患处，每日2～3次，连用2～3天。适用于热毒蕴结、暑湿蕴结所致的疖病。

8.紫花地丁软膏：本品为紫花地丁与蜂蜡等制成的膏剂。外用，根据患部面积大小，适量涂敷，每日换药1～2次。适用于热毒蕴结、暑湿蕴结所致的疖病。

9.老鹳草软膏：外用，涂敷于患处，每日1次。适用于热毒蕴结、暑湿蕴结所致的疖病。

三、脓疱疮

脓疱疮，即黄水疮，是一种发于皮肤的有传染性的化脓性皮肤病，多见于夏秋季节。《外科正宗·黄水疮》载：“黄水疮者，头面耳项忽生黄色，破流脂水，顷刻沿开，多生痛痒。”

夏秋季节，暑湿邪毒侵袭，气机不畅，疏泄障碍，熏蒸皮肤，故发是症，当以清热解毒、祛暑利湿为治。

【中成药内治法】

1.暑湿蕴结型：主要表现为脓疱密集，色黄，周围绕以红晕，糜烂面鲜红，口干，便干，小便黄，舌红，苔黄腻，脉濡滑数。当以清热祛暑、利湿解毒为治，可选用蒲可欣（蒲公英）片，或抗菌消炎片，或芩连片，或黄连胶囊等，口服。

2.脾虚湿蕴型：主要表现为脓疱稀疏，色淡白或淡黄，糜烂面淡红，食纳减少，大便溏薄，舌淡，苔薄微腻，脉濡细。当以健脾渗湿为治，可选用参苓白术散，或小健中颗粒，或香砂养胃丸，或四君子丸等，口服。

【中成药外治法】

1.三黄膏：取等量复方硫黄乳膏、大黄粉、蒲黄粉，将复方硫黄乳膏与二黄调匀，用棉签蘸取药膏外搽患处，每日3~5次。适用于暑湿蕴结所致的脓疱疮。

2.三黄软膏：取三黄胶囊、凡士林适量，去掉三黄胶囊的胶囊衣，研细，加凡士林调匀成膏。每次适量，外敷患处，每日3次。适用于暑湿蕴结所致的脓疱疮。

四、肛门瘙痒症

肛门瘙痒症是指肛门周围皮肤无任何原发皮肤损害而仅有瘙痒症状的一种皮肤病，是仅次于痔疮、肛裂、肛瘘和肛周脓肿的第五位常见肛门疾病。该病的特征是肛门及其周围皮肤、肛管部位反复瘙痒，夜间加剧，时轻时重，迁延难愈，难以根治，轻者肛周皮肤湿疹，色素减退，呈现多样性皲裂，重者则出现如树皮样的苔藓样变。一些学者认为，该病可能与变态反应、神经内分泌紊乱及局部刺激因素长期作用，比如女性阴道分泌液、直肠内排出的渗液等有关，喜食辛辣刺激之品者更易患病。

中医学认为，本病多由湿热下注，肾阴不足，气血不足所为，当以清热利湿、滋阴补肾、养血润燥为治。

【中成药内服法】

1.湿热下注型：主要表现为肛门瘙痒，流液，疼痛，或有发热，舌红苔薄黄，脉滑数。当以清热利湿、祛风止痒为治，可选用黄连胶囊，或苦参胶囊，或茵栀黄口服液，或龙胆泻肝口服液等，口服。

2.肾阴亏损型：主要表现为肛门、阴囊瘙痒，夜间尤甚，腰酸，手足心热，心烦眠差，舌红苔少，脉细数。当以养阴润燥、祛风止痒为治，方可选用知柏地黄丸，或生脉饮合首乌片等，口服。

3.血虚风燥型：主要表现为肛门瘙痒，皮肤增厚，粗糙干裂，瘙痒而不渗液，舌红苔薄，脉细。当以养血祛风、润燥止痒为治，可选用归脾口服液，或补中益气口服液，或当归养血膏，或首乌片，或花蛇解痒胶囊等，口服。

【中成药外治法】

藿香正气水：取藿香正气水10支，温热水适量，调匀，坐浴，每次10～20分钟，每日2次。适用于湿热下注所致的肛门瘙痒症。

五、冻　疮

冻疮是人体局部遭受低温侵袭引起的组织损伤，多发生于身体的末梢部位和暴露部位，如手、足、鼻尖、耳郭和面颊等处。每至冬令，老疮处易于再发，给人们的生活、工作带来不便。

中医学认为，本病多为寒邪侵袭，气滞血瘀，局部血液循环障碍，气血运行不畅，组织缺氧所为，当以活血化瘀、温经散寒、消肿止痛为治。

【中成药内治法】

1.寒凝血瘀型：主要表现为冻疮，伴形寒肢冷，颜色苍白，继而红肿，有灼痛或瘙痒，麻木，或出现水疱、肿块，皮色紫暗，感觉迟钝或消失，舌淡苔白，脉弦细。当以温阳散寒、调和营卫为治，可选用温经养血合剂，或桂枝合剂，或金匮肾气丸，或阳和丸，或桂附理中丸，口服。

2.寒盛阳衰型：主要表现为冻疮，伴寒战，四肢厥冷，倦怠，嗜睡，呼吸微弱，舌淡苔白，脉沉细弱。当以回阳救逆、温通血脉为治，可选用四逆汤，或全鹿丸，或人参鹿茸丸，或龙苓春药酒，或补肾温阳酒，口服。

3.瘀滞化热型：主要表现为冻疮暗红肿胀，甚则灼热腐溃，脓水淋漓，恶寒，发热，口干，舌红苔黄，脉弦数。当以清热解毒、理气活血为治，可选用二丁颗粒，或裸花紫珠颗粒，或蒲地蓝消炎口服液，或双黄连口服液，口服。

【中成药外治法】

1.冻疮消酊：外用，擦患处，每日数次。适用于寒凝血瘀、寒盛阳衰所致的冻疮。

2.冻可消搽剂：外用，温水洗后取适量搽于患处，每日1～2次。适用于寒凝血瘀、寒盛阳衰所致的冻疮。

3.无敌止痛搽剂：外用搽患处，每日3～4次。适用于寒凝血瘀、寒盛阳衰所致的冻疮。

4.云南白药：对早期红斑型冻疮，可取云南白药酊，用药棉蘸取少许外搽患处，每天3～4次，连用1～2周。对未破溃的冻疮，可取云南白药粉剂适量与黄酒适量调敷患处，或取云南白药贴膏根据患处大小敷贴。对已破溃者，可将云南白药粉撒于破溃处，消毒纱布包扎，次日便可结痂，1周内可愈。若冬至后每日取云南白药酊外搽易生冻疮处，还可预防冻疮。适用于寒凝血瘀、寒盛阳衰所致的冻疮。

5.麝香虎骨膏：每晚临睡前用热水洗烫患处5～10分钟，至局部发热，而后擦干，取本品剪成略大于患处面积的大小贴于患处，24小时换药1次，适用于寒凝血瘀、寒盛阳衰所致的冻疮。皮肤破溃、水疱形成及对本品过敏者不宜使用。此外，伤湿止痛膏、麝香追风膏、复方南星止痛膏等也可选用。

6.复方丹参液：取复方丹参液7毫升，丙二醇3毫升，二液合并，置瓶中备用。取本品少许外搽患处，并揉搓至局部发热，每日3次。可活血化瘀，消肿止痛。适用于冻疮初起，局部红肿硬痛者。

7.中华跌打丸：根据患处大小，取本品5～7丸，研细，加白酒适量调为稀糊状外敷患处，外用纱布、胶布固定，每日一换，连用3～7天。可清肿止痛，舒筋活络，止血生肌，活血祛瘀。适用于青紫瘀斑型冻疮，冻疮破溃者不宜使用。

8.湿润烧伤膏：每日洗浴后外搽湿润烧伤膏，每日至少4次。预防时至少连用80天，治疗时使用1～4周。适用于瘀滞化热所致的冻疮。

六、雷诺病

肢体动脉痉挛症，又称雷诺病，是指肢体动脉，尤其是小动脉受寒或情绪波动后所出现的发作性痉挛，出现明显苍白，以及程度不同的青紫、潮红等典型症状。患者大多是青壮年妇女，初次发病时年龄很少超过40岁，一般上肢比下肢多见，位于诸指（趾），多为双侧性。冬季气候寒冷，更易出现或加剧雷诺病。

中医学认为，本病多为脾肾阳虚，风寒侵袭，脉络瘀阻，气滞血瘀所为，当以温经通脉、活血散寒、疏肝解郁为治。

【中成药内治法】

1.脾肾阳虚型：主要表现为双上肢或下肢苍白、青紫，形寒肢冷，面色㿠白，腰膝酸软，少腹冷痛，腹胀便溏，面浮肢肿，小便不利，舌质淡，苔薄白滑，脉沉细弱。当以健脾温肾为治，可选用金匮肾气丸，或参鹿补片，或鹿茸口服液，或参芪鹿茸口服液，或阳和丸等，口服。

2.风寒外袭型：主要表现为双上肢或下肢苍白、青紫，肢体关节疼痛较剧，痛有定处，遇寒痛增，不可屈伸，痛处皮色不红，触之不热，遇热则舒，舌苔薄白，脉弦紧。当以散寒止痛、祛风除湿为治，可选用三乌胶丸，或附桂骨痛胶囊，或强力天麻杜仲胶囊等，口服。

3.肝郁气滞型：主要表现为双上肢或下肢苍白、青紫，每遇情志刺激则加剧，舌质暗，苔薄，脉细弦。当以疏肝理气、行气消滞为治，可选用逍遥丸，或柴胡舒肝丸，或舒肝丸等，口服。

七、手足皲裂症

皲裂疮，相当于手足皲裂症，是手掌、足底皮肤出现的线形裂隙，是冬季常见的皮肤病。《诸病源候论・四肢病诸候》云："皲裂者，肌肉破也，言冬时触冒风寒，手足破，故谓之皲裂。"本病是由骤受风燥寒冷，经常受压、摩擦、浸渍，以致血脉阻滞，肤失济养，皮肤干燥粗糙所致。

本病好发于掌面、手指、足跟、足底等处，起病缓慢。初起时皮肤干燥，微觉发紧、发硬，触之弹性减低，出现浅在裂纹，继则皮肤变得粗糙和增厚，颇似树皮，同时皱裂加深，甚则出血、疼痛。入冬前常用温水浸泡，再涂防裂膏或甘油（甘油与水各半）、凡士林，少用碱性强的肥皂或药皂，积极治疗其他皮肤病，比如癣病等，可有效防止手足皲裂。

【中成药内治法】

1.血虚风燥型：主要表现为手足皲裂，疼痛，面色苍白，唇甲不华，心悸失眠，神疲懒言，饮食减少，舌质淡，脉细弱。当以补养气血、疏风润燥为治，可选用归脾口服液，或补中益气口服液，或当归养血膏，或首乌片等，口服。

2.气滞血瘀型：主要表现为手足皲裂，皮损肥厚浸润，颜色暗红，疼痛，舌紫暗或有瘀斑、瘀点，脉涩或细缓。当以活血化瘀为治，可选用血府逐瘀口服液，或三七片，或中华跌打丸，或云南白药胶囊等，口服。

【中成药外治法】

1.云南白药粉剂：局部常规清洗后，取本品适量，加香油或凡士林搅成膏糊状备用，外涂皲裂处，每日2～3次，连用2～3天即可。适用于血虚风燥、气滞血瘀所致的手足皲裂症。

2.冰硼散：局部常规清洗后，取本品适量，加香油少许调匀，外涂皲裂处，每日2～3次，连用2～3天即可。适用于血虚风燥、气滞血瘀所致的手足皲裂症。

3.紫草软膏：局部常规清洗后，取本品适量，外涂皲裂处，每日2～3次，连用2～3天即可。适用于血虚风燥、气滞血瘀所致的手足皲裂症。

4.貂胰防裂软膏：先用温水洗净皮肤或患处，取本品适量涂擦于患处，每日4次。适用于血虚风燥、气滞血瘀所致的手足皲裂症。

5.湿润浇伤膏：将患处洗净，取本品适量外搽患处，每日3～4次。适用于血虚风燥、气滞血瘀所致的手足皲裂症。

八、足　癣

足癣是侵犯表皮、毛发和趾甲的浅部真菌性皮肤病，是一种传染性皮肤病。足癣在南方较多见，它比手癣的发病率高10倍，占癣病的50%～60%，绝大部分患者是先患足癣再感染到手部和其他部位。

《诸病源候论·疮病诸候》言："癣病之状，皮肉隐胗如钱文，渐渐增长，或圆或斜，痒痛，有匡郭。"中医学认为，本病多为湿热侵袭，湿热下注所为，当以清热利湿、解毒杀虫为治。

【中成药内治法】

1.湿热下注型：主要表现为足癣水疱密集，糜烂流水，浸淫成片，瘙痒疼痛或有发热，舌红苔薄黄，脉滑数。当以清热利湿、祛风止痒为治，可选用黄连胶囊，或苦参胶囊，或茵栀黄口服液，或龙胆泻肝口服液等，口服。

2.血虚风燥型：主要表现为足癣皮肤增厚，粗糙干裂，瘙痒不流水，舌红苔薄，脉细。当以养血祛风止痒为治，可选用归脾口服液，或补中益气口服液，或当归养血膏，或首乌片，或花蛇解痒胶囊等，口服。

【中成药外治法】

1.华佗膏（癣湿药膏）：将脚清洗干净，取本品适量涂抹于患处，每日2次，早、晚各1次。适用于血虚风燥、湿热下注所致的足癣。

2.阿牙膏：取阿司匹林1份，三七牙膏2份，将阿司匹林研末与牙膏搅拌在一起，涂敷在洗净的患处，每日3次。适用于湿热下注所致的足癣。

3.麝香风湿油：用药前先用净冷水或温水洗净局部，并彻底将局部及各趾缝擦干，然后用消毒棉签蘸取本品适量外擦患处，每日1～2次，用药后最好卧床休息片刻，以防药液流失。适用于湿热下注所致的足癣。

4.藿香正气水：先用温开水或淡盐水洗净患处，擦干，用棉签蘸取本品适量外擦患处，至少保持2小时，每日1～2次，对起疱流黄水者，用药4～8小时后水疱逐渐消失，12小时后渐变为干皮脱落。适用于湿热下注所致的足癣。

5.十滴水：先用蒲公英水煎取汁浴足后，擦干，以棉签蘸取本品少许涂擦患处，每日3～4次，伴感染者可用本品浸湿纱布外敷患处，每日3次。适用于湿热下注所致的足癣。

6.风油精：每晚睡前用温水洗足后，擦干，用棉签蘸取本品少许外搽患处，每天1次，连用3～5天，伴有水疱者先用针将水疱挑破，然后用药棉将流水吸尽，再用棉签蘸取本品外搽患处，每日1次，症状较重者可同时配合龙胆紫或碘酒外涂，一般3～4次即可痊愈。适用于湿热下注所致的足癣。

7.冰硼散：每晚用温水洗脚后擦干，视患处面积大小，撒敷冰硼散约2毫米厚，然后套上干净袜子，翌晨复用1次。若有小水疱，可用消毒针头挑破，放液后再撒敷药粉，一般5～7天即可治愈。适用于湿热下注所致的足癣。

8.紫金锭：取本品20片，研为细末，放入500毫升米醋中混匀备用，每晚睡前浴足后将双足放入混匀的药液中，浸泡20分钟左右，每日1次，白天可用消毒棉签蘸取药液外搽患处，每天3～5次，一般7～10天可愈。适用于湿热下注所致的足癣。

9.金万红软膏：将患处用温水洗净，擦干，用棉签蘸取本品适量外涂患处，每天3～5次，裸露患处，一般经过3～5天即可痊愈。适用于湿热下注所致的足癣。

10.洁尔阴洗液：取本品30～50毫升，加入温水适量浴足，每日2次。适用于湿热下注所致的足癣。

11.附子理中丸：将本品研极细末，加蜂蜜调为膏状或加水调为糊状，涂敷于患处，外以纱布覆盖，每日换药2～3次，经过2～3天即可获愈。适用于血虚风燥所致的足癣。

12.南通蛇药片：对足癣并发感染者，可取本品5片口服，每日3次，同时取本品适量，研为细末，用米醋少许调为稀糊状外涂患处，每日3次，连用1周。适用于湿热下注所致的足癣。

13.蟹黄肤宁软膏：外用，涂于患处，早、晚各1次。适用于血虚风燥、湿热下注所致的足癣。

九、丹　毒

丹毒，因发病时皮肤突然发红，色如丹涂脂染，故名丹毒，多为溶血性链球菌侵入皮肤或黏膜内的淋巴管所引起的急性感染，是夏秋季节常见的皮肤感染性疾病。

《诸病源候论·丹毒病诸候》载：“丹者，人身忽然焮赤，如丹涂之状，故谓之丹。”本病根据发病部位的不同又称作“腿游风”“流火”等，多为脾胃积热，湿热下注，或外感毒邪，郁阻肌肤所为，当以清热解毒、凉血活血为治。

【中成药内治法】

1.风热侵袭型：主要表现为毒蕴发于头面部，皮肤焮红灼热，肿胀疼痛，甚至出现水疱，眼胞肿胀难睁，伴恶寒发热，头痛，舌红，苔薄黄，脉浮数。当以疏风解表、清热解毒为治，可选用抗菌消炎片，或新癀片，或强力银翘片，或小金丸等，口服。

2.湿热蕴毒型：主要表现为毒发于下肢，局部红赤肿胀、灼热疼痛，或见水疱、紫斑，甚至结毒化脓或皮肤坏死，可伴轻度发热，胃纳不香，舌红，苔黄腻，脉滑数。反复发作，可形成象皮腿。当以清热利湿、解毒消肿为治，可选用龙胆泻肝口服液，或茵栀黄口服液，或黄连胶囊，或黄柏胶囊等，口服。

【中成药外治法】

1.金黄散：取金黄散、米醋各适量，将金黄散和米醋调匀，外敷患处，每日换药2次，连用3～7天。适用于风热侵袭、湿热蕴毒所致的丹毒。

2.紫金锭：取本品40粒，放入开水中研为稀糊状，均匀涂于双层纱布上，外贴患处，包扎固定，每日换药2次，连用3～7天。适用于风热侵袭、湿热蕴毒所致的丹毒。

3.南通蛇药片：局部常规清洗后，取本品5～10片研为细末，用米醋调为稀糊状外敷于患处，每日换药1次，连用3～7天。适用于风热侵袭、湿热蕴毒所致的丹毒。

十、胆囊结石

胆囊结石，又称胆石症，是指发生在胆道系统包括胆囊和胆管内发生结石的疾病。结石在胆囊内形成后，可刺激胆囊黏膜，不仅可引起胆囊的慢性炎症，而且当结石嵌顿在胆囊颈部或胆囊管后，还可以引起继发感染，导致胆绞痛、急性结石性胆囊炎、胆道梗阻、胰腺炎等。由于结石对胆囊黏膜的慢性刺激有可能导致胆囊癌，因此应予警惕。

本病属中医学“胁痛”范畴，多为肝胆郁热，疏泄失常所致，当以清利肝胆、疏肝行气、调理气机为治。根据中华中医药学会发布的《胁痛（胆囊结石）中医诊疗方案（2018年版）》，可辨证选用中成药治疗。

【中成药内治法】

1.肝郁气滞型：主要表现为胆囊结石，伴胁肋胀痛，走窜不定，甚则引及胸背肩臂，疼痛每因情志变化而增减，胸闷腹胀，嗳气频作，得嗳气则胀痛稍舒，纳少口苦，舌苔薄白，脉弦。当以疏肝理气、柔肝止痛为治，可选用逍遥丸，或木香顺气丸，或枳术丸，或气滞胃痛颗粒，或四逆散，或朴实颗粒，或肝胆舒康胶囊，或枳术宽中胶囊等，口服。

2.肝胆湿热型：主要表现为胆囊结石，伴胁肋胀痛或灼热疼痛，口苦口黏，胸闷纳呆，恶心呕吐，小便黄赤，大便不爽，或兼有身热恶寒，身目发黄，舌红，苔黄腻，脉弦滑数。当以疏肝利胆、清热利湿为治，可选用肝胆舒康胶囊，或左金丸，或加味左金丸，或丹栀逍遥丸，或龙胆泻肝丸，或熊胆丸，或消炎利胆片，或舒胆片，或胆舒胶囊，或黄连胶囊等，口服。

3.瘀血阻络型：主要表现为胆囊结石，伴胁肋刺痛，痛有定处，痛处拒按，入夜痛甚，胁肋下或见有癥块。舌质紫暗，脉沉涩。当以活血祛瘀、通络止痛为治，可选用云南白药胶囊，或元胡止痛胶囊，或三七片，或中华跌打丸等，口服。

4.肝络失养型：主要表现为胆囊结石，伴胁肋隐痛，悠悠不休，遇劳加重，伴口干咽燥、心烦、头晕目眩，舌红少苔，脉细弦而数。当以养阴柔肝、理气止痛为治，可选用生脉饮，或杞菊地黄口服液等，口服。

【中成药外治法】

1.金黄散：取本品适量，以水或醋或油调匀成糊状，外敷胆囊区（右上腹压痛点），敷料包扎，胶布固定，每天一换。适用于肝郁气滞、肝胆湿热、瘀血阻络所致的胆囊结石。

2. 胆舒康贴：外用。取本品贴于神阙（肚脐），每次贴8～12小时，间隔12小时，或贴12～24小时，间隔24小时，12次为1个疗程。适用于肝郁气滞、肝胆湿热、瘀血阻络所致的胆囊结石。

十一、尿石症

人体中某些物质成分由于不能继续分解被人体所吸收，导致从体液中析出，形成晶体颗粒，即为结石。当结石发生于肾脏，即为肾结石；当结石发生于胆囊，即为胆囊结石。人体的泌尿系统是由肾脏、输尿管、膀胱、尿道组成的，肾脏与输尿管以人体中轴线对称配置，尿液从肾脏产生后经输尿管、膀胱、尿道排出。在泌尿系中存在的结石称为泌尿系结石，又称尿石症。

本病属于中医学“石淋”范畴，多为湿热下注，日久煎熬成石所为，当以清热利湿、通淋止痛为治。

【中成药内治法】

1. 下焦湿热型：主要表现为腰部或下腹部持续疼痛，或伴有发热，恶心呕吐，尿频，尿急，尿痛，大便不爽，或有血尿，脓尿，舌苔黄腻，脉滑数。当以清热利湿、通淋排石为治。可选用金钱草颗粒，或排石颗粒，或肾石通颗粒，或分清五淋丸，或滋肾丸，或尿石通丸，或石淋通片，或清淋冲剂等，口服。

2. 气滞血瘀型：主要表现为腰部或下腹部阵发性绞痛，或有血尿，或仅见腰或少腹胀痛，尿涩滴沥不尽，症状时重时轻，舌质暗红或有瘀点，苔薄白，脉弦涩。当以行气活血、通淋排石为治，可选用尿塞通片，或少腹逐瘀丸等，口服。

3. 脾肾两虚型：主要表现为结石日久，腰痛，腿膝酸软无力，精神倦怠，饮食欠佳，大便溏薄，排尿不畅，舌淡苔白，脉沉细无力。当以培补脾肾、通淋化石为治，可选用金匮肾气丸，或六君子丸，或人参健脾丸，或参鹿补片，或排石冲剂等，口服。

十二、尿道综合征

尿道综合征是一组常见的与尿路感染有关的证候，主要表现包括下尿路感染症状，即尿频、尿急、尿痛，或排尿不适、膀胱区疼痛等。尿道综合征多见于中年女性，多有长期使用抗生素而无效的病史。其病因尚不明了，但是临床发现大多数患者症状的轻重与心理因素明显相关，比如注意力分散时尿频症状可明显减轻等，因此医生应对患者进行耐心的解释，以减轻其精神负担，帮助其正确认识本病并积极配合治疗。在行为治疗中，应让患者主动参与治疗，控制排尿，逐渐延长排尿间隔时间，重建正常排尿功能，不可盲目长期服用抗生素。

中医学认为，本病多为湿热下注，肾气亏虚所为，当以清热利湿、补肾益气为治。

【中成药内治法】

1.肝气郁结型：主要表现为尿频、尿急、尿痛，少腹满痛，舌红，苔薄白，脉沉弦。当以疏肝解郁、利气疏导为治，可选用逍遥丸，或舒肝丸，或四逆散等，口服。

2.气阴两虚型：主要表现为尿频、尿急、尿痛，小便不适，伴有自汗、盗汗，气短声怯，倦怠无力，食欲不振，舌质光红，苔薄或剥，脉细数无力。当以益气健脾、滋阴清热为治，可选用生脉饮，或益气养阴口服液，或精杞参胶囊，或参芪沙棘合剂等，口服。

3.心肾不交型：主要表现为尿频、尿急、尿痛，小便不适，伴有心悸易惊，失眠多梦，腰膝酸软，舌尖红，脉细弱。当以滋阴降火、交通心肾为治，可选用养心安神丸，或朱砂安神丸，或天王补心丹，或知柏地黄丸，或杞菊地黄丸，或麦味地黄丸等，口服。

4.湿热下注型：主要表现为尿频、尿急、尿痛，少腹胀痛，腰痛，舌苔黄，脉濡数或滑数。当以清热解毒、利湿通淋为治，可选用八正合剂，或三金片，或复方金银花冲剂，或复方鱼腥草片，或蒲公英片等，口服。

十三、尿失禁

尿失禁是指尿液不自觉地从尿道口流出的疾病，是临床常见多发病，不仅会给患者带来工作及生活上的烦恼，还会造成心理障碍。

中医学认为，本病多为气血亏虚，日久及肾，累及膀胱，气化失约，或膀胱湿热，气化失司所致，当以益气补肾、清热利湿为治。

【中成药内治法】

1.气虚型：主要表现为尿失禁，小便淋沥不能自止，无力约束，或尿意频数，小腹胀急，少气懒言，四肢无力，面色少华，舌质淡，苔少，脉缓弱。当以补脾益气、升阳固涩为治，可选用补中益气丸（口服液），或黄芪口服液（颗粒）等，口服。

2.肾虚型：主要表现为尿失禁，小便淋沥不能自止，无力约束，或尿意频数，小腹胀急，面色晦暗，腰膝酸软，舌淡苔润，脉沉细迟。当以补肾益气、温阳化气为治，可选用刺五加片，或金匮肾气丸，或参茸丸等，口服。

3.湿热型：主要表现为尿失禁，尿频、尿急、尿痛，少腹胀痛，腰痛，舌苔黄腻，脉濡数或滑数。当以清热解毒、利湿通淋为治，可选用八正合剂，或复方金银花冲剂，或三金片，或复方鱼腥草片，或蒲公英片，或连花清瘟胶囊，或金连花软胶囊等，口服。

【中成药外治法】

1.黄芪注射液：取敷料1块，用黄芪注射液适量浸透，外敷于脐部，敷料包扎，胶布固定，每日一换。适用于气虚所致的尿失禁。

2.龟龄集：将纱布1块用龟龄集酒浸透，而后覆盖于肚脐处，敷料包扎，胶布固定，每日1次。适用于脾肾亏虚所致的尿失禁。

3.刺五加注射液：取敷料1块，用刺五加注射液适量浸透，外敷于脐部，敷料包扎，胶布固定，每天换药1次，连用5~7天。适用于脾肾亏虚所致的尿失禁。

4.黄柏胶囊：取本品2粒，去掉胶囊衣，放入肚脐处，滴清水适量，外用伤湿止痛膏固定，每日1次。适用于湿热所致的尿失禁。

十四、肠粘连

由于各种原因引起肠管与肠管之间，肠管与腹膜之间，肠管与腹腔内脏器之间发生的不正常黏附叫肠粘连。从粘连特征来讲有膜状粘连和索带状粘连两种情况，从粘连的本质来讲有纤维蛋白性粘连和纤维性粘连两个类型。肠粘连患者的临床症状可因粘连程度和粘连部位的不同而有所不同，轻者可无任何不适感觉，或者偶尔在进食后出现轻微的腹痛、腹胀等，重者可经常伴有腹痛、腹胀、排气不畅、嗳气、大便干燥，腹内似有气块乱窜，甚至引发不全梗阻，是腹部手术后常见的并发症。

本病属中医学“腹痛”范畴，多为脾胃亏虚，运化失调，或肝气郁结，气血瘀滞所为，当以调理脾胃、疏利气机、活血化瘀为治。

【中成药内治法】

1.饮食停滞型：主要表现为腹痛，腹胀，排气不畅，嗳气，大便干燥，胃脘胀满，或恶心欲呕，大便不爽，舌苔厚腻，脉滑。当以理气消食、和胃导滞为治，可选用保和丸（片、冲剂、口服液），或沉香化滞丸，或开胸顺气丸（胶囊），或大山楂丸，或健胃消食片等，口服。

2.肝气犯胃型：主要表现为腹痛，腹胀，排气不畅，嗳气，大便干燥，胃脘胀满，攻撑作痛，大便不畅，每因情志因素而疼痛发作，舌苔薄白，脉弦。当以疏肝理气为治，可选用逍遥丸，或木香顺气丸，或枳术丸，或柴胡舒肝丸，或气滞胃痛颗粒，或四逆散，或朴实颗粒，或肝胆舒康胶囊，或枳术宽中胶囊等，口服。

3.肝胃郁热型：主要表现腹痛，腹胀，排气不畅，嗳气，大便干燥，胃脘胀满灼痛，烦躁易怒，泛酸嘈杂，口干口苦，舌质红，苔黄，脉弦或数。当以疏肝泄热、行气止痛为治，可选用左金丸，或加味左金丸，或丹栀逍遥丸，或龙胆泻肝丸，或熊胆丸，或胆舒胶囊，或黄连胶囊，或黄葵胶囊，或消炎利胆片，或舒胆片等，口服。

4.瘀血停滞型：主要表现为腹痛，腹胀，排气不畅，嗳气，大便干燥，痛有定处而拒按，胃脘胀满疼痛，舌质紫暗，脉涩。当以活血化瘀、理气止痛为治，可选用云南白药胶囊，或元胡止痛胶囊（滴丸），或三七片，或中华跌打丸等，口服。

5.脾胃亏虚型：主要表现为腹痛，腹胀，排气不畅，嗳气，腹痛隐隐，纳食减少，神疲乏力，动则尤甚，手足不温，大便溏薄，舌质淡，脉细弱。当以健脾养胃、益气生血为治，可选用黄芪精颗粒（口服液），或四君子丸等，口服。

6.寒湿凝滞型：主要表现为腹痛，腹胀，排气不畅，嗳气，大便干燥，小腹冷痛，得热痛减，畏寒肢冷，面色苍白，舌苔薄白，脉沉紧。当以温阳散寒为治，可选用阳和丸，或附子理中丸，或七制香附丸等，口服。

【中成药外治法】

1.云南白药粉剂：取云南白药粉剂适量，用白酒调为稀糊状，填于肚脐处，外用胶布固定，并可使用热水袋热熨肚脐处，每日2～3次，每次10～15分钟，每日一换，连用3～5天。适用于肝气犯胃、肝胃郁热、瘀血停滞、寒湿凝滞所致的肠粘连。

2.速效救心丸：疼痛发作时，取本品5粒研为细末，置于伤湿止痛膏中央，外贴肚脐或关元、气海穴，每日一换，一般用药5～20分钟疼痛可止。适用于肝气犯胃、瘀血停滞、寒湿凝滞所致的肠粘连。

3.逍遥丸：取本品10丸，研细，清水适量调糊，外敷于肚脐处，放食盐少许，再用黄豆大小艾粒施灸，酌灸3～6壮，隔日1次，使用1～3次。适用于肝气犯胃、饮食停滞所致的肠粘连。

4.三七片：取本品适量研为细末，用上等白酒或75%乙醇调为稀糊状外敷肚脐或关元、气海穴，再用胶布固定，每日换药1次，连用3～5天。适用于肝气犯胃、瘀血停滞所致的肠粘连。

十五、急性乳腺炎

急性乳腺炎是发生于乳房部的急性化脓性疾病，以乳房部结块、肿胀疼痛，或伴有全身发热、溃后脓出稠厚为主要临床表现，多发生于哺乳期妇女，尤以产后尚未满月的初产妇多见，不但给产妇带来极大痛苦，而且影响母乳喂养。

本病属中医学“乳痈”范畴，《诸病源候论·妇人杂病诸候》言：“此由新产后，儿未能饮之，及饮不泄，或断儿乳，捻其乳汁不尽，皆令乳汁蓄积，与血气相搏，即壮热大渴引饮，牢强掣痛，手不得近是也……”本病多为肝气郁结，胃热蕴蒸，气血凝滞，乳络不通所为，当以清热解毒、消肿散结为治。根据国家中医药管理局印发的《乳痈（急性乳腺炎）中医诊疗方案（2017版）》，可配合中成药治疗。

【中成药内治法】

1.气滞热蕴型：主要表现为乳房部肿胀疼痛，肿块或有或无，皮色不变或微红，乳汁排泄不畅，伴恶寒发热，头痛骨楚，口渴，便秘，舌淡红或红，苔薄黄，脉浮数或弦数。当以疏肝清胃、通乳消肿为治，可选用夏枯草片，或苦参片，或龙胆泻肝口服液，或茵栀黄口服液，或栀子金花丸等，口服。

2.热毒炽盛型：主要表现为乳房肿块逐渐增大，皮肤焮红，灼热，疼痛如鸡啄，肿块中央渐软，有应指感，可伴壮热，口渴饮冷，面红目赤，烦躁不宁，大便秘结，小便短赤，舌红，苔黄干，脉数或滑数。当以清热解毒、托毒透脓为治，可选用连翘败毒丸，或五福化毒丹，或西黄丸，或小金片，或三黄片，或复方鱼腥草片等，口服。

3. 正虚邪恋型：主要表现为溃破后乳房肿痛减轻，但疮口脓水不断，脓汁清稀，愈合缓慢，或乳汁从疮口溢出形成乳漏，面色少华，全身乏力，头晕目眩，或低热不退，食欲不振，舌淡，苔薄，脉弱无力。当以益气和营托毒为治，可选用黄芪口服液合双黄连口服液，或芪参口服液合龙胆泻肝口服液，或四君子丸合连翘败毒丸等，口服。

【中成药外治法】

1. 云南白药：将云南白药与保险子共研细末，加凡士林调为糊状，外敷乳房红肿处，肿块可很快消散。或取云南白药1～2克，加适量50度左右的白酒或75%乙醇调为糊状，搽于乳房表面，并用敷料覆盖或暴露，2天后用同法更换，连用3次。适用于气滞热蕴、热毒炽盛所致的乳痈。

2. 六神丸：取本品，内服每次10丸，每日4次，外用每次30丸，研末放入凡士林中调匀后外敷局部，每日一换，最少1次，最多10次即可治愈。或取六神丸30丸，冰硼散15克，青黛30克，芒硝12克，诸药共研细末，加老陈醋适量调为稀糊状，外敷乳腺肿胀处及足心（左痛敷右，右痛敷左），每6～8小时换药1次，直至发热，肿痛消失。适用于气滞热蕴、热毒炽盛所致的乳痈。

3. 紫金锭：取本品40粒，放入开水中研为稀糊状，均匀涂于双层纱布上，外贴患处，包扎固定，每日换药2次，连用3～5天即可。适用于气滞热蕴、热毒炽盛所致的乳痈。

4. 中华跌打丸：取本品3～5丸，研细，加白酒适量调为稀糊状，将药糊均匀涂敷于患处，直径以超过肿块3～5厘米为宜，然后覆盖消毒纱布，胶布固定，每日换药2次，每次维持4～6小时，两次敷药间隔2～3小时，外敷时适时在敷料上滴入白酒，以保持湿润，并借以增强疗效，连用7～10天。适用于气滞热蕴、热毒炽盛所致的乳痈。

5.七厘散：取七厘散5克，大黄粉50克，混合均匀，加凡士林适量调为软膏备用。按患处面积大小，将药膏外敷患处，每日换药1次，严重者每日换药2次，连用5～7天。适用于气滞热蕴、热毒炽盛所致的乳痈。

6.双黄连：取双黄连粉针剂适量，加食醋少许调匀，浸润纱布后敷于患处，外用纱布包扎，每5小时换药1次，3天为1个疗程，多数在3天内症状可减轻，7～10天可使疾病痊愈。适用于气滞热蕴、热毒炽盛所致的乳痈。

十六、乳腺增生

乳腺增生是青年妇女常见多发病，临床以乳房内出现大小不等的肿块及局部疼痛为特征，在女性良性肿瘤疾病中占首位，不仅会在一定程度上降低妇女怀孕率，而且有恶变可能。

本病属中医学“乳癖”范围，《疡科心得集·辨乳癖乳痰乳岩论》云：“有乳中结核，形如丸卵，不疼痛，不发寒热，皮色不变，其核随喜怒为消长，此名乳癖。”本病多因思虑伤脾，水湿不运，聚湿成痰，或恼怒伤肝，肝失条达，气郁为患所致，当以活血化瘀、行气止痛、散结通络为治。

【中成药内治法】

1.肝郁痰凝型：本型多见于青壮年妇女，表现为乳房胀痛或刺痛，乳房肿块随喜怒消长，伴胸闷胁胀，善郁易怒，失眠多梦，舌质淡红，苔薄白，脉弦细涩。当以疏肝解郁、化痰散结为治，可选用乳癖消片，或乳核散结片，或乳增宁片，或乳康片，或乳癖散结片（胶囊、颗粒），或乳安片（丸、胶囊），或小金片等，口服。

2.冲任失调型：本型多见于中年妇女，表现为乳房肿块或胀痛，经前加重，经后缓减，伴腰酸乏力，神疲倦怠，头晕，月经先后不定期，量少色淡，甚或经闭，舌淡，苔白，脉沉细。当以调摄冲任为治，可选用二仙膏，或参茸蛤蚧保肾丸，或青娥丸，或加味青娥丸，或仙灵脾颗粒等，口服。

【中成药外治法】

1.金黄散：取本品适量，研细，用凡士林少许调匀，外敷于乳腺增生处，敷料包扎，胶布固定，每2日换药1次，连用2～4周。适用于肝郁痰凝所致的乳腺增生。

2.复方川贝精片：取本品3～5片，研为细末，用消炎镇痛膏适量调匀，外敷于乳腺增生处，敷料包扎，胶布固定，每2日换药1次，连用2～4周。适用于肝郁痰凝所致的乳腺增生。

3.香附丸：取本品3～5丸，研为细末，用消炎镇痛膏适量调匀，外敷于乳腺增生处，敷料包扎，胶布固定，每2日换药1次，连用2～4周。适用于肝郁痰凝所致的乳腺增生。

4.散结止痛膏：外用，贴于患处，两日一换。适用于肝郁痰凝所致的乳腺增生。散结乳癖膏、乳块消贴膏、乳癖消贴膏、乳癖散结膏等也可选用。

5.肿痛凝胶：取本品适量，涂一薄层于患处，待药形成一层薄膜，约12小时后将药膜揭下，次日再涂上新药膜即可。适用于肝郁痰凝所致的乳腺增生。

十七、乳头皲裂

乳头皲裂是指妇女乳头由于多种因素导致干燥和出现裂隙的一种病症。轻者仅乳头表面出现裂口，重者局部渗液渗血，日久不愈、反复发作易形成小溃疡，甚至引起乳痈。由于哺乳时产妇常有疼痛感，坐卧不安，可直接影响哺乳和母婴健康。

中医学认为，本病多为气血亏虚，局部失养所为，当以养血润肤、活血通络为治。

【中成药外治法】

1.云南白药粉剂：局部常规清洗后，取云南白药粉剂适量，加香麻油少许调匀为糊膏状，外涂乳头皲裂处，每天2～3次，连用2～3天即可。可活血润肤。

2.冰硼散：局部常规清洗后，取本品适量，加香麻油少许调匀为糊膏状，外涂乳头皲裂处，每天2～3次，连用2～3天即可。可活血润肤。

3.紫草软膏：局部常规清洗后，取本品适量，外涂乳头皲裂处，每日2～3次，连用2～3天即可。可活血润肤。

十八、乳房过小

乳房的大小与形体胖瘦基本相称。体胖的人乳房中脂肪积聚多，所以乳房较大，相反体瘦的人乳房中脂肪积聚也相应减少，故乳房较小。激素分泌在乳房发育和维持过程中起着重要的作用，雌激素使乳腺导管日益增长，黄体酮使乳腺导管不断产生分支，形成乳腺小管，使乳腺发育、长大。

中医学认为，脾主肌肉，主运化，为气血生化之源，肝藏血，乳房为肝经循行之处。脾胃健运，气血旺盛，肝血充足，则肌肉丰实，肢体劲强，乳房坚挺。反之，则形体消瘦，肢软力乏，乳房下垂。当以健脾益气、疏肝养血为治。

【中成药内治法】

1.脾胃亏虚型：主要表现为乳房瘦小，纳食减少，神疲乏力，动则尤甚，手足不温，大便溏薄，舌质淡，脉细弱。当以健脾养胃、益气生血为治，可选用黄芪精颗粒（口服液），或四君子丸（颗粒）等，口服。

2.气血不足型：主要表现为乳房瘦小，面色不华，心悸失眠，神疲懒言，饮食减少，舌质淡，脉细弱。当以补养气血、健运脾胃为治，可选用参术健脾丸，或参芪膏，或阿胶当归合剂，或归脾膏，或龟芪参口服液，或八珍口服液，或虫草参芪口服液，或阿胶黄芪口服液，或新血宝胶囊等，口服。

3.肝郁脾虚型：主要表现为乳房瘦小，食欲不振，恶心，呕吐，腹泻，腹胀，每因情志因素而诸症发作或加重，舌苔薄白，脉弦。当以疏肝理气为治，可选用逍遥丸，或木香顺气丸，或枳术丸，或柴胡舒肝丸，或枳术宽中胶囊等，口服。

十九、痔

痔是直肠末端黏膜下和肛管皮下的静脉丛发生扩大、曲张所形成的柔软静脉团，是肛门直肠病中最常见的疾病之一，多见于成年人。其中位于齿状线以下，为肛管皮肤所覆盖者为外痔；位于齿状线以上，为直肠黏膜所覆盖者为内痔；齿线上下均有而相连通者为混合痔，是内、外痔静脉丛曲张的相互融合。

中医学认为，痔为脏腑本虚，兼因久坐，负重远行，或长期便秘，或泻痢日久，或临厕久蹲努责，或饮食不节，过食辛辣肥甘之品，导致脏腑功能失调，风燥湿热下迫，气血瘀滞不行，阻于魄门，结而不散，或因气血亏虚，摄纳无力，气虚下陷所为，当以益气养血、清热解毒为治。根据国家中医药管理局印发的《痔病（混合痔）中医诊疗方案（2017年版）》，可辨证进行中医药治疗。

【中成药内治法】

1.风伤肠络型：主要表现为痔伴大便带血，滴血或喷射而出，血色鲜红，或伴口干，大便秘结，舌质红，苔黄，脉数。当以清热凉血、祛风通络为治，可选用痔康片，或槐角丸，或痔疮内消丸（舒痔丸），或化痔丸，或地榆槐角丸等，口服。

2.湿热下注型：主要表现为痔伴便血色鲜，量较多，痔核脱出嵌顿，肿胀疼痛，或糜烂坏死，口干不欲饮，口苦，小便黄，舌苔黄腻，脉滑数。

当以清热利湿、凉血止血为治，可选用痔疮内消丸，或脏连丸，或金鸡冲剂等，口服。

3.气滞血瘀型：主要表现为痔伴肛内肿物脱出，甚或嵌顿，肛管紧缩，坠胀疼痛，甚则内有血栓形成，肛缘水肿，触痛明显，舌质红，苔白，脉弦细涩。当以活血化瘀、行气止痛为治，可选用血府逐瘀口服液，或三七片，或中华跌打丸，或云南白药胶囊，或元胡止痛滴丸，口服。

4.脾虚气陷型：主要表现为痔伴肛门坠胀，痔核脱出，需用手托还，大便带血，色鲜红或淡红，病程日久，面色少华，神疲乏力，纳少便溏，舌质淡，苔白，脉细弱。当以健脾益气为治，可选用补中益气口服液，或黄芪精口服液，或参芪阿胶口服液等，口服。

【中成药外治法】

1.麝香痔疮膏：每日早、晚及大便后用温水洗净患处，内痔者可先挤出少许药膏润滑药管，然后插入肛门，挤出药膏，直接作用于患处；外痔者可将此药膏直接涂敷于患处。适用于风伤肠络、湿热下注、气滞血瘀所致的痔。肛泰软膏、京万红痔疮膏、九华膏、熊胆痔灵膏、消痔软膏、参蛇花痔疮膏、鱼石脂颠茄软膏、复方片仔癀痔疮软膏、复方双金痔疮膏、七厘软膏、云南白药痔疮膏、肤痔清软膏等也可选用。

2.化痔栓：大便后或每晚睡前用温水洗净肛门，塞入本品1粒，严重者可早、晚各塞1粒。适用于大肠湿热所致的内痔、外痔、混合痔。马应龙麝香痔疮栓、痔疮栓也可选用。

3.肛泰：外用，洗净脐（神阙穴）周围皮肤，擦干，然后将无纺胶布与PVC片分离，将药片对准脐部，粘贴牢固，每次1片，每日1次。适用于内痔、外痔、混合痔等引起的便血、肿胀、疼痛。

4.痔舒适洗液：外用，取适量药液，用温开水稀释10倍以上，坐浴或直接涂洗，每日2次。用于痔的急性发作。

5.七厘散：取温开水约3000毫升，加入高锰酸钾1克，混匀，洗浴肛门约30分钟。然后取七厘散3～5克，用拇、食、中指捏住七厘散填入肛门内2厘米处，每晚1次。适用于风伤肠络、湿热下注、气滞血瘀所致的痔。

6.云南白药：取本品适量，以75%乙醇调为稀糊状，外敷患处，每日1次，连用2～3周。适用于风伤肠络、湿热下注、气滞血瘀所致的痔。

7.如意金黄散：取本品2袋，生肌散1.5克，冰片粉1.5克，凡士林250克，共调为软膏备用，使用前先坐浴，而后根据病变部位大小将药膏敷于患处，包扎固定，适用于炎性外痔、内痔嵌顿及肛门脓肿初起等。内痔便血者，取本品30克，淀粉2克，加入热水150毫升，调成糊状后放至微温，每次以甘油灌肠器抽取10毫升，插入肛门，推进药物，每日1次，并发溃疡性直肠炎者剂量增加至20毫升，并发血栓性外痔或炎性外痔者加用20%本品外敷。

8.正骨水：取芒硝、生地黄各50克，红花30克，水煎取汁于便后、睡前各坐浴15分钟，而后在痔表面用正骨水涂擦，每日1次，连用2～3周。适用于血栓性外痔。

9.妇必舒胶囊：本品是用于治疗阴道炎、宫颈炎等妇科疾病的外治良药，对痔病也有良效。内痔嵌顿者，取本品2粒，将药粉均匀撒在凡士林纱布上，再将纱条一端塞入肛门内，一端敷于嵌顿的痔核上，消毒敷料包扎固定，每日一换；炎性外痔及血栓性外痔者，可取本品2粒，将药粉和米醋调匀，敷于患处，包扎固定，每日早、晚各1次，7日为1个疗程。

10.清凉油：先用温水洗净患处后，取本品直接涂于患者外痔核隆起处，用量以患者自觉局部有清凉感为度，每日2～3次，1周为个1疗程，一般1个疗程即可。用于痔脱出引起的肿胀疼痛。

11.复方硫黄乳膏：取复方硫黄乳膏5支，七厘散3克，调为糊状，涂于肛门内外患处，每晚1次，连用2～4个月。适用于湿热下注、气滞血瘀所致的痔。

12.补中益气丸：取本品1丸，研为细末，敷于肚脐处，外用敷料包扎，胶布固定，每日换药1次，连用7～10次。适用于脾虚气陷所致的痔。

13.黄芪注射液：取本品1～2支，升麻5克，将升麻研为细末，用黄芪注射液调匀，敷于肚脐处，外用敷料包扎，胶布固定，每日换药1次，连用

7～10次。适用于脾虚气陷所致的痔。

14.藿香正气水：取本品20毫升，加凉开水1000毫升稀释后以药棉擦洗，每日2次。适用于湿热下注所致的痔。

二十、直肠脱垂

直肠脱垂是直肠黏膜、肛管、直肠全层，甚至部分乙状结肠向下移位，脱出肛外的一种疾病，其特点是直肠黏膜及直肠反复脱出肛门外，伴肛门松弛，多见于儿童及老年人。

本病属中医学“脱肛病”范畴，《诸病源候论·痢病诸候》云：“脱肛者，肛门脱出也，多因久痢后大肠虚冷所为，肛门为大肠之候，大肠虚而伤于寒，痢而用气嗄，其气下冲，则为肛门脱出，因谓脱肛也。”升阳益气为治疗本病第一大法。根据国家中医药管理局印发的《脱肛病（直肠脱垂）中医诊疗方案（2017年版）》，可配合进行中医药治疗。

【中成药内治法】

1.气虚下陷型：主要表现为脱肛，肛管、直肠，甚或部分乙状结肠全层向下移位或脱出肛门外，劳累后加重，伴有脘腹重坠，纳少，神疲体倦，气短声低，头晕心悸，舌淡胖，边有齿痕，脉弱。当以补中益气固脱为治，可选用补中益气丸（口服液），或四君子丸等，口服。

2.肾气不固型：主要表现为脱肛，肛管、直肠，甚或部分乙状结肠全层向下移位或脱出肛门外，伴有面白神疲，听力减退，腰膝酸软，小便频数或夜尿多，久泻久痢，舌淡苔白，脉细弱。当以温补肾阳固脱为治，可选用金匮肾气丸，或参鹿补片等，口服。

3.气血两虚型：主要表现为脱肛，肛管、直肠，甚或部分乙状结肠全层向下移位或脱出肛门外，伴有面白或萎黄，少气懒言，头晕眼花，心悸健忘或失眠，舌淡白，脉细弱。当以益气养血固脱为治，可选用八珍合剂，或归脾丸等，口服。

4. 湿热下注型：主要表现为脱肛，肛管、直肠，甚或部分乙状结肠全层向下移位或脱出肛门外，嵌顿不能还纳，脱垂的直肠黏膜有糜烂、溃疡，伴有肛门肿痛，面赤身热，口干口臭，腹胀便结，小便短赤，舌红，苔黄腻，脉滑数。当以清热利湿为治，可选用葛根芩连片，或黄柏胶囊，或三仁合剂等，口服。

【中成药外治法】

1. 黄芪注射液：每次大便后，用清水洗净患处，而后用消毒棉签蘸取黄芪注射液涂抹患处，每日2次。适用于气虚下陷所致的直肠脱垂。

2. 补中益气丸：取本品1丸，研为细末，敷于肚脐处，外用敷料包扎，胶布固定，每日换药1次，连用7～10次。适用于气虚下陷所致的直肠脱垂。

3. 云南白药痔疮膏：用药前排便，清水清洗患部，外敷或纳肛，每次1～1.5克，每天2次，10天为1个疗程。适用于湿热下注所致的直肠脱垂。

4. 黄连软膏：取黄连适量，择净，研细，加凡士林适量调匀备用。直肠脱垂后不能还纳时，局部清洗后取药膏适量外涂患处，包扎，每日1～2次。适用于湿热下注所致的直肠脱垂。

二十一、肛　裂

肛，指肛管；裂，指裂开。肛裂，是指肛管皮肤全层裂开，并形成慢性溃疡的一种疾病，是肛门直肠疾病中的一种慢性病、常见病，好发于20～30岁的青壮年。肛裂好发于肛门前、后正中，男性多见于后正中，女性多见于前正中，临床以周期性肛门疼痛、大便带血、便秘为特点。

中医学认为，本病多为过食辛辣、炙煿之品，实热内生，热结肠腑，或久病体弱，阴血亏虚，津液不足，肠失濡润，粪便秘结，排便努挣，擦破肛门皮肤，复染邪毒，长久不愈所致，当以清热通腑、润肠通便为治。

【中成药内治法】

1.风热肠燥型：本证多见于肛裂早期，主要表现为肛裂，伴大便秘结，二三日一行，便时滴血或手纸染血，肛门疼痛，裂口色红，腹部胀满，小便短黄，舌质偏红，苔黄燥，脉弦数。当以凉血润燥、止血止痛为治，可选用痔疮片，或痔特佳片（胶囊），或舒痔丸，或麻仁丸（合剂），或槐角丸等，口服。

2.湿热蕴结型：本证多见于肛裂中晚期，主要表现为肛裂，伴大便秘结或不爽，便后肛门呈周期性疼痛，时带鲜血，肛门坠胀，裂口溃疡呈梭形，伴有潜行瘘管，时流黄水，舌苔黄腻，脉数。当以清热化湿、凉血通便为治，可选用龙胆泻肝口服液，或茵栀黄口服液，或大黄片，或黄芩片，或黄连胶囊，或当归龙荟丸等，口服。

3.血虚肠燥型：本证多见于年老、产后或失血患者，主要表现为肛裂，伴大便燥结，便后肛门绵绵作痛，出血量少色淡，裂口灰白，边缘不整齐，面色萎黄，舌质淡，苔薄略燥，脉细无力。当以养血生津、润肠通便为治，可选用润肠丸，或当归养血膏，或首乌片等，口服。

4.气血瘀滞型：本证多见于肛裂中晚期，主要表现为肛裂，伴大便秘结，便时或便后肛门刺痛，便血，裂口色紫暗，肛门紧缩，舌质紫暗，脉弦或涩。当以活血化瘀、行气止痛为治，可选用血府逐瘀口服液，或三七片，或丹参片等，口服。

【中成药外治方】

1.京万红痔疮膏：外用，便后洗净，将药膏挤入肛门内。每日1次。适用于各型肛裂。

2.云南白药痔疮膏：用药前排便，清水清洗患部，外敷或纳肛，每次1～1.5克，每日2次，10日为1个疗程。适用于各型肛裂。

3.马应龙麝香痔疮膏：外用，取适量搽擦患处。适用于各型肛裂。

4.熊胆痔疮膏：外用，取适量搽擦患处。适用于各型肛裂。

5. 黄连软膏：外用，涂患处，每次1～3克，每日2次。适用于各型肛裂。

二十二、肠息肉

肠息肉是指肠黏膜表面突出的异常生长的组织，临床以间断性便血或大便表面带血、便秘或便次增多、腹痛为主要表现，多见于男性。本病以结肠息肉和直肠息肉为多，根据息肉类型可分为炎性息肉和腺瘤性息肉两种。炎症性息肉在肠道炎症治愈后可自行消失，腺瘤性息肉一般不会自行消失，有恶变倾向。肛门指检可触摸到位置较低的息肉，常规全结肠镜（包括病理）检查可确诊。目前通常主张在常规检查发现肠息肉时即予以摘除，内镜下摘除肠息肉简便、直观、有效且安全。

本病属中医学“息肉痔”范畴，多因湿热下注大肠，肠道气机不利，经络阻滞，瘀血浊气凝聚而成。

【中成药内治法】

1. 热伤肠络型：主要表现为肠息肉，伴大便带血或滴血，色鲜红，息肉表面糜烂充血或有渗血，大便时肿物脱出或不脱出肛外，舌质红，苔黄，脉数。当以清热凉血为治，可选用痔康片，或槐角丸，或痔疮内消丸（舒痔丸），或化痔丸，或地榆槐角丸等，口服。

2. 湿热下注型：主要表现为肠息肉，伴大便带血，血与黏液相混，大便时肿物脱出，肛门坠胀或腹痛，舌质红，苔黄腻，脉滑或弦数。当以清热利湿为治，可选用龙胆泻肝口服液，或茵栀黄口服液，或黄连胶囊，或脏连丸，或金鸡冲剂等，口服。

3. 气滞血瘀型：主要表现为肠息肉，伴大便带血，血色暗红，腹部时痛，便后则舒，舌质淡暗或见瘀点，苔薄白，脉弦涩。当以活血化瘀、行气止痛为治，可选用血府逐瘀口服液，或三七片，或云南白药胶囊等，口服。

二十三、血栓闭塞性脉管炎

血栓闭塞性脉管炎，简称“脉管炎”，是我国常见的动脉慢性闭塞性疾病之一，多发生于青壮年男性，后期可导致肢端坏疽或溃疡，甚至需要截趾（指）、截肢，使患者丧失工作和生活能力，因此是一种严重危害人类健康的慢性疾病。冬春季节气候寒冷，加之活动量减少，更易诱发或加重脉管炎。

血栓闭塞性脉管炎早在我国《黄帝内经》中就已有相关记载，“发于足趾，名脱痈”，自晋代皇甫谧《针灸甲乙经》开始称之为“脱疽”。目前将血栓闭塞性脉管炎归属于中医学“脱疽”范畴。

血栓闭塞性脉管炎的治疗目标为控制炎症的进一步发展，有效改善动脉供血。除要求患者绝对戒烟、进行足部运动以增加侧支循环外，采用中医药治疗，比如辨证使用中成药治疗、针灸等有显著疗效，可有效控制炎症反应、改善血液循环，大幅度降低截肢率。在进行常规综合治疗的同时，可配合选用下列中成药治疗。

【中成药内治法】

1.脉络阴寒型：主要表现为患趾（指）喜暖怕冷，麻木，酸胀疼痛，行走时疼痛加剧，稍歇痛减，皮肤苍白，触之发凉，趺阳脉搏动减弱，舌质淡，苔白腻，脉沉细。当以温阳散寒、活血通络为治，可选用阳和丸，或金匮肾气丸，或脉管复康片（脉管炎片），或小金丸等，口服。

2.脉络血瘀型：主要表现为患趾（指）酸胀疼痛加重，夜难入寐，步履艰难，患趾（指）皮色暗红或紫暗，下垂更甚，皮肤发凉干燥，肌肉萎缩，趺阳脉搏动消失，舌暗红或有瘀斑，苔薄白，脉弦涩。当以活血化瘀、通络止痛为治，可选用元胡止痛片，或三七片，或血府逐瘀口服液等，口服。

3.脉络瘀热型：主要表现为静息痛，足凉而自觉灼热，皮肤干燥，汗毛脱落，爪甲增厚变形，肌肉萎缩，皮色暗红，或趾（指）干性坏疽，口干欲饮，舌红，苔黄，脉弦细数。当以养阴清热、活血解毒为治，可选用复方金银花冲剂，或柴枳四逆散，或复方丹参片等，口服。

4.脉络热毒型：主要表现为肢端坏疽或溃疡，周围皮肤暗红，皮肤溃破流脓，腐肉不脱，甚至扩大上攻，腐烂筋骨，痛如火灼，夜间剧烈，常彻夜抱膝而坐，伴发热，口渴喜饮，尿黄短赤，大便秘结，舌质红绛，苔黄燥或腻，脉弦数。当以清热解毒、活血通络为治，可选用四妙丸，或西黄丸，或银黄口服液合三七片等，口服。

5.气血两虚型：主要表现病程日久，坏死组织脱落后或截肢术后创面久不愈合，肉芽淡而不鲜，全身倦怠乏力，面色无华，形体消瘦，舌质淡，脉细无力。当以益气养血为治，可选用通塞脉片，或八珍口服液，或十全大补丸，或八珍益母丸等，口服。

【中成药外治法】

1.新癀片：取本品8 ~12片研为细末，用凡士林适量调为膏状外敷患处，敷料包扎，胶布固定，每日一换，连用1~2周。适用于各型血栓闭塞性脉管炎。

2.云南白药粉剂：取本品适量，加蒲黄粉少许，用清水适量调匀，外敷患处，敷料包扎，胶布固定，每日一换，连用1~2周。适用于各型血栓闭塞性脉管炎。

3.正骨水：将本品适量倒入热水盆中洗浴，每日1~2次，并用热毛巾湿敷至膝关节上下，每次10~30分钟。适用于各型血栓闭塞性脉管炎。

4.独活止痛搽剂：局部常规清洗后，取本品适量外搽疼痛处，并用热毛巾湿热敷，每日2~3次，每次10~20分钟。适用于各型血栓闭塞性脉管炎。

二十四、淋巴结炎

淋巴结炎是由淋巴结所属引流区域的急、慢性炎症累及淋巴结所引起的非特异性炎症，以淋巴结肿大、压痛，或形成脓肿、皮肤表面红热、肿物变软，甚则寒战等为主要临床表现，可伴头痛、发热等症。

中医学认为，本病多为邪毒侵袭，气血瘀滞所为，当以清热解毒、消肿散结为治。

【中成药内治法】

1.气滞血瘀型：主要表现为浅表淋巴结肿大，时或疼痛，痛处固定不移，舌质紫暗有瘀斑，脉沉弦而涩。当以理气活血、消肿散结为治，可选用血府逐瘀口服液，或三七片，或中华跌打丸，或云南白药胶囊等，口服。

2.痰浊阻滞型：主要表现为浅表淋巴结肿大，时或疼痛，痛处固定不移，咳嗽痰多，色白而黏，胸脘满闷，小便短少，大便溏薄，胸闷恶心，少食多寐，舌苔白腻，脉濡滑。当以燥湿祛痰、健脾和胃为治，可选用蛇胆陈皮口服液（片、胶囊），或二陈丸等，口服。

3.邪毒侵袭型：主要表现为浅表淋巴结肿大，时或疼痛，痛处固定不移，口干口苦，大便秘结，小便短黄，舌质红，苔黄，脉数。当以清热解毒为治，可选用双黄连口服液，或消炎解毒丸，或三黄片，或银翘解毒片，或清热散结片，或抗菌消炎片，或炎可宁片，或复方公英片，或猴耳环消炎片，或穿心莲片，或清开灵口服液，或复方鱼腥草片等，口服。

【中成药外治法】

1.紫金锭：取本品40粒，放入开水中研为稀糊状，均匀涂于双层纱布上，外贴患处，包扎固定，每日换药2次，连用3～5日即可。适用于各型淋巴结炎。

2.如意金黄散：取本品适量，用米醋少许调为稀糊状，外敷患处，敷料包扎，胶布固定，每日换药2次，连用3～5日。适用于各型淋巴结炎。

3.冰黄软膏：局部洗净后，用棉签蘸取药膏外搽患处，每日3～5次。适用于各型淋巴结炎。

4.六神丸：取本品10丸，与大黄粉适量混合均匀，加清水适量调为稀糊状，外敷患处，敷料包扎，胶布固定，每日换药1次，连用5日。适用于各型淋巴结炎。

二十五、带状疱疹

带状疱疹是由水痘-带状疱疹病毒引起的病毒性皮肤病，其特征性病变是出现成簇水疱，痛如火燎。本病好发于面部和躯干，常单侧发生，沿周围神经分布，排列呈带状，多突然发病，发病前有局部疼痛、灼热感和全身不适等症状，皮损初起为红斑或丘疹，继而出现成群的米粒至绿豆大小的水疱，常成批出现，疱群之间间隔正常皮肤，严重时可出现出血点、血疱，甚或坏死。本病发于面部者病情较严重，常引起剧烈疼痛，并可损害眼球各部，甚至引起全眼球炎、溃疡性角膜炎而失明，应予警惕。本病病程2～4周，病愈后可获终身免疫，少有复发。老年患者往往疼痛较剧，皮疹消退后，疼痛仍可持续一段时间，而后消失。

本病诊断不难，病变部位皮肤出现簇集成群的水疱，沿一侧周围神经呈带状分布，有明显的神经痛，伴局部淋巴结肿大，区间皮肤正常者即可确诊。但本病需与单纯疱疹鉴别，单纯疱疹好发于皮肤与黏膜交界处，分布无一定规律，水疱较小易破，疼痛不著，常伴随发热（尤其是高热）出现，且易复发。

本病属中医学“蛇串疮”范畴，《外科大成·缠腰火丹》称此病“俗名蛇串疮，初生于腰，紫赤如疹，或起水疱，痛如火燎”。本病多为肝胆火盛，外受湿热毒邪所致，当以清热疏肝、泻火解毒为治。根据国家中医药管理局印发的《蛇串疮（带状疱疹）中医诊疗方案（2017年版）》，可辨证选用中成药治疗。

【中成药内治法】

1.肝胆湿热型：主要表现为疱疹皮损鲜红，疱壁紧张，灼热刺痛，伴口苦咽干，烦躁易怒，大便干或小便黄，舌红，苔薄黄或黄厚，脉弦滑数。

当以清肝泻火、利湿解毒为治，可选用龙胆泻肝口服液，或银黄口服液，或茵栀黄口服液，或抗病毒口服液，或清开灵口服液，或双黄连口服液，或熊胆丸，或茵陈五苓片等，口服。

2.脾虚湿蕴型：主要表现为疱疹颜色较淡，疱壁松弛，疼痛略轻，食少腹胀，口不渴，大便时溏，舌质淡，苔白或白腻，脉沉缓或滑。当以健脾利湿为治，可选用香砂六君子丸，或四君子丸，或参苓白术丸，或五苓片等，口服。

3.气滞血瘀型：主要表现为疱疹消退后局部疼痛不止，失眠，舌质暗，苔白，脉弦细。当以理气活血、重镇止痛为治，可选用血府逐瘀口服液，或三七片，或中华跌打丸，或云南白药胶囊，或元胡止痛滴丸，或五灵止痛胶囊等，口服。

【中成药外治法】

1.西瓜霜：取本品适量，加清水调为稀糊状外敷患处，每天换药3~5次，一般用药2天后疼痛即可减轻，连用3~5天即可。适用于肝胆湿热型、气滞血瘀型带状疱疹。冰硼散、双黄连粉针剂、云南白药粉剂等也可选用。

2.京万红软膏：令患者充分暴露皮疹部位，常规消毒后用脱脂棉做成极细薄的棉片，点燃灸尽后清除灰烬，而后将本品涂于经灸治后的疱疹上，用消毒纱布敷盖，包扎固定，每天1次，连用5~7天。适用于肝胆湿热型、气滞血瘀型带状疱疹。湿润烧伤膏、五妙水仙膏、紫草软膏等也可选用。

3.板蓝根注射液：患处用生理盐水外洗或用75%乙醇外擦，待干后用棉签或纱布蘸取本品外搽患处，每天8~10次，也可将棉花或纱布浸于本品中，外贴于患处，每天5~8次，连用5~7天，治疗期间禁食辛辣、海鲜及发散之物。适用于肝胆湿热型、气滞血瘀型带状疱疹。

4.双黄连粉膏：取双黄连粉针剂2.4克，维生素B_6注射液10毫升，三黄溶液5毫升，凡士林100克，将诸药调匀备用。每日清洗患处后，取本品适量外涂患处，每日2次。适用于肝胆湿热型、气滞血瘀型带状疱疹。

5.新癀片：本品每次服用4～8片，每天3次，同时取本品适量研为细末，用米醋或红软膏调为稀糊状外敷患处，每天换药1次，连用3～10天。适用于肝胆湿热型、气滞血瘀型带状疱疹。南通蛇药片、六神丸、紫金锭、喉症丸、牛黄解毒丸、梅花点舌丹等也可选用。

6.七厘散：取七厘散2份，凡士林8份，调匀成膏备用。局部皮肤常规消毒，皮肤针叩刺，以隐隐出血为度，然后将七厘膏均匀涂抹在叩刺处，外敷消毒纱布，胶布固定，每3～5天治疗1次，一般连续治疗7～14次即可获愈。适用于肝胆湿热型、气滞血瘀型带状疱疹。

7.苦参疱疹酊：外用，加药液保湿外敷（根据带状疱疹皮损的面积大小、皮损部位，剪裁适当大小的粘胶棉垫，滴加药液湿润后敷于患处，四周用配备的胶带粘封，待药液干后视情况补充适量药液），每日补药2～4次，1～2日换棉垫一次，6～8日为一疗程。适用于肝胆湿热型、气滞血瘀型带状疱疹。

二十六、压　疮

压疮，曾称褥疮，为截瘫或严重外伤，或老年人长期卧床，加之护理不当，骨突等处长期受压，局部软组织血液循环障碍所致，多见于皮肤摩擦部位、两肩胛、尾骶、两髋及侧膝部，皮肤先起红斑，继而糜烂、坏死，出现溃疡或者化脓感染，肉芽不生，久治难愈，自觉疼痛，根据病情轻重程度不同可分为红斑期、水疱期和溃疡期三期。

本病属中医学“褥疮”范畴，亦成“席疮”，《外科启玄》言：“席疮乃久病着床之人，挨擦磨破而成。”本病多为久病气血亏损，受压部位气血瘀滞，血脉不通，经络阻隔，肌肉筋骨失养所为，当以活血化瘀、消肿止痛、生肌养血为治。

【中成药内治法】

1.气血虚弱型：主要表现为褥疮处皮肤苍白，呈灰白或青红色，边界清楚，中心颜色较深，全身衰弱无力，纳差，舌质淡，苔白，脉沉细。当以补益气血、通络润肤为治，可选用参芪膏，或阿胶当归合剂，或归脾膏，或龟芪参口服液，或八珍口服液，或阿胶参芪口服液，或虫草参芪口服液，或新血宝胶囊等，口服。

2. 气滞血瘀型：主要表现为褥疮处表面起水疱，破后溃疡，肌肉、骨骼表面坏死，缠绵难愈，舌质暗苔薄，脉涩弦。当以益气化瘀、透脓止痛为治，可选用血府逐瘀口服液，或三七片，或中华跌打丸，或云南白药胶囊等，口服。

3. 热毒蕴结型：主要表现为褥疮处起溃疡，渗液，或伴发热，口渴，尿赤，便秘，舌红，苔黄腻，脉濡数。当以清热利湿、解毒透脓为治，可选用银翘解毒片，或清热散结片，或抗菌消炎片，或炎可宁片，或复方公英片，或猴耳环消炎片等，口服。

【中成药外治法】

1. 西瓜霜：先用过氧化氢、生理盐水、注射用水依次清洁疮面，彻底清除分泌物和游离组织，清洗至疮面底部出现嫩红色肉芽组织并有少许渗血为止，而后将本品均匀撒满疮面，消毒纱布包扎，春夏季节1～2日换药1次，秋冬季节2～3日换药1次，直至痊愈。适用于气滞血瘀型、热毒蕴结型压疮。

2. 京万红软膏：用3%过氧化氢及生理盐水清洗疮面，将本品均匀涂于无菌纱布上，将此纱布贴于疮面，胶布固定。若疮面表浅，可直接敷药于患处，采用暴露疗法；若疮面较深，可将药膏制成油纱条填塞疮口。根据渗出物多少，确定换药时间，平均每3～5天换药1次，连用3～10周。适用于气滞血瘀型、热毒蕴结型压疮。

3. 七厘散：首先对患处予以清创，除去坏死组织，然后将七厘散均匀撒布于疮面上，其厚度以隐约可见基底组织为佳，然后再盖上凡士林纱条，最后以消毒敷料包扎。治疗初期，疮面渗液较多，若敷料被渗透即予更换，约3日后渗液即可明显减少，每日换药1次，连用1～2月。适用于气滞血瘀型、热毒蕴结型压疮。

4. 双黄连粉针剂：局部皮肤常规清创后，将双黄连粉针剂均匀涂布于溃疡面上，然后覆盖无菌纱布，胶布固定，每日换药1次，连用1～2月。适用于气滞血瘀型、热毒蕴结型压疮。

5. 云南白药：局部常规消毒、清创，除去坏死组织后，取紫草软膏外涂患处，再将云南白药粉撒布于疮面上，每日2～3次，一般早期患者4～6天即可痊愈，中期患者经过1～3周也可获愈。适用于气滞血瘀型、热毒蕴结型压疮。

6. 如意金黄散：取本品10克，加猪胆汁适量拌匀备用。局部先用2%碘酊、75%乙醇常规消毒、清创，除去坏死组织后，用消毒棉签蘸取药糊涂布于疮面上，敷料包扎，胶布固定，每日换药1次，连用3～8周。适用于气滞血瘀型、热毒蕴结型压疮。

7. 湿润烧伤膏：局部常规清创处理后，取本品均匀涂布于疮面，厚0.2～0.5厘米，再用凡士林纱布覆盖，轻轻包扎，胶布固定，每日换药1次，连用2～5周。适用于气滞血瘀型、热毒蕴结型压疮。

8. 冰硼散：取冰硼散1瓶，黄芪30克，当归20克，共研细末，加亚麻籽油20克拌匀备用。局部常规清创后，将本品均匀涂布于疮面上，敷料包扎，胶布固定，每日换药1次，连用1～2月。适用于气滞血瘀型、热毒蕴结型压疮。

9. 双料喉风散：局部常规清创后，取本品喷撒患处，每日1次，渗液多时可每日喷撒3～4次，可同时配合红外线照射15～25分钟，连用2～3个月。适用于气滞血瘀型、热毒蕴结型压疮。

10. 消炎生肌膏（玉红膏）：局部常规清创后取本品外用，摊于纱布上敷贴患处，每隔1～2日换药1次。适用于气滞血瘀型、热毒蕴结型压疮。

11. 黄芪白药膏：取黄芪粉、云南白药粉、紫草软膏各适量，将局部常规消毒、清创，除去坏死组织后，取紫草软膏外涂患处，再将黄芪粉、云南白药粉等量撒布于疮面上，每日2次，一般早期患者4～6天即可痊愈，中期患者经过1～3周也可获愈。有益气活血、消肿生肌之功。适用于气血虚弱型压疮。

二十七、湿　疹

湿疹为临床常见的过敏性炎症性皮肤病，具有多形损害、对称分布、自觉瘙痒、反复发作、易成慢性等特点，男女老幼均可发病，可泛发全身，也可局限于某些部位。

本病属中医学“湿疮”范畴，多为风、湿、热邪客于肌肤所为，当以祛风除湿、清热解毒、解肌止痒为治。根据国家中医药管理局印发的《湿疮（湿疹）中医诊疗方案（2017年版）》，可辨证选用中成药治疗。

【中成药内治法】

1. 风热蕴肤型：主要表现为湿疹以红斑、丘疹为主，可见鳞屑、结痂，渗出不明显，发病迅速，自觉瘙痒剧烈，舌红，苔薄黄，脉浮数或弦数。当以疏风清热、化湿止痒为治，可选用肤痒冲剂，或防风通圣丸（颗粒），或银翘解毒片等，口服。

2. 湿热浸淫型：主要表现为湿疹以潮红、肿胀、糜烂、渗出为主，可见丘疹、丘疱疹、水疱，自觉灼热、瘙痒，舌红，苔黄或黄腻，脉滑数。当以清热利湿、祛风止痒为治，方可选用龙胆泻肝丸，或苦胆草片，或湿毒清胶囊等，口服。

3. 脾虚湿蕴型：主要表现为湿疹以淡红色红斑、丘疹、丘疱疹伴少量渗液为主，可见皮肤肥厚，自觉瘙痒，可伴有食少、腹胀便溏，舌淡胖，苔腻，脉濡或滑。当以健脾利湿、祛风止痒为治，可选用参苓白术散，或补中益气口服液，或黄芪精口服液，或香砂六君子丸等，口服。

4. 血虚风燥型：主要表现为湿疹以肥厚、鳞屑、苔藓样变为主，可见色素沉着，自觉阵发性瘙痒，舌淡红，苔薄，脉弦细。当以养血润燥、祛风止痒为治，可选用皮肤病血毒丸，或乌蛇止痒丸，或四物合剂合首乌片，或鸡血藤膏合首乌片等，口服。

【中成药外治法】

1.复方硫黄乳膏：局部常规清洗后，取本品外搽疮面，每日1～2次，连用1周。适用于风热蕴肤型、湿热浸淫型湿疹。除湿止痒软膏也可选用。

2.冰硼散：局部常规清洗后，取本品适量外撒患处，或用米醋调匀外涂患处，每日1～2次，连用1周。适用于风热蕴肤型、湿热浸淫型湿疹。

3.冰黄肤乐软膏：外用，涂于患处，每日3次。适用于风热蕴肤型、湿热浸淫型湿疹。

4.丹皮酚软膏：外用，涂敷患处，每日2～3次。适用于风热蕴肤型、湿热浸淫型湿疹。

二十八、虫咬皮炎

虫咬皮炎是被虫类叮咬、接触其毒液或虫体的粉毛而引起的皮炎，较为常见的虫类有蚊、蜂、蜈蚣、臭虫等。本病多见于蚊虫活跃的夏秋季节，且多发于暴露部位，皮疹以丘疹、风团或瘀点为多见，有的可出现水疱，严重者可引起发热、肝炎、肾炎、肾衰竭等，应引起重视。

《外科正宗》言："恶虫乃各禀阴阳毒种而生……且如蜈蚣用钳，蝎蜂用尾……自出有意附毒害人……"中医学认为，本病多为外邪侵袭，邪毒积聚所为，当以清热解毒、祛风止痒、消肿止痛为治。

【中成药内治法】

1.风热侵袭型：主要表现为皮肤红肿疼痛，瘙痒，风团色红，舌红，苔薄黄，脉浮数。当以祛风止痒、清热解毒为治，可选用新癀片，或银翘解毒片，或小金丸，或五花茶冲剂等，口服。

2.热毒蕴结型：主要表现为皮肤成片红肿、水疱、瘀斑，发热，胸闷，尿黄，舌红，苔黄，脉数。当以清热解毒为治，可选用蛇咬丸，或复方金银花冲剂，或芩连颗粒，或黄连胶囊，或复方黄芩片等，口服。

【中成药外治法】

1.季德胜蛇药片：取季德胜蛇药片4片，研细，用牙膏，或凡士林，或清水适量调匀成膏，每次适量，外涂患处，每日3次。适用于各型虫咬皮炎。

2.冰黄肤乐软膏：外用，涂敷患处，每日3次。适用于各型虫咬皮炎。

3.一扫光药膏：外用，涂敷患处，每日1次。适用于各型虫咬皮炎。

4.止痒酊：外用，涂擦患处，每日2~3次。适用于各型虫咬皮炎。

5.丹皮酚软膏：外用，涂敷患处，每日2~3次。适用于各型虫咬皮炎。

6.外用紫金锭：外用，洗净患处，将药锭研碎，用温水或白醋调敷。适用于各型虫咬皮炎。

二十九、毒蛇咬伤

毒蛇咬伤是由具有毒牙的毒蛇咬破人体皮肤，继而毒液侵入引起局部和全身中毒的一类急症，多见于夏秋季节。具有神经毒的有银环蛇、金环蛇、海蛇，有血循毒的有蝰蛇、尖吻蝮蛇、竹叶青蛇和烙铁头蛇，有混合毒的有眼镜蛇、眼镜王蛇和蝮蛇。毒蛇咬伤后的局部表现包括伤处疼痛或麻木、红肿、瘀血、起水疱或血疱，伤口周围或患肢有淋巴管炎和淋巴结肿大，有触痛；全身表现包括头晕，胸闷，乏力，流涎，视力模糊，眼睑下垂，有出血倾向，黄疸，贫血，言语不清，吞咽困难等。严重者可出现肢体瘫痪、休克、昏迷、惊厥、呼吸麻痹、肾功能衰竭、心力衰竭等。

中医学认为，本病多为蛇毒咬伤，风热邪毒侵入人体，风邪阻络，气血瘀滞，损伤脏腑所为，当以清热解毒、消肿止痛、调理脏腑为治，在早期急救、局部清创排毒、使用抗毒血清、对症支持治疗的同时，可配合选用中成药治疗方法。

【中成药内治法】

1.风毒外袭型：主要表现为蛇毒咬伤后伤口不红、不肿、不痛，有麻木感，头晕，眼花，嗜睡，严重者呼吸困难，四肢麻痹，张口困难，眼睑下垂，神志模糊，舌红，苔薄白，脉弦数。当以祛风解毒、活血通络为治，可选用蛇咬丸，或羚翘解毒丸，或银翘解毒片，或清开灵胶囊，或双黄连口服液，或柴黄冲剂等，口服。

2.火毒蕴结型：主要表现为蛇毒咬伤后局部肿胀疼痛，渗血，或有水疱、血疱、瘀斑，严重者局部组织坏死，可见恶寒发热，口干，烦躁胸闷，心慌，尿血便血，舌红，苔黄，脉弦数。当以泻火解毒、凉血活血为治，可选用牛黄解毒片，或西黄丸等，口服。

3.风火毒结型：主要表现为蛇毒咬伤后局部红肿明显，伤口剧痛，或有水疱、血疱、瘀斑，局部溃烂，头晕眼花，视物模糊，恶寒发热，大便干，小便短赤，严重者烦躁抽搐，神志模糊，舌红，苔黄，脉弦数。当以清热解毒、凉血祛风为治，可选用片仔癀，或复方热毒清片等，口服。

4.蛇毒内陷型：主要表现为蛇毒咬伤后误治失治，寒战高热，烦躁不安，惊厥抽搐，甚至神昏谵语，呼吸困难，伤口由红肿突然变为紫暗或紫黑，肿势散漫，舌红绛，脉细数。当以解毒祛风、活血开窍为治，可选用紫雪丹，或安宫牛黄丸等，口服。

【中成药特色治法】

1.南通蛇药片（季德胜蛇药片）：伤后取本品立即服20片，以后每隔6小时服10片，持续到中毒症状明显减轻为止，同时将药片加温开水调成糊状，涂在伤口的周围及肢体胀肿处的上端3～4厘米处。适用于各型毒蛇咬伤。

2.南通蛇药二号片：本品为南通蛇药的改进片，药效较好，每次服药量较小，每次服5片，每6小时一次，首量加倍，每次不得超过15片，必要时可对伤口进行穿刺或切开排脓。适用于各型毒蛇咬伤。

3.蛇伤解毒片：可口服，第1天（24小时内）服4～5次，第1次9～12片（病情严重者首次可服18片），以后每次6～9片，每隔3～4小时1次，第2～3天每次6～9片，每日3次，第4天开始每天6片，每天2次，直至完全消肿，儿童用量减半。可外用，取消毒三棱针或其他经严格消毒的利器剖破伤口，从伤口上方向下方压挤，使血流出，如伤口处有溃疡则无须割破挤血，再用清水洗净伤口，取本品研末用蜂蜜或冷开水调敷伤口周围，每天换药1次。适用于各型毒蛇咬伤。

4.广州蛇药片（何晓生蛇药片）：伤后取本品立即服5片，以后每3小时服5片，重症者药量加倍。适用于各型毒蛇咬伤。

5.上海蛇药片：伤后取本品立即口服，第1次服10片，以后每次5片，每4小时一次，如病情减轻，减量为每次5片，每日3～4次，危重病例酌情增服。适用于各型毒蛇咬伤。

三十、药物性静脉炎

药物性静脉炎为静脉的一种急性非化脓性炎症，或伴有继发性血管内血栓形成的疾病，临床特点为患肢局部不适或肢体轻微疼痛，触诊常可发现患肢有一条索状硬结，有明显压痛。随着静脉穿刺技术的普及及一次性输液管的应用，药物性静脉炎的发病率近年来有上升的趋势，应引起人们的注意。

中医学认为，药物性静脉炎多因脉络损伤，局部气滞血瘀，致使局部产生蚯蚓样硬结，或局部红肿硬痛。局部湿热敷虽有较好的疗效，但尚不尽如人意，采用中成药外治药物性静脉炎效果较好。

【中成药外治法】

1.麝香风湿油：先将药物均匀地搽于患处，随之用手掌连续摩擦，直至局部发热，每日4～6次，连用2～4天。正红花油、正骨水、消肿止痛酊也可选用。

2.如意金黄散：取本品适量，以米醋调为稀糊状局部外敷，每日2次，一般应用2～3天即可。

3.云南白药粉剂：取本品适量，酒调为糊状均匀摊于无菌纱布上，外敷患处，24小时换药1次，干后滴酒以保持湿度，至局部痛消变软为止，一般十余日可愈。

4.六神丸：取本品适量，研为细末，用酒调为稀糊状，均匀摊于消毒纱布上，外敷患处，胶布固定，24小时换药1次，干后滴酒以保持湿度，至局部痛消变软为止，连用十余日可愈。中华跌打丸、牛黄解毒片、三黄片也可选用。

5.京万红软膏：用棉签蘸取本品，从静脉穿刺点上方沿静脉走向敷药，轻者敷1～2次炎症即可消失，重者每日局部涂药3～4次，1～2天症状即可减轻，3～4天痊愈。一般用药后数分钟患者即可感局部舒适痛减，并能解除血管痉挛，使输液速度加快。湿润烧伤膏、马应龙麝香痔疮膏也可选用。

6.复方丹参注射液：取本品适量，用消毒棉签蘸取药液外搽患处，每日5～7次，连用5～7天。当归注射液、红花注射液也可选用。

上述中成药均有活血化瘀、舒经通络、清热解毒、消肿止痛之功，配以酒、醋外敷，增强了药物活血化瘀、软坚散结之功，故用之可效。

三十一、酒渣鼻

酒渣鼻，又名红鼻头、酒糟鼻，病变多集中于颜面中心，尤以鼻头及其两侧为著，因其鼻色紫红如酒渣，故名酒渣鼻。本病男、女均可发病，但多见于青壮年。本病反复发作，经久不愈，影响面容。吸烟、饮酒、过食辛辣厚味、消化系统功能紊乱、内分泌失调、慢性炎症、精神紧张、情绪激动等均可诱发或加重本病，有的还可并发结膜炎、角膜炎、睑缘炎，甚至角膜溃疡等，使视力退化，因此必须针对病因及早治疗。西医学研究认为，本病多为毛囊虫所致，亦与家族遗传有关。

本病临床表现始见暂时性、阵发性局部弥漫潮红，继之变为持续性潮红，此为“红斑型”；病情进展，毛细血管扩张明显，呈树枝状或蛛网状，瘙痒，出现较大面积的针头至黄豆大小的丘疹、脓疱，此为“毛细血管扩张期”，又称“丘疹脓疱型”；病情严重，经久不愈者，鼻部组织肥厚，或呈结节增生如瘤状，此为“鼻赘型”，此时皮肤呈暗紫红色，能见扩大的毛孔口，油脂很多。

红斑型：颜面中部，特别是鼻尖部出现红斑，开始为暂时性，时起时消，寒冷、进食辛辣刺激性食物及精神兴奋时红斑更为明显，以后红斑持久不退，并伴有毛细血管扩张，呈细丝状，分布如树枝。

丘疹脓疱型：病情继续发展时，在红斑基础上出现痤疮样丘疹或小脓疱，但无明显的黑头粉刺形成。毛细血管扩张更为明显，如红丝缠绕，纵横交错，皮色由鲜红变为紫褐，自觉轻度瘙痒，迁延数年不愈。极少数最终发展至鼻赘型。

鼻赘型：临床少见，多为病程长久者，鼻部结缔组织增生，皮脂腺异常增大，致鼻尖部肥大，形成大小不等的结节状隆起，称为鼻赘，且皮肤增厚，表面凹凸不平，毛细血管扩张更加明显。

《外科大成·酒渣鼻》云：“酒渣鼻者，先由肺经血热内蒸，次遇风寒外束，血瘀凝滞而成，故先紫而后黑也。治宜宣肺气化滞血，行营卫流通，以滋新血，乃可得愈。”中医学认为，本病多由肺经血热外蒸，次遇风寒外来，血瘀凝结而成，当以泻肺清热、活血化瘀为治。

【中成药内治法】

1.肺胃热盛型：主要表现为红斑多发于鼻尖或两翼，压之退色，便秘，饮食不节，口干口渴，舌红，苔薄黄，脉弦滑。多见于红斑型。当以清泄肺胃积热为治，可选用双黄连口服液，或清开灵口服液，或银黄口服液等，口服。

2.热毒蕴肤型：主要表现为在红斑上出现痤疮样丘疹、脓疱，毛细血管扩张明显，局部灼热，伴口干，便秘，舌红绛，苔黄。多见于丘疹脓疱型。当以凉血清热解毒为治，可选用清热解毒口服液，或三黄片，或复方鱼腥草片，或栀子金花胶囊等，口服。

3. 气滞血瘀型：主要表现为鼻部组织增生，呈结节状，毛孔扩大，舌略红，脉沉缓。多见于鼻赘型。当以活血化瘀散结为治，可选用化瘀祛斑胶囊，或血府逐瘀口服液，或三七片，或中华跌打丸，或云南白药胶囊，或化瘀祛斑胶囊等，口服。

【中成药外治法】

1. 金黄散：局部常规清洗后，取本品适量，用清水少许调匀，外搽患处，每日3次。适用于各型酒渣鼻。

2. 复方硫黄乳膏：取大黄粉、蒲黄粉、复方硫黄乳膏各适量，调匀备用，患处用温水洗净后，直接将药膏涂抹于患处，每日3次。适用于各型酒渣鼻。

3. 肤螨灵软膏：外用，每晚睡前用温开水和药皂清洗面部，清洗后用药膏搓搽患部（用药期间勿用化妆品）。适用于各型酒渣鼻。

4. 冰黄软膏：局部洗净后，用棉签蘸取药膏外搽患处，每日3次。适用于各型酒渣鼻。

三十二、痤　疮

痤疮，即寻常痤疮，又称青春痘，是青春期常见的一种慢性毛囊皮脂腺炎症性疾病，好发于面部及胸背部，是青少年时期常见的一种损美性皮肤病。

本病属中医学“粉刺”范畴，《医宗金鉴·外科心法要诀》载：“此证由肺经血热而成，每发于面鼻，起碎疙瘩，形如黍屑，色赤肿痛，破出白粉止，日久皆成白屑，形如黍米白屑。”中医学认为，本病多为肺热及血热郁滞肌肤，或过食膏粱厚味，致使脾胃积热，上蕴肌肤，或肌肤不洁，热毒壅盛所为，当以清热解毒、凉血行滞为治。

【中成药内治法】

1. 肺经风热型：主要表现为痤疮，丘疹色红，或有痒痛，舌红，苔薄黄，脉浮数。当以清肺散风为治，可选用消痤丸，或枇杷清肺饮，或蛇胆川贝液，或三蛇胆川贝膏，或清热散结片，或桑菊感冒片等，口服。

2. 湿热蕴结型：主要表现为痤疮，皮损红肿疼痛，或有脓疱，口臭，便秘，尿黄，舌红，苔黄腻，脉滑数。当以清热化湿为治，可选用复方珍珠暗疮片，或黄连胶囊，或湿毒清胶囊，或芩连片，或龙胆泻肝口服液，或茵栀黄口服液等，口服。

3. 痰湿凝结型：主要表现为痤疮，皮损结成囊肿，纳呆，便溏，舌淡胖，苔薄，脉滑。当以化痰健脾渗湿为治，可选用二陈丸，或参苓白术丸，或半夏天麻丸，或香砂六君子丸等，口服。

【中成药外治法】

1. 六神丸：取六神丸10～15丸，绿药膏1瓶。将六神丸研为细末，与绿药膏混合均匀备用，每晚常规清洗皮肤后，将六神药膏糊涂抹于患处、双手心及双足心涌泉穴处，翌晨洗去，每晚1次，30天为1个疗程，使用1～2个疗程。适用于各型痤疮。

2. 姜黄消痤搽剂：外用，用棉签蘸取本品涂患处，每日2～3次。适用于各型痤疮。

3. 冰硼散：取冰硼散1支，清水适量，将冰硼散用清水适量调匀，用棉签蘸取药糊外搽患处及双手心、双足心，每日3次。适用于各型痤疮。

4. 三七片：取三七片20片，大黄6克，冰片2克，共研细末，加凡士林适量调为膏状，外涂于患处，每日3次。适用于各型痤疮。

5. 复方硫黄乳膏：取蒲黄粉、大黄粉、复方硫黄乳膏各适量，调匀备用，患处用温水洗净后直接将药膏涂抹于患处，每天3～4次。适用于各型痤疮。

6. 三黄片：取三黄片3～5片，研为细末，用酒精适量，调为稀糊状外敷患处，每日2次。适用于各型痤疮。

7.复方黄连素片：取复方黄连素片10片，大黄粉10克，共研细末，加清水适量调匀，用棉签蘸取药液外搽患处，每日3～5次。适用于各型痤疮。

8.双黄连粉针剂：取本品适量，用清水少许调匀，外搽患处，每日3～5次。适用于各型痤疮。

9.润肌皮肤膏：外用，用纱布包药擦患处，用药后如不痛，可直接敷于患处，每日2次。可消斑，燥湿，活血。

10.三味肤宝软膏：外用，每次清洗面部或患部后，取适量涂擦，每日1～3次。适用于各型痤疮。

11.清热暗创膏：外搽患处，每次适量，每日2次。适用于各型痤疮。

12.冰黄软膏：外用，温水洗脸后取软膏适量涂于面部，每日2次。适用于各型痤疮。

13.新肤螨灵软膏：先用温水将面部洗净，再取本品外用，涂擦患处，每天2次。适用于各型痤疮。

14.玫芦消痤膏：外用，将患处用温水清洗干净后涂抹适量，每日3～4次。适用于各型痤疮。

三十三、烧　伤

烧伤，即水火烫伤，是指因热力（火焰、灼热气体、液体、固体、热液、蒸气）、化学物质、放射性物质及电而引起的组织损害，主要指皮肤和（或）黏膜受损，严重者也可伤及皮下和（或）黏膜下组织，比如肌肉、骨、关节，甚至内脏。

中医学认为，本病多为强热作用于人体，热毒入侵，气血瘀滞，轻者皮肉腐烂，重者热毒炽盛，伤及体内阴液，或热毒内攻脏腑，以致脏腑失和，阴阳失调所为，当以清热解毒、生津养液、护肤生肌为治。烧伤患者除迅速脱离致伤源、立即冷疗、就近急救和转运、清理创面外，可配合选用中医综合治疗法。

【中成药内治法】

1. 火热伤津型：主要表现为发热，口干欲饮，烦躁不安，大便秘结，小便短赤，舌红，苔黄，脉数。当以清热解毒、养阴生津为治，可选用三黄片，或银翘解毒片，或清热散结片，或抗菌消炎片，或新癀片等，口服。

2. 阴伤阳脱型：主要表现为面色苍白，神疲乏力，气息低促，自汗肢冷，体温反低，嗜睡，甚则神志恍惚，舌质红绛或紫暗，无苔，脉细欲绝。当以回阳救逆、养阴生津为治，可选用益气养阴口服液，或生脉饮口服液，或参麦颗粒等，口服。

3. 火毒内陷型：主要表现为壮热烦渴或高热神昏，躁动不安，口唇干燥，大便秘结，小便短赤，舌质红绛，脉细数。当以清营凉血解毒为治，可选用牛黄解毒丸，或万氏牛黄清心丸，或六神丸，或凉血祛风糖浆等，口服。

4. 气血两虚型：主要表现为低热或不发热，神疲乏力，食欲不振，形体消瘦，面色少华，创面肉芽色淡，难以愈合，舌淡，苔薄白，脉细弱。当以补益气血为治，可选用八珍口服液，或参芪阿胶口服液，或复方阿胶口服液，或参芪膏等，口服。

5. 脾胃虚弱型：主要表现为病程日久，创面难以愈合，疲乏无力，食欲不振，腰腹胀满，或呕吐腹泻，面色少华，形体消瘦，舌淡，苔白腻，脉弱。当以健脾和胃为治，可选用黄芪精口服液，或补中益气口服液，或参苓白术丸，或香砂六君丸，或香砂养胃丸等，口服。

【中成药外治法】

1. 湿润烧伤膏：外用，涂于烧、烫、灼伤等创面（厚度低于1毫米），每4～6小时更换新药。换药前，须将残留在创面上的药物及液化物拭去，暴露创面用药。适用于各型烧伤。

2. 京万红软膏：用生理盐水清理创面，涂敷本品或将本品涂于消毒纱布上，敷盖创面，用消毒纱布包扎，每日1次。适用于各型烧伤。

3.伤痛克酊：外用，喷洒于洁净的创面，每日2～4次，或喷洒于脱脂纱布使浸渍药液包敷，每日换药1次或隔日1次。适用于各型烧伤。

4.三黄珍珠膏：外用，将患处清疮，涂药适量，亦可将药膏涂在无菌纱布上敷贴在创面，一般患面每45平方厘米涂药膏1克，每日或隔日换药1次，每日最高用量为18克。适用于各型烧伤。

5.复方雪莲烧伤膏：适量外用。适用于各种原因引起的烧烫伤。

6.解毒生肌膏：外用，摊于纱布上敷患处，每日一换。适用于各种原因引起的创面感染、Ⅱ度烧伤。

7.除疤膏：外用，涂敷患处，每日1～2次。适用于各种原因引起的烧伤疤痕。

8.疤痕止痒软化膏：按瘢痕大小剪取本品，贴在瘢痕表面，每2～3日换药1次。适用于各种原因引起的烧伤瘢痕、瘙痒。

9.疤痕止痒软化乳膏：外用，涂敷于患处。每日3次。适用于各种原因引起的烧伤瘢痕、瘙痒。

三十四、痱　子

痱子，又称汗疹、痱疹，是夏秋季节常见的皮肤病，多见于婴幼儿及肥胖多汗的人群。痱子若长在婴幼儿的头部易形成脓肿，也就是痱疖。

中医学认为，夏季气候炎热，暑湿侵袭交阻，熏蒸肌肤，闭阻毛窍，从而形成是病，当以清热利湿、解毒止痒、局部干燥为治疗大法。

【中成药外治法】

1.痱子粉：外用适量，扑擦患处。可散风祛湿，清凉止痒。

2.冰霜痱子粉：外用药，用温水将汗洗净，扑擦患处。可除湿止痒。

3.六神丸：夏季婴幼儿洗澡时，取六神丸5～10丸，研细，加入浴水中，对痱子有预防作用。加10丸对于已起痱子者有治疗作用，也可溶解后湿敷患处。可清热解毒。

4. 复方硫黄乳膏：将患处用温水洗净后，直接将药膏涂抹于患处，每天3～4次，1天为1个疗程，连用2～3个疗程。可清热解毒。

5. 复方黄连素片：取复方黄连素片1克，加入300毫升温水中，混合均匀后洗浴，每日早、晚各1次，连用3～5天。可清热解毒。

6. 风油精：夏天洗澡时在水中加几滴风油精会感到凉爽舒适，洗几次后身上的痱子便会逐渐消退。未生痱者常用风油精洗浴还可预防痱子的发生。但婴幼儿皮肤娇嫩，使用时用量应减少，约为成人的1/3即可。可清热护肤。

三十五、脱发与白发

脱发是一种常见的皮肤病，可分为脂溢性脱发、斑秃、全秃等十几种类型。常见的脱发大多为脂溢性脱发（占脱发患者的95%以上），其症状为患者头皮脂肪过量溢出，导致头发油腻潮湿，有时还伴有头皮瘙痒及炎症。脱发一般先从两额角、前额和头顶中间开始，继而弥漫于整个头顶，症状严重者脱发区变得油光发亮，剩余的头发变得细软枯黄。白发即须发早白，或少白头。

中医学认为，发为血之余，因而脱发与白发多为气血亏虚，肾水不足，脂质堆积所为，当以补益气血、益肾填精、祛脂降腻为治。

【中成药内治法】

1. 气血亏虚型：主要表现为白发、脱发，眩晕时作，面色苍白，唇甲不华，心悸失眠，神疲懒言，饮食减少，舌质淡，脉细弱。当以补养气血、健运脾胃为治，可选用止脱生发散，或归脾丸，或人参健脾丸，或补中益气丸（合剂、口服液），或黄芪精口服液，或生尔发糖浆等，口服。

2. 肝肾不足型：主要表现为白发、脱发，头晕眼花，耳鸣耳聋，腰膝酸软，不任劳作，舌质淡红，苔白薄，脉沉细弱。当以滋补肝肾、养血乌发为治，可选用黑首生发颗粒，或健肾生发丸，或生发丸，或首乌片，或七宝美髯口服液（膏、颗粒），或益肾乌发口服液，或黄精首乌颗粒，或人参首乌胶囊等，口服。

3. 营血虚热型：主要表现为白发、脱发，头发干燥，五心烦热，心悸失眠，多梦，口干舌燥，舌红苔少，脉细数。当以滋阴凉血、乌须秀发为治，可选用杞菊地黄丸，或左归丸，或大补阴丸，或复方首乌地黄丸，或灵精胶囊等，口服。

4. 肝气郁结型：主要表现为白发、脱发，时或胸胁满闷胀痛，心烦易怒，善太息，舌红苔薄，脉弦。当以疏肝理气、活血乌发为治，可选用除脂生发片，或逍遥丸，或舒肝丸，或四逆散等，口服。

【中成药外治法】

1. 复方斯亚旦生发油：外用，用小毛刷浸取适量油搽秃发、脱发和瘙痒部位，每日2～3次。适用于脱发、头皮瘙痒等。

2. 生发酊：外用，涂擦患处，每日2～3次。适用于斑秃。

3. 参归生发酊：外用，搽脱发处，每次3～6毫升，每日3次。适用于脂溢性脱发、斑秃、普秃。

4. 丹骨生发酊：外用，涂擦于患处，每日1～3次，用药前后按摩患处1～3分钟效果更好。适用于肝肾不足、血脉瘀滞引起的斑秃。

三十六、老年皮肤瘙痒症

皮肤瘙痒症，指无原发性皮肤损害，而以瘙痒为主要症状的皮肤感觉异常性皮肤病，多发生在气候干燥的秋冬季节。因其多见于老年人，故称老年皮肤瘙痒症。有些老年人一到秋冬季节就感到皮肤瘙痒，一直会痒到第二年的四五月，待天气转暖后才逐渐恢复正常。瘙痒的主要部位在脊背处，这种病症发生的主要原因是皮肤萎缩、退化、干燥及皮肤神经功能失调，其次是某些内衣和外界温度的突然变化对皮肤产生的刺激所致。本病的瘙痒多呈阵发性，每于睡前加重，因剧痒而瘙抓，皮肤可出现抓痕、血痂、苔藓化、色素沉着和色素减退等继发性损害。患有泌尿系统疾病或内分泌功能障碍等疾病的老年人群更易发生此类疾病。

《诸病源候论·妇人杂病诸候》载："风瘙痒者，是体虚受风，风入腠理，与血气相搏，而俱往来于皮肤之间。邪气微，不能冲击为痛，故但瘙痒也。"中医学认为，本病多为气滞血瘀，聚于肌肤，肌肤失养所为，当以凉血化瘀、祛风止痒为治。

【中成药内治法】

1.血虚风燥型：主要表现为皮肤瘙痒，伴面色苍白，唇甲不华，心悸失眠，神疲懒言，饮食减少，舌质淡，脉细弱。当以补养气血、祛风止痒为治，可选用归脾口服液，或补中益气口服液，或当归养血膏，或首乌片，或花蛇解痒胶囊，或润燥止痒胶囊等，口服。

2.脾胃湿热型：主要表现为皮肤瘙痒，伴口干口苦，大便秘结或溏薄，小便短黄，舌红苔黄腻，脉滑。当以清热利湿为治，可选用消风止痒颗粒，或茵栀黄口服液，或三仁合剂，或葛根芩连片，或黄连胶囊等，口服。

3.血热炽盛型：主要表现为皮肤瘙痒，伴抓痕，手足心热，口干而不欲饮，失眠多梦，小便短少，大便秘结，舌红苔薄黄，脉细数。当以清热凉血、祛风止痒为治，可选用龙胆泻肝口服液，或湿毒清胶囊，或栀子金花丸等，口服。

【中成药外治法】

1.除湿止痒洗液：外用，每日3～4次，涂抹患处，亦可用水稀释10倍后洗浴。适用于脾胃湿热、血热炽盛型所致的皮肤瘙痒症。洁尔阴洗液、藿香正气液等也可选用。

2.肤舒止痒膏：外用，取本品5～10克于温毛巾上抹擦皮肤，揉摩5～10分钟，用清水冲净即可，每天1次。适用于各型皮肤瘙痒症。丹皮酚软膏、冰黄肤乐软膏等也可选用。

3.清凉止痒搽剂：外用，涂于患处。适用于各型皮肤瘙痒症。

4.薄荷止痒酊：外用，将患处洗净后外搽，每日数次。适用于各型皮肤瘙痒症。

5.玫芦消痤膏：外用，将患处用温水清洗干净后涂抹适量药膏，每日3～4次。适用于各型皮肤瘙痒症。

6.肤疾洗剂：外用，用温水将患部洗净，使用前将所附的小袋雄黄颗粒加入药液中摇匀，取出部分药液，按1∶150的比例用温水稀释，外搽或外洗患部，早、晚各一次，用量可依患部面积大小而定，或遵医嘱。适用于各型皮肤瘙痒症。

第六章

骨伤科病证的中成药疗法

一、骨质疏松症

骨质疏松症是一种常见的全身性代谢性骨病，以单位体积内骨量减少及骨微结构改变为特征，多见于绝经后妇女和老年男性。

30岁后，身体中骨质的总量逐渐减少，每年减少10%～15%，女性绝经、男性60岁以后会明显减少。骨量减少的早期表现为身高明显减低，牙齿松动脱落，进一步可发展到全身骨痛。由于骨量减少，骨脆性增加，容易造成骨折，其中以脊柱压缩性骨折最为常见，严重的还可造成畸形，表现为驼背、下腹突出、骨盆前倾、膝关节及髋关节屈曲范围变小、步态不稳等，医学上称之为骨质疏松症。随着年龄增大而骨量减少的为生理性骨质疏松，出现骨折、身体畸形的为病理性骨质疏松症。

中医学认为，肝主筋，肾主骨生髓，肝肾不足，筋骨失养，故见是症，当以补益肝肾为治。

【中成药内治法】

（一）常规治疗

1.肝肾阴虚型：主要表现为疲乏无力，头晕目眩，耳鸣健忘，急躁易怒，或精神紧张，失眠多梦，五心烦热，咽干颧红，腰膝酸软，甚或遗精，舌红苔少，脉细数。当以滋补肝肾、育阴潜阳为治，可选用杞菊地黄颗粒，或龟芪壮骨颗粒，或牡蛎碳酸钙颗粒，或三胶颗粒等，口服。

2.脾肾阳虚型：主要表现为疲乏无力，畏寒肢冷，面色苍白，脘闷纳呆，舌淡胖，苔白，脉沉细无力。当以温补脾肾为治，可选用仙灵骨葆胶囊，或骨疏康胶囊，或强骨胶囊，或金天格胶囊，或虫草双参酒，或参茸正阳口服液，或复方南五加口服液，或壮元强肾颗粒等，口服。

（二）特色中成药

1.复方滋补力膏：口服，每次15～20克，每日2次。可益气，滋阴，补肾。适用于气血不足、肾虚导致的体力衰弱、腰酸肢软、耳鸣眼花。

2.金樱首乌汁：口服，每次10～20毫升，每日3次。可养血益肝，固肾益精，强筋健骨，乌须黑发。适用于肝肾亏损、阴虚血少所致的腰酸、耳鸣、头晕眼花、筋骨痿软、脱发、白发、阳痿、遗精、月经失调、崩漏带下。

3.益寿强身膏：口服，每次15克，每日2次。可补气养血，滋补肝肾，养心安神，强筋健骨，健脾开胃。适用于体虚气弱，食欲不振，腰膝酸软，神疲乏力，头晕目眩，失眠健忘，年老体弱。

4.鹿骨胶：用温开水或黄酒化服，每次3～9克，每日1～2次。可补虚，强筋骨。适用于久病体弱，精髓不足，贫血，风湿四肢疼痛及筋骨冷痹，肾虚腰痛，行走艰难。

【中成药外治法】

对于骨质疏松性疼痛，可选用各种膏药外贴，如活血镇痛膏外用贴患处，每次1片，或根据疼痛面积确定用量。可舒筋，活血，散寒，止痛。其他如精制狗皮膏、麝香伤湿解痛膏、神农镇痛膏、伤湿宝珍膏、筋骨止痛膏、消肿止痛酊、云南白药酊等也可选用。

二、骨科围手术期贫血

围手术期是围绕手术进行一系列工作的全过程，其从患者决定接受手术治疗时开始，到手术治疗直至基本康复时为止，包含手术前、手术中及手术后的一段时间，通常为术前5～7天至术后的7～12天。发生在骨科围手术期的贫血，称为骨科围手术期贫血。围术期贫血不仅会增加术后感染率和病死率，延长住院时间，还会影响术后康复和生活质量，严重延缓患者康复进程。

骨科围手术期常见的贫血为缺铁性贫血。缺铁性贫血是体内铁贮存不足，影响血红蛋白合成所致的一种小细胞低色素性贫血，以皮肤和黏膜颜色苍白、疲软无力、头晕耳鸣、眼花、记忆力下降等为主要表现，严重者可出现眩晕和晕厥，活动后心悸气短，甚至诱发心绞痛、心力衰竭等。在明确引起缺铁性贫血的病因并进行相应诊断与治疗的基础上，补充铁剂可以从根本上纠正贫血，促进血红蛋白在短期内快速恢复，有利于治疗及康复。

中医学认为，骨科围手术期贫血多为伤折后气血亏虚，脾胃不足，运化无力，气血生化乏源所致，当以健脾补肾、益气养血为治。

【中成药内治法】

1.脾胃亏虚型：主要表现为骨科围手术期贫血，伴纳食减少，神疲乏力，动则尤甚，手足不温，大便溏薄，舌质淡，脉细弱。当以健脾养胃为治，可选用四君子丸，或香砂六君子丸，或黄芪精颗粒（口服液）等，口服。

2.气血亏虚型：主要表现为骨科围手术期贫血，伴面色不华，心悸失眠，神疲懒言，饮食减少，舌质淡，脉细弱。当以补养气血、健运脾胃为治，可选用参术健脾丸，或参芪膏，或阿胶当归合剂，或归脾膏，或龟芪参口服液，或虫草参芪口服液，或八珍口服液，或阿胶黄芪口服液，或新血宝胶囊，或当归益血膏，或鸡血藤膏，或复方阿胶补血膏，口服。

3.肝肾阴虚型：主要表现为骨科围手术期贫血，伴头晕目眩，耳鸣健忘，急躁易怒，或精神紧张，失眠多梦，五心烦热，咽干颧红，腰膝酸软，甚或遗精，大便干结，舌红苔少，脉细数。当以滋补肝肾、育阴清热为治，可选用杞菊地黄口服液，或刺五加颗粒，或鱼鳔胶丸，或补益地黄丸，或归芍地黄丸，口服。

4.脾肾阳虚型：主要表现为骨科围手术期贫血，伴面色㿠白，畏寒肢冷，倦怠少力，表情呆钝，健忘多睡，纳差腹胀，浮肿便溏，腰膝及少腹冷痛，舌体胖大，舌质淡，苔薄白或白腻，脉细弱或沉迟无力。当以温肾健脾为治，可选用参桂养荣丸，或仙灵脾颗粒，或参茸三七补血片，或参茸大补膏，或参鹿补膏等，口服。

三、颈椎病

颈椎病是由于颈椎间盘、椎体和附件等退变增生，压迫脊髓、神经、血管而引起一系列症状体征的疾病，其主要症状特点为颈肩臂疼痛、麻木，部分患者出现头晕、耳鸣、视物模糊、心悸、步态不稳、握力减弱和肌肉萎缩。颈椎病的发生与日常的工作、生活习惯有密切关系，长期低头工作者宜定时活动头颈部，消除颈项部软组织的过度疲劳，恢复颈椎的正常状态。睡眠时要选用合适的枕头，不可过高，以防因不良姿势而发病，同时要注意保暖，避免受外伤，因为各种颈部外伤均可导致颈椎不稳，日久会导致颈椎病。本病以非手术治疗为主，包括保持良好的工作与睡眠体位，进行颈椎牵引、颈部制动、理疗、按摩等辅助治疗。只有当非手术治疗无效时，才选择手术治疗。

本病属中医学“痹证”范畴，多因颈部疲劳过度，或感受风寒湿邪，闭阻经络而造成气滞血瘀，导致筋骨、肌肉、关节等酸楚、疼痛、重着、麻木、肿胀、活动不利，当以补益肝肾、活血通络、宣痹止痛为治，可选用下列中成药治疗。

【中成药内治法】

1. 寒湿痹阻型：主要表现为颈背强痛，肢体窜痛麻木，遇寒加重，入夜尤甚，舌质淡，苔薄白，脉沉弦或沉细。当以疏风散寒、祛湿通络为治，可选用颈复康颗粒，或风湿片，或豨莶风湿片，或麝香风湿片，或愈风宁心片等，口服。

2. 气血瘀滞型：主要表现为颈项强痛，其痛多为刺痛，痛点固定不移，甚者肢端麻木，舌质红，脉弦。当以活血化瘀、通络止痛为治，可选用伸筋丹胶囊（片），或活血壮筋丹胶囊，或骨刺消痛液（片、胶囊），或正天丸，或根痛平颗粒，或瘀血痹胶囊（片、颗粒），或颈舒颗粒，或颈痛颗粒（片、胶囊）等，口服。

3. 肝肾两虚型：主要表现为项背酸沉，时有眩晕，视物不清，腰膝酸软无力，步履不稳，肌肉萎缩，舌红少苔或无苔，脉沉弦细。当以补益肝肾、强筋壮骨为治，可选用参桂再造丸，或抗骨质增生丸，或颈痛灵药酒（胶囊），或骨仙片等，口服。

【中成药外治法】

1. 中华跌打丸：取本品1～2丸，研细，加白酒适量调为稀糊状，将药糊均匀涂敷于颈项患处，敷料包扎，胶布固定，每日换药1次，外敷时适时在敷料上滴入白酒以保持湿润，并借以增强疗效，连用7～10日。适用于寒湿痹阻、气血瘀滞所致的颈椎病。

2. 腰痛宁胶囊：取腰痛宁胶囊，口服，每次4粒，每日1次，用药盒中的黄酒兑少量温开水，睡前半小时送服。另取腰痛宁胶囊2粒，去掉胶囊衣，用药盒中的黄酒调为稀糊状，局部常规消毒后贴于患部疼痛处，敷料包扎，胶布固定，每日一换，7日为1个疗程，连用2个疗程。适用于寒湿痹阻、气血瘀滞所致的颈椎病。

3. 骨通贴膏：外用，贴于患处。贴用前将患处皮肤洗净，贴用时将膏布的弹力方向与关节活动方向保持一致。适用于寒湿痹阻、气血瘀滞所致的颈椎病。

4.骨刺消痛涂膜剂：取本品适量涂于患处，一日2～3次，用量视疼痛情况而定。个别患者用药后局部皮肤出现瘙痒、潮红、点状红丘疹，可停药，待上述症状消失后再继续用药。擦去药膜时用毛巾蘸取温水轻擦皮肤，可防止上述症状出现。适用于寒湿痹阻、气血瘀滞所致的颈椎病。

5.骨友灵搽剂：取本品适量涂于患处，热敷20～30分钟，每次2～5毫升，每日2～3次，14日为1个疗程，间隔1周再进行1个疗程，一般用药2个疗程。适用于寒湿痹阻、气血瘀滞所致的颈椎病。

6.通络祛痛膏：局部常规清洗后，取本品1张外贴患处，每次贴12～14小时，每日更换1次，每次换药间隔12小时，15～20日为1个疗程。适用于寒湿痹阻、气血瘀滞所致的颈椎病。

7.复方热敷散：外用，拆去外包装，将内袋物搓揉均匀，开始发热后放在疼痛处熨敷（过热时可另垫衬布），根据病痛情况可随时使用，一次1袋或数袋，或遵医嘱。适用于寒湿痹阻、气血瘀滞所致的颈椎病。

8.骨痛灵酊：每次取本品25毫升，将纱布用本品浸透后贴于患处，覆盖一层塑料薄膜，再盖3～4层毛巾，将热水袋（袋中水温90℃左右）置于毛巾上热敷，胸、腰椎部位敷40分钟，其余部位敷30分钟，每日1次，20日为1个疗程。适用于寒湿痹阻、气血瘀滞所致的颈椎病。消尔痛酊、活血消痛酊、双活止痛酊亦可选用。

四、腰椎病

腰椎病为临床常见多发病，多为腰椎骨质增生，或腰椎间盘脱出所为。

中医学认为，本病多为肝肾亏虚，筋骨失养，气滞血瘀所为，当以补益肝肾、活血通络、化瘀止痛为治，可选用下列中成药治疗方。

【中成药内治法】

1.寒湿痹阻型：主要表现为腰部冷痛重着，转侧不利，渐渐加重，虽静卧不减，或反加重，遇阴雨天疼痛加剧，舌苔白腻，脉沉而迟缓。当以祛寒行湿、温经通络为治，可选用寒湿痹颗粒，或风湿骨痛胶囊，或腰痛宁胶囊等，口服。

2.湿热阻滞型：主要表现为腰部疼痛，痛处伴有热感，热天或雨天疼痛加重，活动后或可减轻，小便短赤，舌苔黄腻，脉濡数。当以清热利湿、舒筋止痛为治，可选用二妙丸，或湿热痹颗粒，或正清风痛宁片，或老鹳草膏等，口服。

3.肝肾两虚型：主要表现为腰痛，以酸软感为主，喜按喜揉，腰膝无力，遇劳更甚，卧则稍减，常反复发作，面色㿠白，手足不温，舌淡苔白，脉沉细。当以补益肝肾为治，可选用骨刺平片，或壮骨关节丸，或强力天麻杜仲胶囊等，口服。

4.瘀血留滞型：主要表现为腰痛如刺，痛有定处，轻则俯仰不便，重则因痛剧而不能转侧，痛处拒按，舌质紫暗，或有瘀斑，脉涩。部分患者有外伤史。当以活血化瘀、理气止痛为治，可选用红药片，或长春红药片，或跌打红药片，或云南白药胶囊，或腰息痛胶囊等，口服。

【中成药外治法】

1.中华跌打丸：取本品1～2丸，研细，加白酒适量调为稀糊状，将药糊均匀涂敷于颈项患处，敷料包扎，胶布固定，每日换药1次，外敷时适时在敷料上滴入白酒以保持湿润，并借以增强疗效，连用7～10日。适用于寒湿痹阻、瘀血留滞所致的腰椎病。

2.腰痛宁胶囊：口服，每次4粒，每日1次，用药盒中的黄酒兑少量温开水，睡前半小时送服。另取腰痛宁胶囊2粒，去掉胶囊衣，用药盒中的黄酒调为稀糊状，局部常规消毒后贴于患部疼痛处，敷料包扎，胶布固定，每日一换，7日为1个疗程，连用2个疗程。适用于寒湿痹阻、瘀血留滞所致的腰椎病。

3.正骨水：取中药千年健、葛根、羌活、独活、川乌、草乌、透骨草、五加皮、川芎、刘寄奴各10克，马钱子2克，共研细末，装入布袋中备用。

用正骨水将患处按摩至皮肤发红后，将药袋放在患处，再用热水袋加热外敷，每次2小时，每天2～3次，每5天换药1次，10天为1个疗程，使用1～2个疗程。适用于寒湿痹阻、瘀血留滞、肝肾两虚所致的腰椎病。

4.骨通贴膏：将患处洗净后，取本品1张贴于患处，每日1次，每次敷贴12小时，7日为1个疗程，使用1～2个疗程。适用于寒湿痹阻、瘀血留滞所致的腰椎病。

5.骨刺消痛涂膜剂：取本品适量涂于患处，一日2～3次，用量视疼痛情况而定。个别患者用药后局部皮肤出现瘙痒、潮红、点状红丘疹，可停药，待上述症状消失后再继续用药。擦去药膜时用毛巾蘸取温水轻擦皮肤，可防止上述症状的出现。适用于寒湿痹阻、瘀血留滞所致的腰椎病。

6.通络祛痛膏：局部常规清洗后，取本品1张外贴患处，每次贴12～14小时，每日更换1次，每次换药间隔12小时，15～20日为1个疗程。适用于寒湿痹阻、气血瘀滞所致的腰椎病。

五、膝关节骨性关节炎

膝关节骨性关节炎，又称膝退行性关节炎、膝增生性关节炎、“老年膝”等，是以膝关节软骨退行性改变、关节间隙狭窄、滑膜炎症性增生及关节边缘骨质增生为主要病理变化的慢性骨关节病，以膝关节疼痛、僵硬、功能障碍为主要表现。本病多见于40岁以上的中老年人，尤多见于肥胖女性，上、下楼时疼痛尤甚，可出现关节积液，活动时可有弹响及摩擦音，严重影响人们的生活。

本病属中医学“痹证”范畴，多为气血不足，肝肾亏虚，风寒湿邪侵入骨骼、经络，以致瘀血阻滞，痰湿凝聚，经络运行失畅，不通则痛所为，当以补益肝肾、消肿止痛、疏散寒邪、温经通络为治。

【中成药内治法】

1.行痹：主要表现为膝关节疼痛，游走不定，关节屈伸不便，行走则剧，或见恶风发热等表证，舌苔白腻，脉浮。当以祛风通络、散寒除湿为治，可选用追风透骨丸，或风湿痛药酒，或蠲痹口服液，或复方雪莲胶囊等，口服。

2.痛痹：主要表现为膝关节疼痛较剧，痛有定处，遇寒痛增，行走则剧，不可屈伸，痛处皮色不红，触之不热，遇热则舒，舌苔薄白，脉弦紧。当以散寒止痛、祛风除湿为治，可选用风湿骨痛胶囊，或复方曼陀罗药水，或追风药酒，或强筋健骨丸，或木瓜丸，或强力天麻杜仲胶囊，或三乌胶丸等，口服。

3.着痹：主要表现为膝关节疼痛重着，或肿胀，痛有定处，行走则剧，手足沉重，活动不便，肌肤麻木不仁，舌苔白腻，脉濡缓。当以除湿通络、祛风散寒为治，可选用小活络丸，或红药片，或腰腿痛丸，或寒湿痹颗粒（片），或风湿马钱片等，口服。

4.热痹：主要表现为膝关节疼痛，局部灼热红肿，得冷则舒，痛不可触，关节游走性疼痛，不能屈伸，行走则剧，多兼有发热、汗出恶风、口渴烦闷等症，舌苔黄燥，脉滑数。当以清热通络、疏风胜湿为治，可选用二（四）妙丸，或湿热痹片，或正清风痛宁片，或黄连胶囊等，口服。

5.血瘀型：主要表现为膝关节疼痛，肌肤疼痛，麻木不仁，固定不移，行走则剧，舌质淡，边有瘀点或瘀斑，苔白，脉细涩。当以活血化瘀、通络止痛为治，可选用三七片，或大活络丸，或云南白药胶囊等，口服。

6.肝肾亏虚型：主要表现为膝关节疼痛，遇劳则剧，头晕目眩，腰膝酸软，舌苔薄，脉细弱。当以补益肝肾为治，方可选用独活寄生丸，或壮骨关节丸，或壮腰健肾丸，或杜仲冲剂，或刺五加冲剂等，口服。

【中成药外治法】

1.无敌止痛搽剂：外用搽患处，每日3～4次。适用于行痹、着痹、痛痹、血瘀所致的膝关节骨性关节炎。

2.乌头酊：外用，局部涂擦，每日1～2次。适用于痛痹、血瘀所致的膝关节骨性关节炎。

六、膝关节滑膜炎

膝关节滑膜炎是骨科常见多发病，以膝关节肿胀、疼痛，压痛明显，屈伸受限，局部发热或皮肤暗红为主要表现，体格检查可见浮髌试验阳性。X线检查局部无明显异常或仅见轻度骨退行性改变。

中医学认为，膝关节受损后，局部气滞血瘀，风寒湿邪乘虚侵入，痹阻于膝关节，使气血瘀滞，功能障碍，当以清热利湿、舒筋通络、活血化瘀、行气止痛为治。

【中成药内服方】

1.水湿浸渍型：主要表现为膝关节肿胀，疼痛拒按，肤色不变，活动不利，舌淡红，苔薄白或厚腻，脉濡缓。当以活血利湿、消肿止痛为治，可选用五苓散（片、胶囊），或舟车丸等，口服。

2.气滞血瘀型：主要表现为膝关节青紫肿胀，疼痛拒按，痛如针刺，活动不利，舌质暗红，边有瘀点，苔薄白，脉弦涩。当以舒筋通络、活血化瘀为治，可选用三七片，或复方丹参片（颗粒、口服液），或血府逐瘀口服液等，口服。

3.湿热阻络型：主要表现为膝关节肿胀疼痛，灼热拒按，皮色焮红，触之中软，屈伸不利，步履艰难，身热口干，小便短黄，大便秘结，舌红，苔黄腻，脉弦数或濡数。当以清热利湿、活血通络为治，可选用滑膜炎胶囊（颗粒），或二妙丸，或三妙丸，或四妙丸，或湿热痹颗粒，或正清风痛宁片，或滑膜炎片（颗粒、胶囊）等，口服。

【中成药外治方】

1.如意金黄散：取本品适量，用清水少许调为稀糊状，外敷患处，敷料包扎，胶布固定，每日换药1次，连用5～7日。适用于各型膝关节滑膜炎。

2. 冰硼散：取本品适量，用茶水少许调为稀糊状，外敷患处，敷料包扎，胶布固定，每日换药1次，连用5～7天。适用于各型膝关节滑膜炎。

3. 正红花油：取纱布数块，用本品适量浸透后外敷于局部疼痛处，敷料包扎，胶布固定，而后用热水袋熨，每次10～30分钟，每日换药1次，7日为1个疗程，连用2～3个疗程。适用于各型膝关节滑膜炎。

4. 正骨水：取纱布数块，用本品适量浸透后外敷于局部疼痛处，敷料包扎，胶布固定，而后用热水袋熨，每次10～30分钟，每日换药1次，7日为1个疗程，连用2～3个疗程。适用于各型膝关节滑膜炎。

5. 千山活血膏：外用，将膏药加温软化，贴于患处或相关穴位上，或遵医嘱，3天换一次，15天为1个疗程。适用于各型膝关节滑膜炎。

七、膝关节半月板损伤

膝关节半月板是膝关节内股骨髁与胫骨平台之间内、外侧的两个半月形纤维软骨组织。膝关节半月板损伤多为膝关节伸屈伴小腿内外旋或内外翻，使半月板产生矛盾运动所致，是体育运动中的多发损伤之一，尤其多见于球类、体操及摔跤运动员。

本病属中医学“伤筋”范畴，多为外邪侵袭致使关节损伤，气血瘀滞，络脉闭阻所为，当以活血化瘀、通络止痛、补益肝肾为治。根据国家中医药管理局印发的《膝关节半月板损伤中医诊疗方案（2017年版）》，在常规治疗的基础上可选用中成药治疗。

【中成药内治方】

1. 气滞血瘀型：主要表现为膝关节半月板损伤，伴膝关节疼痛肿胀明显，关节交锁不易解脱，局部压痛明显，动则痛甚，舌质暗红或有瘀斑，苔薄白，脉弦或弦涩。当以活血化瘀、行气止痛为治，可选用七厘胶囊，或活血跌打丸，或十味活血丸，或三七片，或三七伤药片，或复方元胡止痛片，或五灵止痛胶囊（片），或九气拈痛丸等，口服。

2.痰湿阻滞型：主要表现为膝关节半月板损伤，伴损伤日久或手术后膝关节肿胀明显，酸痛乏力，屈伸受限，舌淡胖，苔腻，脉滑濡。当以健脾祛湿、化痰通络为治，方用半夏天麻丸，或天麻片，或天麻丸，或小活络丸，或寒温痹丸（天麻祛风丸）等，口服。

3.肝肾亏虚型：主要表现为膝关节半月板损伤，无明显外伤史，或轻微扭伤，肿痛较轻，静时反痛，或损伤日久，肌肉萎缩，膝软无力，弹响交锁频作，舌质红或淡，苔少，脉细或细数。当以滋补肝肾、强壮筋骨为治，方用独活寄生丸，或海蛇天麻酒，或寄生追风液，或祛风止痛片，或精制五加皮酒，或舒筋活络丸，或金毛狗脊丸，或补肾健骨胶囊，或复方雪莲胶囊，或鹿骨雪莲酒等，口服。

【中成药外治方】

1.云南白药酊：取本品适量，局部涂抹后用湿毛巾热敷，每日2～3次，连用1～2周。适用于各型膝关节半月板损伤。

2.云南白药气雾剂：外用，喷于伤患处，每日3～5次。适用于各型膝关节半月板损伤。

3.独活止痛搽剂：局部常规清洗后，取本品适量外搽疼痛处，并用热毛巾湿敷，每日2～3次，每次10～20分钟。适用于各型膝关节半月板损伤。

4.九味羌活喷雾剂：外用，局部喷雾，每隔2小时一次。适用于各型膝关节半月板损伤。

5.琥珀止痛膏：外用，贴于洗净的患处，每片可贴1～2天。适用于各型膝关节半月板损伤。

6.蟾酥镇痛膏：贴于患处，12小时后揭去，揭去12小时后可再次使用，或遵医嘱。适用于各型膝关节半月板损伤。

八、跌打损伤

跌打损伤为骨伤科常见多发病，为强力外袭导致局部筋脉肌肉受损，脉络不利，气血瘀滞而成，临床以局部疼痛、肿胀青紫、关节活动障碍等为主要表现。

本病属中医学“伤筋”范畴。中医学认为，本病多为气滞血瘀，脉络阻滞所为，当以活血化瘀、通络止痛为治。

【中成药内治法】

1. 气滞血瘀型：主要表现为跌打损伤后局部肿胀，疼痛时作，痛如针刺，痛有定处，拒按，舌质暗，或有瘀斑，苔白，脉涩。当以活血化瘀、理气止痛为治，可选用红药片，或三七片，或云南白药胶囊，或活血止痛胶囊，或仙桃草膏（片）等，口服。

2. 肝肾不足型：主要表现为跌打损伤后局部疼痛，时作时止，隐隐作痛，喜按喜揉，遇劳更甚，卧则稍减，舌淡苔白，脉沉细。当以补益肝肾为治，可选用壮骨关节丸，或杞菊地黄丸，或强力天麻杜仲胶囊，或鸡血藤膏等，口服。

【中成药外治法】

跌打损伤后，皮肤肿胀疼痛但无破损、渗液、出血者，可选用中成药膏剂、乳剂、贴剂、酊剂等外用。

1. 中华跌打丸：取本品1～2丸，研细，加白酒适量调为稀糊状，将药糊均匀涂敷于颈项患处，敷料包扎，胶布固定，每日换药1次，外敷时适时在敷料上滴入白酒以保持湿润，并借以增强疗效，连用7～10日。适用于气滞血瘀所致的跌打损伤。

2. 骨通贴膏：将患处洗净后，取本品1张贴于患处，每日1次，每次贴12小时，7日为1个疗程，使用1～2个疗程。适用于气滞血瘀所致的跌打损伤。

3.辣椒风湿膏：外用，贴于患处，1～2日一换。适用于气滞血瘀所致的跌打损伤。

4.跌打按摩药膏：外用，取本品适量涂擦患处，每日2～4次。适用于气滞血瘀所致的跌打损伤。

5.云南白药酊：取本品适量，局部涂抹后用湿毛巾热敷，每日2～3次，连用1～2周。适用于气滞血瘀所致的跌打损伤。正红花油、狮子油、正骨水，万花油、活络油、骨友灵搽剂等也可选用。

6.云南白药气雾剂：外用，喷于伤患处，每日3～5次。适用于气滞血瘀所致的跌打损伤。

7.痛克搽剂：外用，喷搽患处，使局部湿润而无药液流淌，每2小时一次，每日6次，或遵医嘱。适用于气滞血瘀所致的跌打损伤。

8.祛风膏：先用生姜擦净患处，然后取膏药1张加温软化贴于患处。适用于气滞血瘀所致的跌打损伤。

9.复方辣椒碱乳膏：局部外用，取少量乳膏薄薄涂于患处，一日2～4次。适用于气滞血瘀所致的跌打损伤。辣椒风湿凝胶、辣椒碱凝胶等也可选用。

10.强腰壮骨膏：贴于患处，一次1片，隔日1次。适用于各型跌打损伤。

11.伤科壮骨膏：温热软化，外贴患处，每日或隔日一换。适用于各型跌打损伤。

九、肱骨外上髁炎

肘关节外侧前臂伸肌起点处肌腱发生的炎性疼痛，称为肱骨外上髁炎，在网球、羽毛球运动员中较常见，因而又被称为“网球肘”。疼痛的产生是由前臂伸肌重复用力导致的慢性撕拉伤造成的，患者在用力抓握或提举物体时感到患部疼痛不适。

中医学认为，本病多为气血瘀滞，阻滞经络所为，当以活血化瘀、通络止痛为治。

【中成药内治法】

1.气滞血瘀型：主要表现为肱骨外上髁局部疼痛时作，痛如针刺，或拒按，舌质暗，或有瘀斑，苔白，脉涩。当以活血化瘀、消肿止痛为治，可选用舒筋活血胶囊，或舒筋胶囊，或云南白药胶囊等，口服。

2.风寒痹阻型：主要表现为肱骨外上髁局部疼痛，遇寒加重，肢体沉重，抬举乏力，小便清长，舌质淡，苔白，脉沉细或缓。当以祛风散寒、化湿通络为治，可选用桂枝合剂，或寒湿痹片，或九味羌活丸，或复方曼陀罗药水等，口服。

【中成药外治法】

1.云南白药酊：取本品适量，局部涂抹后，用湿毛巾热敷，或用电吹风热挡轻吹患处，每日2~3次，每次10~15分钟，连用1~2周。适用于各型肱骨外上髁炎。正红花油、狮子油、正骨水，万花油、活络油、骨友灵搽剂等也可选用。

2.复方透骨香乳膏：取本品适量外涂患处局部，每日2~3次，涂后轻轻按摩。适用于各型肱骨外上髁炎。

3.当归注射液：取本品2毫升，局部常规消毒后于痛点明显处注射，2日一次，10次为1个疗程。可活血化瘀，通络止痛。适用于气滞血瘀型肱骨外上髁炎。红花注射液、天麻注射液、丹参注射液亦可选用。

4.跌打活血散：取本品适量，以黄酒或醋调敷患处，包扎固定，每日一换。适用于各型肱骨外上髁炎。

十、骨不连

骨折不愈合，又称骨不连，是指在平均愈合时间内未能达到愈合且经再度延长治疗时间后（一般为骨折后8个月）仍达不到骨性愈合的骨折。

中医学认为，本病多为肝肾亏虚，气血不足所为，当以补益肝肾、养血化瘀、生精壮骨为治。

【中成药内治法】

1.肝肾不足型：主要表现为骨折治疗后骨不连，伴腰膝酸软，足跟疼痛，或头晕耳鸣，舌淡少津，脉沉细。当以滋补肝肾、强健筋骨为治，可选用鹿胎膏，或杞菊地黄丸，或鱼鳔补肾丸等，口服。

2.气血两虚型：主要表现为骨折治疗后骨不连，伴心悸，气短懒言，倦怠乏力，舌淡，脉细弱。当以益气补血、强健筋骨为治，可选用八珍口服液，或补中益气口服液，或十全大补膏，或黄芪阿胶口服液，或十全大补丸等，口服。

3.气虚血瘀型：主要表现为骨折治疗后骨不连，伴气短懒言，倦怠乏力，骨折处疼痛时作，痛如针刺，舌红苔薄白，边有瘀点或瘀斑，脉细涩。当以养血化瘀、强健筋骨为治，可选用补中益气口服液合血府逐瘀口服液，或参芪五味子胶囊合云南白药胶囊等，口服。

十一、肩周炎

肩周炎是肩关节周围炎的简称，是临床比较常见的肩部疼痛性疾病，以肩部疼痛走窜，不能梳头、更衣，动则疼痛加剧，上肢内旋、外展、上举活动受限，以及肩部压痛为主要表现。肩关节可有广泛压痛，并向颈部及肘部放射，还可出现不同程度的三角肌萎缩，病程长者可致肩部肌肉萎缩，治疗颇为棘手。本病的好发年龄在50岁左右，故又被称为“五十肩”“冻结肩”“肩凝症”。本病女性发病率略高于男性，多见于体力劳动者。如得不到积极有效的治疗，有可能严重影响肩关节的功能活动。

中医学认为，本病多为风寒侵袭，气血瘀滞，闭阻经络所为，当以疏风散寒、活血通络、宣痹止痛为治。

【中成药内治法】

1.风寒外袭型：主要表现为肩部疼痛较轻，病程较短，疼痛局限于肩部，多为钝痛或隐痛，或有麻木感，不影响上肢活动，局部发凉，得暖或抚摩则痛减，舌苔白，脉浮或紧。当以祛风散寒、通络止痛为治，可选用桂枝合剂，或昆明山海棠片，或风湿寒痛片等，口服。

2.寒湿凝滞型：主要表现为肩部及周围筋肉疼痛剧烈，或疼痛向远端放射，昼轻夜甚，病程较长，肩痛而不能举，肩部感寒冷、麻木、沉重，畏寒感得暖稍减，舌淡胖，苔白腻，脉弦滑。当以散寒除湿、化瘀通络为治，可选用三乌胶，或附桂骨痛胶囊（片），或复方曼陀罗药水等，口服。

3.瘀血阻络型：主要表现为肩周炎久病肩痛，痛有定处，局部疼痛剧烈，呈针刺样，拒按，或活动受限，或局部肿胀，皮色紫暗，舌质紫暗，脉弦涩。当以活血化瘀、通络止痛为治，可选用红药片，或瘀血痹胶囊，或颈舒颗粒，或颈痛颗粒，或活血止痛胶囊，或仙桃草膏等，口服。

4.气血亏虚型：主要表现为肩部酸痛麻木，肢体软弱无力，肌肤不泽，神疲乏力，或局部肌肉挛缩，肩峰突起，舌质淡，脉细弱无力。当以益气养血、祛风通络为治，可选用补中益气口服液合血府逐瘀口服液，或黄芪口服液合云南白药胶囊等，口服。

【中成药外治法】

1.云南白药酊：取本品适量，局部涂抹后，用湿毛巾湿热敷，每日2～3次，连用1～2周。适用于风寒、寒湿、瘀血阻络所致的肩周炎。正红花油、红灵酒、狮子油、正骨水，万花油、活络油、骨友灵搽剂等也可选用。

2.中华跌打丸：取本品适量，研细，用白酒调为稀糊状外敷患处，局部包扎，每日换药1次，连用1周。适用于风寒、寒湿、瘀血阻络所致的肩周炎。大活络丸、小活络丸、云南白药、七厘散等也可选用。

3.白花蛇膏：用鲜姜、白酒搽患处，将膏药温化开，敷贴于患处，

2～3日一换。适用于风寒、寒湿、瘀血阻络所致的肩周炎。

4.风湿膏药：先用生姜、75%乙醇擦患处，再加温软化膏药，贴于患处，2～3日一换。适用于风寒、寒湿、瘀血阻络所致的肩周炎。散风活血膏、麝香拔湿膏、特制狗皮膏、消炎镇痛膏、肩痹膏、三香化瘀膏、香药风湿止痛膏、蟾乌巴布膏也可选用。

5.肿痛凝胶：取本品适量，涂一薄层于患处，待药形成一层薄膜，约12小时后将药膜揭下，次日再涂上新药膜即可。适用于风寒、寒湿、瘀血阻络所致的肩周炎。

6.蟾乌凝胶膏：外用，每次1贴，1～2天换药一次，或遵医嘱。适用于风寒、寒湿、瘀血阻络所致的肩周炎。

十二、腱鞘炎

发生在手上肌腱和鞘板交界处的炎症，称为腱鞘炎，属于非细菌性炎症。常见的类型有两种，即桡骨茎突狭窄性腱鞘炎及指屈肌腱腱鞘炎（也称扳机指、弹响指）。

中医学认为，本病多为气血瘀滞，痰浊阻络所为，当以活血化瘀、化痰通络为治。

【中成药内治法】

1.气滞血瘀型：主要表现为腱鞘炎，时或疼痛，痛处固定不移，舌质紫暗，有瘀点或瘀斑，脉沉弦。当以理气活血、散结止痛为治，可选用血府逐瘀口服液，或三七片，或中华跌打丸，或云南白药胶囊等，口服。

2.痰浊阻滞型：主要表现为腱鞘炎，局部轻度肿胀，局限性压痛，皮下可触及一豌豆大小如软骨样硬度之肿物，时或疼痛，痛处固定不移，舌苔白腻，脉濡滑。当以燥湿祛痰、活血通络为治，可选用蛇胆陈皮口服液合血府逐瘀口服液，或消炎散结片合三七片等，口服。

3.气虚血瘀型：主要表现为腱鞘炎，局部慢性疼痛，进行性加重，可放射至全手、肘部和肩部，拇指无力，拇指及腕部活动障碍，舌质淡或暗，苔薄白，脉沉细或涩。当以益气养血、化瘀通络为治，可选用参芪五味子片合三七片，或血府逐瘀口服液合黄芪口服液等，口服。

【中成药外治法】

1. 中华跌打丸：取中华跌打丸、75%乙醇各适量，将中华跌打丸研细，放入75%乙醇中浸泡成糊膏状备用，用时每次取适量涂抹于患处，或用敷料包扎固定，每日一换。适用于各型腱鞘炎。

2. 七厘散：取七厘散、风湿骨痛药酒或75%乙醇各适量，将七厘散择净，研细，放入风湿骨痛药酒或75%乙醇中浸泡成糊膏状备用，用时每次取适量涂抹于患处，或用敷料包扎固定，每日一换。适用于各型腱鞘炎。

3. 金不换膏：外用，加热软化，贴于患处或穴位处，每日一换。适用于各型腱鞘炎。

4. 伤痛舒：外贴患处，每次1贴，2～3日一换。适用于各型腱鞘炎。

5. 云南白药酊：取本品适量，用棉纱蘸取药液外敷患处，并用神灯照射或热敷20分钟，每日2次。适用于各型腱鞘炎。

6. 当归注射液：用5毫升注射器抽取本品1毫升，2%普鲁卡因注射液1毫升（局部皮试正常后），找准压痛点后痛点封闭，每周1次。适用于各型腱鞘炎。丹参、夏天无、红花、天麻注射液也可选用。

7. 跌打丸艾灸法：取跌打丸1粒，白酒50毫升，艾条适量，取一小瓷碗，盛取高浓度白酒约50毫升，将其点燃，放入研细的跌打丸，约10分钟后灭火，用残余热酒涂擦患处数次至其局部皮肤发热，继之将药丸捏成薄饼，将药饼敷贴于痛点处皮肤，点燃艾条，行隔药饼灸，灸时温度以不烫伤皮肤为度，每次以30分钟为宜。灸毕，用敷料及胶布固定药饼，每天换药1次。适用于各型腱鞘炎。

十三、股骨头坏死

骨的缺血性坏死好发于股骨头、舟状骨、月骨、距骨等，其中以股骨头缺血性坏死最为常见。股骨头缺血性坏死的原因很多，主要由外伤、过量服用激素或过饮烈酒引起，也有继发于髋臼发育不良者。早期仅以髂膝痛、跛行为主要表现，以后髋关节变形，功能障碍，甚至不能行走，给患者带来极大痛苦，故有“不死的癌症”之称。

中医学认为，本病多为热毒侵袭，气滞血瘀，腐骨坏髓，精血亏虚所为，当以清热行滞、补益肝肾为治。

【中成药内治法】

1. 气滞血瘀型：常见于股骨头坏死早期，患侧髋关节疼痛剧烈，多为胀痛、刺痛，有时表现为休息痛，或久卧、久坐后初动时疼痛加重，稍活动后疼痛减轻，超过髋关节活动范围后疼痛亦加重，痛处固定不移，拒按，舌质暗，有瘀斑，脉涩。当以活血化瘀、通络止痛为治，可选用血府逐瘀口服液，或三七片，或中华跌打丸，或云南白药胶囊等，口服。

2. 气虚血瘀型：多见于股骨头坏死中期或后期，患侧髋关节胀痛或轻刺痛，或隐隐作痛，髋关节功能受限，卧床或扶拐行走，患肢及臀部肌肉萎缩，面色无华，少气懒言，活动无力，舌质淡或暗，苔薄白，脉沉细或涩。当以益气养血、化瘀通络为治，可选用复方丹参片合黄芪精口服液，或血府逐瘀口服液合黄芪颗粒，或黄芪口服液合三七片等，口服。

3. 气血虚弱型：多见于老年人股骨头坏死后期，长期髋关节功能障碍，跛行，或行动困难，或卧床，髋部隐隐作痛或疼痛较轻，休息时疼痛不明显，活动时髋部疼痛加重，患部肌肉萎缩，面色苍白，唇甲淡白无华，气短乏力，舌淡苔薄白，脉细弱。当以益气养血为治，可选用补中益气口服液，或八珍口服液，或阿胶参芪口服液，或阿胶补血冲剂等，口服。

4. 脾肾阳虚型：多见于应用激素导致的股骨头坏死后期，髋部钝性疼痛，有时放射至大腿、膝关节处，活动后疼痛加重，得温疼痛缓解，遇冷疼痛加重，腰酸膝软无力，跛行或行走不利，精神萎靡，面色㿠白，或有阳痿，泄下完谷不化，浮肿，腰以下为甚，舌淡胖，苔白，脉沉弱。当以温阳补肾为治，可选用金匮肾气丸，或阳和汤膏，或鹿茸口服液，或参芪鹿茸口服液，或仙灵脾颗粒等，口服。

5.肝肾不足型：多见于老年股骨头坏死后期，髋部疼痛较轻，休息后疼痛减轻，活动时疼痛加重，腰膝无力，患肢肌肉萎缩，自汗或盗汗，健忘失眠，五心烦热，舌红少苔，脉沉细。当以补益肝肾、强筋壮骨为治，可选用壮骨关节丸，或独活寄生颗粒，或天麻杜仲胶囊等，口服。

【中成药外治法】

1.中华跌打丸：取本品1～3丸，研细，加75%乙醇适量调为稀糊状，外敷患处，敷料包扎，胶布固定，每日换药1次，7日为1个疗程，连用2～5个疗程。适用于气滞血瘀、气虚血瘀所致的股骨头坏死。

2.七厘散：取七厘散1～2支，加75%乙醇适量调为稀糊状，外敷患处，敷料包扎，胶布固定，每日换药1次，连用5～7日。适用于气滞血瘀、气虚血瘀所致的股骨头坏死。

3.云南白药酊：取本品适量，局部涂抹后，用湿毛巾湿热敷，每日2～3次，连用1～2周。可活血通络，消肿止痛。适用于气滞血瘀、气虚血瘀所致的股骨头坏死。正红花油、狮子油、正骨水，万花油、活络油、骨友灵搽剂等也可选用。

4.金黄散：取本品适量，猪胆汁少许，调为稀糊状，摊在敷料上，外敷肿胀疼痛处，胶布固定，每日换药1次，连用5～7日。适用于气滞血瘀、气虚血瘀所致的股骨头坏死。

5.追风活血膏：加温软化，贴于患处，两三日一换。适用于气滞血瘀、气虚血瘀所致的股骨头坏死。安阳精制膏、附桂风湿膏、逐瘀消肿膏也可选用。

十四、跟痛症

跟痛症，又称根痛症、足跟痛症，是指多种慢性疾患所致的跟骨跖面疼痛，多发生于中年以后的男性肥胖者，一侧或两侧同时发病，是中老年人群临床常见、多发病之一，包括跟下脂肪垫炎、跖筋膜炎、跟骨骨膜炎、跟骨骨刺等，严重影响人们的学习、生活和工作，危害人体健康。

中医学认为，肝主筋，肾主骨，肝肾亏虚，精髓不足，筋骨失养，故而出现足跟骨痛，当以补益肝肾、填精生髓、活血通络、化瘀止痛为治。临床观察发现，中成药外用治疗跟痛症，药物直接作用于患处，可有效缓解足跟痛症状。

【中成药外治法】

1. 中华跌打丸：取跌打丸2丸，白酒适量，将跌打丸以酒适量蒸化成膏状备用，洗净患处，将药膏摊于纱布上外敷患处，以热水袋或装有热水的瓶子定时加热，12小时换药1次，每日2次，连用1周。或取跌打丸1丸，白酒50毫升，用一小瓷碗盛取高浓度白酒，将其点燃，放入跌打丸，约10分钟后灭火，嘱患者俯卧，保持膝、踝关节屈曲呈90度，用残余热酒涂擦患处数次，至其局部皮肤发热，继之将药丸捏成5厘米 ×5厘米 ×0.3厘米的薄饼，用药饼敷贴跟痛点，点燃艾条，行隔药饼灸，温度以不烫伤皮肤为度，每次30分钟为宜，灸毕用敷料及胶布固定药饼，每天换药1次，5天为1个疗程，一般2个疗程可以显效。可活血化瘀，通络止痛。

2. 腰痛宁胶囊：取腰痛宁胶囊2粒，去掉胶囊衣，用黄酒调为稀糊状，局部常规消毒后，贴于患部疼痛处，敷料包扎，胶布固定，每日一换，7日为1个疗程，连用2个疗程。可活血通络，散瘀止痛。

3. 小活络丸：将患足用热水浸泡10～30分钟后，取本品1丸，压成药饼，放在追风壮骨膏中央，而后对准足跟部疼痛处敷贴，粘紧，每日换药1次，7天为1个疗程，连用2～3个疗程。可活血通络，散瘀止痛。

4. 独角膏：将患足用热水浸泡10～30分钟后，取本品适量，用热水浸软后，对准足跟部疼痛处敷贴，粘紧，5天换药1次，20天为1个疗程，连用2～3个疗程。可活血通络，散瘀止痛。

5. 伤湿止痛膏：每晚睡前用热水洗浴后，于足跟局部涂抹扶他林软膏，轻轻揉擦局部几分钟，使软膏经皮肤吸收，待局部干燥后，再贴上一片伤湿止痛膏，24小时后可揭下，用清水洗净，涂少许爽身粉即可。一般2～3次可明显见效，7～10天为1个疗程，使用1～2个疗程。可活血止痛。

6. 速效救心丸：取速效救心丸5丸，伤湿止痛膏1张，消炎止痛膏适量，将速效救心丸研为细末，与消炎止痛膏混匀，置于伤湿止痛膏中央，外贴足跟疼痛处，再用热水袋热熨患处，每次15～30分钟，每日2次。外敷膏药每日一换，连用5～10日。若每日用热水泡足后再外敷本品，疗效更佳。可活血通络，消肿止痛。

7. 大活络丸：将患足用热水浸泡10～30分钟后，取本品1丸，压成药饼，而后对准足跟部疼痛处敷贴，敷料包扎，胶布固定，每日换药1次，7日为1个疗程，连用2～3个疗程。可活血通络，散瘀止痛。

8. 小金丹：将患足用热水浸泡10～30分钟后，取本品1粒，压成药饼，而后对准足跟部疼痛处敷贴，敷料包扎，胶布固定，每日换药1次，7日为1个疗程，连用2～3个疗程。可活血通络，散瘀止痛。

9. 通络祛痛膏：局部常规清洗后，取本品1张外贴患处，每次贴12～14小时，每日更换1次，每次换药间隔12小时，15～20日为1个疗程。可活血化瘀，散寒通络，除风祛湿，散结止痛。

10. 骨刺祛痛膏：外贴患处，24小时更换一次。可祛风除湿，通络止痛。

第七章
妇科病证的中成药疗法

一、月经不调

凡月经周期或经量出现异常者，称为月经不调。

《妇科玉尺》云“经贵乎如期，若来时或前或后，或多或少，或月二三至，或数月一至，皆为不调”，故月经不调有以月经周期改变为主的月经先期、月经后期、月经先后无定期、经期延长，以及以经量改变为主的月经过多、月经过少等，其主要发病机理是脏腑功能失调，气血不和，冲任二脉损伤，当以益气养血、调理冲任为治。

【中成药内治法】

1. 血分实热型：主要表现为月经提前，或月经过多，颜色深红或紫红，质黏而稠，心胸烦闷，面红口干，尿黄便结，舌红苔黄，脉滑数或洪数。当以清热凉血为治，可选用黄连胶囊，或宫血宁胶囊，或固经丸等，口服。

2. 阴虚血热型：主要表现为经行提前，月经量少，经色鲜红，质地黏稠，两颧潮红，手足心热，舌红少苔，脉细数。当以养阴清热为治，可选用知柏地黄丸，或百合固金口服液等，口服。

3. 肝郁化热型：主要表现为月经先期，或月经过多，或月经过少，色红或紫，或夹有瘀块，经行不畅，乳房、胸胁、小腹胀痛，心烦易怒，口苦咽干，舌苔薄黄，脉弦数。当以疏肝清热为治，可选用丹栀逍遥丸，或茵栀黄口服液，或黄连片等，口服。

4.肝郁气滞型：主要表现为月经后期，量少色暗有血块，小腹胀甚而痛，胸胁乳房作胀，舌苔薄，脉弦或涩。当以疏肝解郁、行气活血为治，可选用逍遥丸，或香附丸，或四制香附丸，或四逆散等，口服。

5.寒湿凝滞型：主要表现为月经后期，或月经过少，经色暗淡，小腹冷痛，得热痛减，畏寒肢冷，面色苍白，舌苔薄白，脉沉紧。当以温经行滞为治，可选用阳和丸，或附子理中丸，或七制香附丸等，口服。

6.脾肾阳虚型：主要表现为月经后期，或月经过少，经色淡，质地清稀，小腹绵绵作痛，喜热熨，按之痛减，腰酸无力，小便清长，大便稀溏，舌淡苔薄白，脉沉迟无力。当以养血温经、扶阳散寒为治，可选用艾附暖宫丸，或乌鸡白凤丸，或龟鹿二仙膏等，口服。

7.气血亏虚型：主要表现为月经先期，月经过多，或月经过少，经色淡红，质地清稀，或时如土黄色，神疲肢软，心悸气短，或纳少便溏，或小腹空坠，舌淡苔薄，脉细弱。当以补气摄血为治，可选用归脾口服液，或黄芪精口服液，或八珍口服液，或补中益气口服液等，口服。

8.肝肾不足型：主要表现为月经量少，或月经后期，色鲜红或淡红，腰膝酸软，足跟疼痛，或头晕耳鸣，舌淡少津，脉沉细。当以滋补肝肾、养血调经为治，可选用鹿胎膏，或参茸鹿胎膏，或养荣百草丸，或鱼鳔补肾丸等，口服。

9.气滞血瘀型：主要表现为月经量少，或月经后期，色紫暗有血块，小腹胀痛拒按，血块排出后疼痛减轻，舌质紫暗，或有瘀点、瘀斑，脉弦或涩。当以活血化瘀为治，可选用桂枝茯苓丸，或少腹逐瘀丸，或血府逐瘀胶囊，或定坤丹等，口服。

二、痛　经

凡在月经前、经期、经后发生明显下腹痛或其他不适，以致影响工作与日常生活的，称为痛经。痛经常呈阵发性下腹部绞痛、胀痛或坠痛，可发展到背部和大腿上部，严重时面色苍白，出冷汗，全身无力，四肢厥冷，甚至虚脱，还可伴有恶心、呕吐、尿频、腹泻、头痛、眩晕等。

中医学认为，任主血海，冲主胞胎，脾胃运化正常，气血充盈，则月经如期而至，气血亏虚，胞络失养，则月经不调，痛经，故本病当以健运脾胃、养血通络为治。

【中成药内治法】

1.气滞血瘀型：主要表现为经前或经期小腹疼痛，拒按，或伴有乳胁胀痛，经少而不畅，色黑有血块，血块排出后疼痛减轻，四肢欠温，大便不实，舌淡，边有瘀点或瘀斑，苔薄白，脉细涩。当以活血化瘀为治，可选用定坤丹，或元胡止痛片，或调经丸，或妇科得生丸，或益母草冲剂，或复方益母口服液，或痛经口服液，或痛经灵颗粒，或妇女痛经丸，或云南白药类等，口服。

2.寒湿凝滞型：主要表现为经期小腹冷痛，得热则舒，经量少，色紫暗，有血块，伴有四肢不温、小便清长，舌淡，苔薄白，脉沉紧。当以散寒除湿为治，可选用痛经丸，或艾附暖宫丸，或养血调经膏等，口服。

3.气血亏虚型：主要表现为经期或经后隐痛，喜按压，经量少而质稀，形寒肢疲，腰膝酸软，头晕眼花，心悸气短，舌淡，苔薄白，脉细弱。当以益气养血、养胞止痛为治，可选用妇康片，或妇康宁片（胶囊），或黄芪精口服液，或八珍口服液等，口服。

4.肝肾亏虚型：主要表现为经后小腹隐痛，经来色淡量少，腰脊酸楚，头晕耳鸣，舌淡红苔薄，脉沉细。当以调补肝肾为治，可选用杞菊地黄口服液，或妇科白凤口服液，或宁坤丸，或妇科宁坤丸，或乌鸡白凤丸（口服液）等，口服。

【中成药外治法】

1.云南白药类：取云南白药粉剂或胶囊剂适量，取出后用白酒调为稀糊状，填于肚脐处，敷料包扎，胶布固定，并可时用热水袋热熨肚脐处，每天2～3次，每次10～15分钟，每天一换，连用3～5天。或取云南白药酊适量，涂于脐下关元穴、气海穴部位，用手摩擦，当有发热感并传至腹内时，疼痛即止。适用于气滞血瘀、寒湿凝滞所致的痛经。

2. 麝香祛风湿油：取本品适量，涂于脐下关元、气海穴部位，用手摩擦，当有发热感并传至腹内时，疼痛即止。适用于气滞血瘀、寒湿凝滞所致的痛经。

3. 速效救心丸：痛经发作时，取本品5丸研为细末，置于伤湿止痛膏中央，外贴关元、气海穴，固定，每天一换，一般用药5～20分钟疼痛可止。为预防痛经，可于每次月经来潮前3天取本品3～5丸研为细末，置于伤湿止痛膏中央，外贴关元、气海穴，每天一换，至月经来潮后停用，连用2～3个月经周期即可。适用于气滞血瘀、寒湿凝滞所致的痛经。

4. 中华跌打丸：每于经前3～5天取本品1～2丸研为细末，加白酒适量调为稀糊状，外敷于肚脐处，敷料包扎，胶布固定，每天换药1次，连用5～7天。适用于气滞血瘀、寒湿凝滞所致的痛经。

5. 七厘散：将本品适量撒在关元穴上，外用香桂活血膏固定，每天换药1次，连用2～3天。适用于气滞血瘀、寒湿凝滞所致的痛经。

6. 清凉油：取本品适量，外搽肚脐处，每天2～3次，连用2～3天。适用于气滞血瘀、寒湿凝滞所致的痛经。

7. 复方丹参类：月经来潮前2～3天，取复方丹参液2～3支，用棉球浸湿后置于肚脐处，外用伤湿止痛膏固定，每天一换，连用5～7天。或待痛经发作时，取复方丹参滴丸5丸研为细末，清水适量调匀，置于肚脐处，外用伤湿止痛膏固定，每天一换，连用3～5天。适用于气滞血瘀、寒湿凝滞所致的痛经。

8. 三七片：取本品3片口服，再取本品适量研为细末，清水适量调匀，置于肚脐处，外用伤湿止痛膏固定，每天一换，连用3～5天。适用于气滞血瘀、寒湿凝滞所致的痛经。

9. 附桂紫金膏：加温软化后贴腹部，每天一换，连用3～5天。适用于气滞血瘀、气血亏虚、肝肾不足所致的痛经。麝香祛风湿膏也可选用。

10. 药酊灸方：取云南白药酊，或麝香祛风湿油，或正红花油适量，用棉签蘸取药液外搽患者疼痛部位或关元穴、肚脐处，而后用点燃的艾条在搽药部位施以温和灸，当患者感受到艾条热度向皮肤深处传输或出现灸感感传时，疼痛可逐渐缓解，自经前3～5天开始，每天1次，每次10～30分钟，连用5天。适用于气滞血瘀、寒湿凝滞所致的痛经。

11.药液灸方：取复方丹参液，或当归注射液，或红花注射液等适量，用棉签蘸取药液外搽患者疼痛部位或关元穴、肚脐处，而后用点燃的艾条在搽药部位施以温和灸，当患者感受到艾条热度向皮肤深处传输或出现灸感感传时，疼痛可逐渐缓解，自经前3～5天开始，每天1次，每次10～30分钟，连用5天。适用于气滞血瘀、寒湿凝滞所致的痛经。

三、月经前后诸证

月经前后诸证，系指经行前后及经期出现一些全身症状，比如头痛头晕、烦躁易怒、抑郁失眠、胸胁作胀、浮肿泄泻、身痛发热等，一般以经前、经期较为多见，类似于西医学的“经前紧张征”。

中医学认为，本病的发生与肝、脾、肾三脏密切相关，其中尤以肝为主，肝病易犯脾，肝血又需肾精滋养，起于肝肾、累及心脾，故当以疏肝养血、健脾益精为治。

【中成药内治法】

1.肝郁气滞型：主要表现为经前乳房胀痛，甚至不能触衣，或见小腹胀满疼痛，连及胸胁，烦躁易怒，舌苔正常，脉多弦。当以疏肝理气、活血通络为治，可选用开郁顺气丸，或开郁舒肝丸，或舒肝丸等，口服。

2.脾肾阳虚型：主要表现为经前、经期面目及四肢浮肿，或经行泄泻，纳少，脘腹胀满，或腰酸腿软，身倦无力，舌苔白滑，脉沉或细弱。当以温肾健脾为治，可选用全鹿丸，或附子理中丸，或济生肾气丸等，口服。

3.血虚肝旺型：主要表现为经前、经期或经后烦躁失眠，头晕头痛，颠顶尤甚，身体疼痛，舌质偏淡或偏红，脉多弦细或弦数。当以养血柔肝为治，可选用杞菊地黄口服液，或四物合剂合舒肝丸，或二至丸合当归养血膏等，口服。

四、闭　经

闭经一般可分为原发性闭经与继发性闭经，妇女应有月经而超过一定时限仍不来潮者，称为原发性闭经；月经周期建立之后，停经6个月以上，或按自身原有月经周期停止3个周期以上者，称为继发性闭经。

中医学认为，本病多为肝肾不足，气血亏虚所为，当以养肝益肾、补血调经为治。中医药对继发性闭经有一定的治疗效果。

【中成药内治法】

1.肝肾不足型：主要表现为月经超龄未至，或初潮较迟，量少色红或淡，渐至闭经，头晕耳鸣，腰膝酸软，口干咽燥，五心烦热，潮热汗出，面色暗或两颧潮红，舌质红，或舌淡苔少，脉细弦或细涩。当以滋补肝肾、养血调经为治，可选用嫦娥加丽丸，或紫河车粉（胶囊），或杞菊地黄丸等，口服。

2.气血虚弱型：主要表现为月经由后期量少而渐至停闭，面色苍白或萎黄，头晕目眩，心悸怔忡，气短懒言，神倦肢软，或纳少便溏，唇舌色淡，脉细弱或细缓无力。当以益气扶脾、养血调经为治，可选用八珍益母丸，或十全大补丸，或妇科白凤口服液等，口服。

3.气滞血瘀型：主要表现为月经数月不行，精神抑郁，烦躁易怒，胸胁胀满，少腹胀痛或拒按，舌边紫暗或有瘀点，脉沉弦或沉涩。当以活血化瘀、理气行滞为治，可选用少腹逐瘀丸，或血府逐瘀口服液，或调经活血片等，口服。

4.痰湿阻滞型：主要表现为月经停闭，形体肥胖，胸胁满闷，呕恶痰多，神疲倦怠，带下多色白，舌苔腻，脉滑。当以燥湿祛痰、活血通经为治，可选用复方川贝精片合三七片，或二陈丸合少腹逐瘀丸，或橘红片合复方丹参片等，口服。

【中成药外治法】

1. 云南白药：取云南白药粉剂适量，用白酒或米醋适量调为稀糊状，填于肚脐处，外用胶布固定，每天换药1次，10天为1个疗程，连用3～5个疗程。适用于气滞血瘀、痰湿阻滞所致的闭经。

2. 中华跌打丸：取本品1～2丸，研为细末，加白酒或米醋适量调为稀糊状，外敷于肚脐处，敷料包扎，胶布固定，每天换药1次，10天为1个疗程，连用3～5个疗程。适用于气滞血瘀、痰湿阻滞所致的闭经。

3. 龟龄集：将纱布1块置于龟龄集酒中，而后加热，待温度适宜时取出覆盖于肚脐处，敷料包扎，胶布固定，用热水袋保温，每次20～30分钟，早、晚各1次，10天为1个疗程，连用2～3个疗程。适用于肝肾不足、气血虚弱所致的闭经。

4. 黄芪注射液：取党参适量，研为细末备用，每次取药末少许，用黄芪注射液调匀后外敷于肚脐处，敷料包扎，胶布固定，每天一换，10天为1个疗程，连用3～5个疗程。适用于气血虚弱所致的闭经。

五、先兆流产

妇女怀孕三个月以内，阴道有少量出血，时有时止，或淋沥不断，常伴有腰痛，小腹坠胀者，称为先兆流产。

本病属中医学“胎动不安”范畴，多为脾肾亏虚，胎元不固所为，当以健脾固肾、护冲安胎为治。

【中成药内治法】

1. 肾虚型：主要表现为妊娠期阴道少量出血，色淡暗，腰酸，下腹坠痛，或伴头晕耳鸣，小便频数，夜尿多，或有自然流产史，舌淡苔白，脉沉滑，两尺脉弱。当以补肾安胎为治，可选用参芪鹿茸口服液，或鱼鳔丸，或刺五加脑灵液等，口服。

2. 气虚型：主要表现为妊娠期阴道少量流血，色淡红，质稀薄，腰酸腹痛，神疲气短，面色㿠白，舌淡苔薄白，脉细滑。当以健脾补气、固肾安胎为治，可选用补中益气口服液，或黄芪精口服液，或参芪膏（颗粒、口服液）等，口服。

3. 血虚型：主要表现为妊娠期阴道少量流血，色淡红，质稀薄，腰酸腹痛，头晕眼花，心悸失眠，面色萎黄，舌淡苔少，脉细滑。当以补血固冲安胎为治，可选用阿胶补血口服液，或参芪阿胶胶囊（口服液），或十全大补丸等，口服。

4. 血热型：主要表现为妊娠期阴道下血，色鲜红，质黏稠，或腰腹坠胀疼痛，伴心烦，手足心热，口干咽燥，小便短黄，大便秘结，或午后发热，舌红苔黄而干，脉滑数。当以滋阴清热、养血安胎为治，可选用黄连胶囊，或黄芩片等，口服。

5. 跌仆伤胎型：主要症状为妊娠外伤后腰酸，少腹坠胀，或阴道少量下血，血脉正常。当以补气和血安胎为治，可选用黄芪精口服液合复方阿胶浆口服液，或补中益气口服液合桑椹膏，或参芪颗粒合阿胶颗粒，或保胎无忧片等，口服。

六、不孕症

不孕症，指未采取任何避孕措施，性生活正常1年以上而没有成功妊娠者，临床分原发性和继发性两种，婚后未避孕而从未受孕为原发性不孕，又称“全不产”，曾有过妊娠而后并未避孕但连续1年以上不孕，称为继发性不孕。

本病与肾的关系密切，并与天癸、冲任、子宫的功能失调，或脏腑气血不和，影响胞脉络功能有关，当以温养肾气、补益气血、疏肝活血为治。

【中成药内治法】

1.胞宫虚寒型：主要表现为婚后不孕，经期推迟，经量较少，色暗有块，形寒肢冷，少腹冷痛，得温则舒，阴中冷感，带下清冷，小便清长，腰脊酸楚，舌苔薄白，脉沉紧。当以温阳暖宫、补益肝肾为治，可选用暖宫孕子丸，或女金丸，或滇女金丸，或当归调经丸，或女宝胶囊等，口服。

2.脾肾两虚型：主要表现为婚后数年不孕，性欲淡漠，形体肥胖，闭经或经期延长，月经量少，色暗或淡，质地黏稠，带下量多，胸闷泛恶，倦怠嗜睡，胃纳不佳，舌淡苔白腻，脉滑。当以补益脾肾、养血调经为治，可选用调经促孕丸，或温经丸，或十二温经丸等，口服。

3.肝肾不足型：主要表现为婚后不孕，月经后期，量少色淡，面色苍白，带下清稀，手足清冷，腰酸腿冷，性欲淡漠，舌淡白质胖嫩，脉细软沉弱。当以补益肝肾、养血调经为治，可选用安坤赞育丸，或调经种子丸，或鹿胎膏等，口服。

4.气血两虚型：主要表现为婚后不孕，月经不调，经期推迟，月经量少，形体消瘦，面色萎黄，胃纳不佳，大便秘结，舌淡苔薄，脉细弱。当以补益气血为治，可选用妇科养荣丸，或当归养血丸，或乌鸡白凤片等，口服。

5.血虚肝郁型：主要表现为婚后不孕，性情忧郁，经期先后不定，经来腹痛，行而不畅，量少色暗有块，经前乳房胀痛有块，烦躁易怒，舌红有瘀点，苔薄，脉弦涩。当以疏肝解郁、养血调经为治，可选用得生片，或柴胡舒肝丸，或逍遥颗粒，或肝郁调经膏等，口服。

【中成药外治法】

1.云南白药：取云南白药粉剂适量，用白酒或米醋适量调为稀糊状，填于肚脐处，外用胶布固定，每天换药1次，10天为1个疗程，连用3~5个疗程。适用于血虚肝郁所致的不孕症。

2.中华跌打丸：取本品1~2丸，研为细末，加白酒或米醋适量调为稀糊状，外敷于肚脐处，敷料包扎，胶布固定，每天换药1次，10天为1个疗程，连用3～5个疗程。适用于血虚肝郁所致的不孕症。

3. 龟龄集：将纱布1块置于龟龄集酒中，而后加热，待温度适宜时取出覆盖于肚脐处，敷料包扎，胶布固定，用热水袋保温，每次20～30分钟，早、晚各1次，10天为1个疗程，连用2～3个疗程。适用于各型不孕症。

4. 黄芪注射液：取党参适量，研为细末备用，每次取药末少许，用黄芪注射液调匀后外敷于肚脐处，敷料包扎，胶布固定，每天一换，10天为1个疗程，连用3～5个疗程。适用于气血亏虚所致的不孕症。

七、绝经前后诸证

妇女在五十岁左右时月经终止，称为“绝经”。有些妇女在绝经前后会出现经行紊乱，头晕耳鸣，心悸失眠，烦躁易怒，烘热汗出，五心烦热，或浮肿便溏，腰背酸痛，倦怠乏力，甚或情志异常等，称为绝经前后诸证，又称更年期综合征。

中医学认为，妇女临近绝经前后，肾气渐衰，冲任亏虚，天癸将竭，精血不足，阴阳平衡失调，出现肾阴不足，阳失潜藏，或肾阳虚衰，经脉失于温养等肾阴肾阳偏胜偏衰的现象，从而导致脏腑功能失常，故肾虚是致病之本。本病治疗应以补肾气、调冲任为主，配合调情志、节嗜欲、适劳逸、慎起居等，就可顺利度过更年期。

【中成药内治法】

1. 肾阴虚型：主要表现为更年期头晕耳鸣，失眠多梦，心烦易怒，烘热汗出，五心烦热，腰膝均软，或皮肤感觉异常，口干便结，尿少色黄，舌红少苔，脉细数。当以滋阴柔肝、育阴潜阳为治，可选用更年灵胶囊，或更年安片，或静心口服液，或甜梦口服液，或六味地黄丸等，口服。

2. 肾阳虚型：主要表现为更年期面色晦暗，精神萎靡，形寒肢冷，纳差腹胀，大便溏薄，或面浮肢肿，尿意频数，甚或小便失禁，舌淡苔薄，脉沉细无力。当以温肾扶阳为治，可选用更年舒片，或右归丸，或金匮肾气丸，或参鹿补片，或复方鹿参膏等，口服。

3.气血亏虚型：主要表现为更年期面色皖白，神疲肢软，心悸气短，小腹空坠，舌淡苔薄，脉细弱。当以益气养血为治，可选用更年宁，或归脾丸（口服液），或八珍口服液，或阿胶珍珠膏，或乌鸡白凤膏等，口服。

八、带下病

女子阴道内流出的一种黏稠的液体，如涕如唾，绵绵不断，称为白带。女子在发育成熟期，或经前经后，或妊娠初期，白带可相应增多，不作病论，但若带下量多，或色、质、气味发生变化，或伴全身症状者，即为带下病。

中医学认为，本病多为肝郁脾虚，湿热下注，或肾气不足，下元亏损所为，当以疏肝健脾、清热利湿、温肾固元、收涩止带为治，可选用下列中成药治疗。

【中成药内治法】

1.脾虚型：主要表现为带下色白或淡黄，质黏稠，无臭气，绵绵不断，面色皖白或萎黄，四肢不温，精神倦怠，纳少便溏，两足背肿，舌淡，苔白或腻，脉缓弱。当以健脾益气、升阳除湿为治，可选用妇科白带膏（片），或参术止带糖浆，或除湿白带丸等，口服。

2.肾虚型：主要表现为白带清冷，量多，质稀薄，终日淋沥不断，腰酸如折，小腹发冷，小便频数清长，夜间尤甚，大便溏薄，舌质淡，苔薄白滑，脉沉迟。当以温肾培元、固涩止带为治，可选用温经白带丸，或安坤赞育丸，或千金止带丸，或参鹿补片等，口服。

3.湿毒型：主要表现为带下量多，色黄绿如脓，或夹血液，或浑浊如米泔，有秽臭气，阴中瘙痒，或小腹痛，小便短赤，口苦咽干，舌质红，苔黄或黄腻，脉滑数。当以清热解毒、除湿止带为治，可选用白带丸，或金鸡颗粒（胶囊、丸），或龙胆泻肝口服液，或妇炎康复片，或妇炎康颗粒（胶囊、丸、片），或芩连片，或妇乐颗粒等，口服。

【中成药外治法】

1.妇炎平胶囊：外用，睡前洗净阴部，置胶囊于阴道内，一次2粒，一日1次。可清热解毒，燥湿止带，杀虫止痒。适用于湿毒型带下病。

2.妇炎平栓：外用，睡前洗净阴部，用手将栓剂放入阴道内，一次1粒，一日1次。适用于湿毒型带下病。

3.妇炎平阴道泡腾片：睡前洗净阴部，将泡腾片置入阴道深处。一次1片，一日1次。适用于湿毒型带下病。

4.妇炎平散：外用，睡前洗净阴部，喷于阴道内或喷擦于外阴或皮肤患部，一日3次。适用于湿毒型带下病。

5.参柏舒阴洗液：采用10%浓度的洗液100毫升，用阴道灌洗器缓慢注入阴道内冲洗，每次5分钟，每日1次，7日为1个疗程。适用于湿毒型带下病。

6.洁尔阴洗液：局部常规清洗后，用10%浓度的洗液（即取本品10毫升加温开水至100毫升混匀）擦洗外阴，用冲洗器将10%的洁尔阴洗液送至阴道深部冲洗阴道，每天1次，7天为1个疗程。适用于湿毒型带下病。

7.洁尔阴软膏：局部常规清洗后，取本品适量搽阴道内，或外阴，或皮肤患部，每日1次。适用于湿毒型带下病。

8.洁尔阴泡腾片：先冲洗患部后，洗净手及外阴部，取平卧位或适当体位，戴上消毒指套用手或送药器将药片送至阴道深部后穹窿处，每晚1片，严重者可早、晚各1片，或遵医嘱。7日为1个疗程。适用于湿毒型带下病。

九、妊娠感冒

妊娠期间发生的感冒，称为妊娠感冒。

中医学认为，妊娠以后，血聚养胎，气血亏虚，肺卫不固，易为风邪侵袭而发为感冒，当以益气养血、疏风解表为治。

【中成药内治法】

1.**风热感冒**：主要表现为妊娠后感冒，时有发热，有汗，微恶风寒，头痛，鼻塞涕浊，口干而渴，咽喉红肿疼痛，或咳嗽，痰黄而黏稠，舌苔薄白或兼微黄，脉浮数。当以辛凉解表、疏散风热为治，可选用复方金银花冲剂，或羚翘解毒丸，或银翘解毒片，或双黄连口服液等，口服。

2.**风寒感冒**：主要表现为妊娠后感冒，鼻塞声重，喷嚏，流清涕，痰多稀薄，甚则恶寒发热，头项强痛，肢体酸痛，口不渴，无汗或汗出而恶风寒，舌苔薄白，脉浮紧或浮缓。当以辛温解表、发散风寒为治，可选用午时茶，或风寒感冒冲剂，或感冒清热颗粒（胶囊、口服液），或荆防败毒丸等，口服。

十、产后血晕

产妇分娩后突然出现头晕眼花，不能起坐，或泛恶欲吐，甚至晕厥不省人事者，称为产后血晕。主要表现为产后阴道出血量多，突然晕厥，面色苍白，心悸，愦闷不适，渐至昏不知人，甚则四肢逆冷，冷汗淋漓，舌淡无苔，脉微欲绝或浮大而虚，当以益气固脱为治，紧急救治时除选用参麦注射液、生脉注射液、参附注射液、鹿茸精注射液外，可配合选用下列中成药治疗。

【中成药内治法】

1.**黄芪口服液**：每次1～2支，每日3次，口服。

2.**补中益气口服液**：每次1～2支，每日3次，口服。

3.**生脉饮口服液**：每次1～2支，每日3次，口服。

4.**刺五加冲剂**：每次10克，每日3次，冲饮。

5.参鹿补片：每次9克，每日2次，口服。

6.十全大补膏：每次9克，每日3次，口服。

十一、产后恶露不绝

胎儿娩出后，胞宫内遗留的少许余血浊液叫作恶露，恶露一般在产后三周左右可净，超过此段时间仍淋漓不止者，称为恶露不绝，又称恶露不尽、恶露不止。中医学认为，本病多为冲任气血运行失常所致，当以调补冲任、养血化瘀为治。产后恶露不下、产后腹痛等症表现大致相同，故合并叙述。

【中成药内治法】

1.气虚型：主要表现为产后恶露过期不止，淋漓不断，量多，色淡红，质稀薄，无臭味，小腹空坠，神倦懒言，面色㿠白，舌淡，脉细弱。当以补气摄血为治，可选用补中益气口服液，或黄芪口服液（颗粒）等，口服。

2.血热型：主要表现为产后恶露过期不止，量较多，质黏稠，有臭味，面色潮红，口燥咽干，舌质红，脉虚细而数。当以养阴清热止血为治，可选用妇乐冲剂（糖浆、片、胶囊），或宫血宁胶囊，或花红片（胶囊）等，口服。

3.血瘀型：主要表现为产后恶露淋漓涩滞不爽，量少，色紫暗有块，小腹疼痛拒按，舌紫暗或边有紫点，脉象弦涩或沉而有力。当以活血化瘀为治，可选用新生化颗粒，或加味生化颗粒，或益母草膏，或复方益母草膏，或云南白药胶囊等，口服。

【中成药外治法】

1.三七片：取三七片3片，研粉，蒲黄5克，共研细末，装瓶备用。使用时每次取药末适量，用黄酒调成糊，外敷于脐部，敷料包扎，胶布固定，每天换药1次，连用5～7天。适用于血瘀所致的产后恶露不绝。

2.云南白药粉剂：云南白药粉剂适量，用清水适量调糊，外敷于脐部，敷料包扎，胶布固定，每天换药1次，连用5～7天。适用于血瘀所致的产后恶露不绝。

3.黄芪注射液：取敷料1块，用黄芪注射液适量浸透，外敷于脐部，敷料包扎，胶布固定，每天换药1次，连用5～7天。适用于气虚所致的产后恶露不绝。

十二、产后排尿异常

产后排尿异常是指产后小便淋沥不能自止，甚至小便自遗，无力约束，或产后小便不通，或尿意频数，甚则小便失禁之症。中医学认为，本病多为产后气血亏虚，日久及肾，累及膀胱，气化失约所致，当以益气补肾、收涩培中为治。

【中成药内治法】

1.气虚型：主要表现为产后小便淋沥不能自止，甚至小便自遗，无力约束，或产后小便不通，或尿意频数，小腹胀急，少气懒言，四肢无力，面色少华，舌质淡，苔少，脉缓弱。当以补益气血为治，可选用补中益气丸，或黄芪口服液（颗粒）等，口服。

2.肾虚型：主要表现为产后小便淋沥不能自止，甚至小便自遗，无力约束，或产后小便不通，或尿意频数，小腹胀急，面色晦暗，腰膝酸软，舌淡苔润，脉沉细迟。当以补肾益气、温阳化水为治，可选用金匮肾气丸，或刺五加片，或参茸丸（片）等，口服。

【中成药外治法】

1.黄芪注射液：取敷料1块，用黄芪注射液适量浸透，外敷于脐部，敷料包扎，胶布固定，每天换药1次，连用5～7天。适用于气虚所致的产后排尿异常。

2. 龟龄集：将纱布1块用龟龄集酒浸透，而后覆盖于肚脐孔处，敷料包扎，胶布固定，每天1次。适用于脾肾亏虚所致的产后排尿异常。

3. 刺五加注射液：取敷料1块，用刺五加注射液适量浸透，外敷于脐部，敷料包扎，胶布固定，每天换药1次，连用5~7天。适用于脾肾亏虚所致的产后排尿异常。

4. 金匮肾气丸：取金匮肾气丸1丸，吴茱萸粉3克，共研细末，清水调糊，外敷于脐部，敷料包扎，胶布固定，每天换药1次，连用5~7天。适用于脾肾亏虚所致的产后排尿异常。

十三、产后大便难

产后饮食如常，大便数日不解，或排便时干燥疼痛，难以解出者，称为产后大便难。分娩后营血骤虚，津液亏耗，不能濡润肠道，以致肠燥便难，或阴虚火盛，内灼津液，津少液亏，肠道失于滋润，传导不利，则大便燥结，当以养血生津、润肠通便为治。

【中成药内治法】

1. 血虚肠燥型：主要表现为产后大便干燥，数日不解，或解时艰涩难下，但腹无胀痛，饮食如常，面色萎黄，皮肤不润，舌淡苔薄，脉虚而涩。当以养血润燥为治，可选用四物口服液合首乌片，或当归养血膏合首乌片，或润肠丸，或麻仁滋脾丸等，口服。

2. 阴虚火旺型：主要表现为产后大便干燥，数日不解，或解时艰涩难下，但腹无胀痛，饮食如常，口干欲饮，腹满胀痛，手足心热，舌质红，苔薄黄，脉细数。当以滋阴清热、润肠通便为治，可选用知柏地黄丸合首乌片，或麻仁润肠丸，或柏子养心丸，或首乌地黄丸等，口服。

3. 气血两虚型：主要表现为产后大便干燥，数日不解，或解时艰涩难下，但腹无胀痛，饮食如常，气喘自汗，头晕目眩，精神疲惫，脉大而虚。

当以补益气血、润肠通便为治，可选用八珍口服液，或十全大补丸，或补中益气口服液等，口服。

十四、产后缺乳

产后乳汁甚少或全无，称为缺乳，亦称乳汁不足。

中医学认为，本病多因身体虚弱，复因生产时失血耗气，气血亏虚，或脾胃虚弱，气血生化不足，以致气血虚弱无以化乳，或因平素性情抑郁，或产后为七情所伤，肝失条达，气机不畅，气血失调，以致经脉涩滞，阻碍乳汁运行，进而缺乳，当以益气养血、通络下乳为治。

【中成药内治法】

1. 气血两虚型：主要表现为产后乳少，甚或全无，乳汁清稀，乳房柔软，无胀感，神疲少食，舌淡少苔，脉虚细。当以补益气血、通络下乳为治，可选用通乳颗粒，或补中益气口服液，或生脉饮，或母乳多颗粒等，口服。

2. 肝郁气滞型：主要表现为产后乳汁分泌少，甚或全无，胸胁胀闷，情志抑郁不乐，或有微热，食欲不振，舌苔薄黄，脉弦细或细数。当以疏肝解郁、通络下乳为治，可选用坤元通乳口服液，或下乳涌泉散，或通络下乳口服液，或舒肝丸，或逍遥口服液等，口服。

十五、产后乳汁自出

产妇乳汁不经婴儿吮吸而自然流出者，称为“乳汁自出”。中医学认为，本病多为气血虚弱，阳明胃气不足，或肝经热盛，肝火亢盛，疏泄太过，迫乳外溢所为，当以补益气血、疏肝解郁为治。

【中成药内治法】

1.气血虚弱型：主要表现为产后乳汁自出，量少，质清稀，乳房柔软，无胀感，神疲气短，舌淡苔薄白，脉细弱。当以补益气血、摄乳固涩为治，可选用八珍膏，或龟芪参口服液，或参芪丸，或参芪五味子片等，口服。

2.肝经郁热型：主要表现为乳汁自出，乳房胀痛，情志抑郁，烦躁易怒，甚或心悸少寐，便秘尿黄，舌质红，苔薄黄，脉弦数。当以疏肝解郁、清热摄乳为治，可选用丹栀逍遥丸，或夏枯草膏，或夏桑菊颗粒，或黄芩片等，口服。

十六、产后汗出异常

产后气血亏虚，腠理不密，故每在饮食或睡眠时出汗，常在数日内好转。若汗出较多而持续时间较长，称为产后自汗；若睡中汗出，醒来即止者，称为产后盗汗。二者统称产后汗出异常。

中医学认为，本病多为产后气血虚弱，卫阳不固，或阴血不足，虚热内生，迫汗外出所为，当以补益脾肺、养阴清热为治。

【中成药内治法】

1.气虚型：主要表现为汗出较多，不能自止，动则加剧，时或恶风，面色㿠白，气短懒言，语声低怯，倦怠乏力，舌淡苔薄白，脉细弱。当以补气固表、和营止血为治，可选用玉屏风口服液，或黄芪精口服液，或补中益气口服液等，口服。

2.阴虚型：主要表现为产后不觉而汗出，醒来即止，面色潮红，头晕耳鸣，口燥咽干，渴不思饮，或有五心烦热，午后较盛，腰酸膝软，舌嫩红，无苔或少苔，脉细数。当以益气养阴、生津敛汗为治，可选用百合固金口服液，或生脉胶囊，或大补阴丸，或参麦颗粒等，口服。

十七、产后肥胖症

肥胖症是指人体内脂肪积聚过多，当摄入的热量多于消耗量时，多余的物质就会转化为脂肪储存于体内，使体重增加。体重超过标准体重的10%称为超重，超过20%称为肥胖症或肥胖病。产后发生的肥胖称为产后肥胖症，这种由于生育引起的肥胖又被称为“生育性肥胖症”。一般认为，这种病症的发生与妊娠引起的丘脑下部功能紊乱，尤其是脂肪代谢失去平衡有一定关系。据统计，这种由生育引起的肥胖症的发病率与生育的次数呈正比，生育次数越多者发病率越高，一般生1胎者发病率为18%，生2胎者发病率为31%，生3胎者发病率为51%。

中医学认为，本病多为脾胃亏虚，痰浊阻滞所为，当以健脾化痰、利湿通腑为治。

【中成药内治法】

1. 脾虚湿阻型：主要表现为产后肥胖，浮肿，疲乏无力，肢体困重，尿少，纳差，腹满，舌淡苔薄腻，脉沉细。当以健脾利湿为治，可选用香砂六君子丸，或四君子丸，或参苓白术丸等，口服。

2. 胃热湿阻型：主要表现为产后肥胖，头晕，消谷善饥，肢重困楚，怠惰，口渴喜饮，舌苔腻微黄，脉滑小数。当以清热利湿为治，可选用甘露消毒丸，或芩连片，或葛根芩连微丸等，口服。

3. 肝郁气滞型：主要表现为产后肥胖，胸胁胀闷，胃脘痞满，月经不调或闭经，失眠多梦，舌暗苔薄，脉细弦。当以疏肝理气、行气消滞为治，可选用逍遥丸，或柴胡舒肝丸，或舒肝丸等，口服。

4. 脾肾两虚型：主要表现为产后肥胖，疲乏无力，腰酸腿软，阳痿阴冷，舌淡苔薄，脉细无力。当以健脾温肾、利湿消肿为治，可选用济生肾气丸，或阳和丸，或人参健脾丸等，口服。

5. 阴虚内热型：主要表现为产后肥胖，头昏、头胀、头痛，腰痛酸软，五心烦热，舌红苔薄，脉细数，微弦。当以养阴益肾为治，可选用知柏地黄丸，或生脉饮，或精乌冲剂等，口服。

十八、阴　痒

妇女外阴及阴道瘙痒，甚则痒痛难忍，坐卧不宁，或伴带下增多者，称为“阴痒”，又称阴门瘙痒、女子外阴瘙痒症，其临床特征为外阴部及阴道内瘙痒，常常瘙痒难忍，临床上内、外用药甚多，而疗效往往不甚理想。外阴瘙痒可由多种原因引起，发痒部位多在阴蒂和小阴唇附近，大阴唇、会阴和肛门附近也可发生，一般在月经期和夜间刺痒加重，严重时奇痒难忍，坐卧不安，从而影响学习、生活和工作。

中医学认为，肝胆湿热，脾虚郁热，热邪下注，或湿虫滋生等浸渍阴部，故发是病，当以清热利湿、健脾渗湿、祛风止痒、解毒杀虫为治。

【中成药内治法】

1.湿热下注型：主要表现为阴部瘙痒，甚则疼痛，坐卧不安，带下量多，色黄如脓，或呈泡沫米泔样，其气腥臭，心烦少寐，口苦而腻，胸闷不适，纳谷不香，舌苔黄腻，脉弦数。当以清热渗湿、祛风止痒为治，可选用龙胆泻肝口服液，或茵栀黄口服液，或八正合剂，或三金片，或清淋冲剂等，口服。

2.肝肾阴虚型：主要表现为阴部干涩，灼热瘙痒，或带下量少色黄，甚至呈血样，五心烦热，头晕目眩，时有烘热汗出，口干而不欲饮，耳鸣腰酸，舌红少苔，脉细无力。当以滋肾阴火、调补肝肾为治，可选用杞菊地黄口服液，或精乌冲剂，或鱼鳔丸，或补益地黄丸，或归芍地黄丸等，口服。

3.湿虫滋生型：主要表现为阴部瘙痒，如虫行状，甚则奇痒难忍，灼热疼痛，带下量多，色黄呈泡沫状，或色白如豆渣状，臭秽，心烦少寐，胸闷呃逆，口苦咽干，小便黄赤，舌红，苔黄腻，脉滑数。当以清热利湿、解毒杀虫为治，可选用妇炎康复片，或妇科千金片（丸、胶囊），或妇炎康颗粒，或白带丸等，口服。

【中成药外治法】

1.痰咳净：临睡前洗净外阴局部后，先取本品0.2克外搽局部瘙痒处，继用0.1克塞入阴道，每天用药1次，7天为1个疗程，使用1~2个疗程。适用于湿热下注、湿虫滋生所致的阴痒。

2.六神丸：每晚睡前清洗外阴局部后，取本品15丸塞入阴道内，每晚1次（经期停用），6天为1个疗程，使用1~2个疗程。适用于湿热下注、湿虫滋生所致的阴痒。

3.西瓜霜喷剂：局部清洗后，取本品喷于阴道内及外阴瘙痒处，每天1次，连用7~10天。适用于湿热下注、湿虫滋生所致的阴痒。双料喉风散也可选用。

4.京万红烫伤膏：局部常规清洗后，取本品外搽会阴部瘙痒处，每天3~4次，10天为1个疗程，使用1~2个疗程。适用于湿热下注、湿虫滋生所致的阴痒。康复灵药膏、康妇宁膏、狼毒软膏、洁尔阴软膏、乌蛇止痒膏等也可选用。

5.新癀片：取3%硼酸溶液100毫升冲洗阴道后，再取本品2片研为细粉状放入阴道内，每天上药1次，连用7~10天即可。适用于湿热下注、湿虫滋生所致的阴痒。

6.藿香正气水：取凌霄花100克，加水1500毫升，水煎30分钟，去渣取汁，加藿香正气水2支，混合均匀，坐浴，并洗涤患处，每日2次。适用于湿热下注、湿虫滋生所致的阴痒。

7.野菊花栓：临睡前洗净外阴局部后，取本品1~2粒塞入阴道，每天用药1次，7天为1个疗程，使用1~2个疗程。适用于湿热下注、湿虫滋生所致的阴痒。

8.复方黄松洗液：外用，用前摇匀。阴部疾患用本品15毫升加温开水至1000毫升冲洗或坐浴，一日1~2次，一周为1个疗程。适用于湿热下注、湿虫滋生所致的阴痒。

9.复方黄松湿巾：外用，用本品湿敷或涂擦患处，亦可垫于卫生巾表面敷贴于阴部或阴道口，一次1片，一天2～3次。适用于湿热下注、湿虫滋生所致的阴痒。

10.甘霖洗剂：取本品适量，稀释10倍，冲洗外阴和阴道，再用带尾线的棉球浸稀释5倍的药液，置于阴道内，次日取出，一日1次。患者使用本品后，无须再用水冲洗。适用于湿热下注、湿虫滋生所致的阴痒。

11.复方清带散：将药粉装入阴道喷撒器，喷撒于患部，一次一袋，一日一次。适用于湿热下注、湿虫滋生所致的阴痒。

12.复方清带灌注液：本品包装为一次使用剂量，使用前将药液摇匀，患者取仰卧位垫高臀部，将瓶颈轻轻插入阴道8～10厘米，缓缓将药液挤入阴道内停留5～10分钟，每日1次，每次1支。适用于湿热下注、湿虫滋生所致的阴痒。

13.克痒舒洗液：阴道给药，取克痒舒洗液33毫升，用2倍量温开水稀释，加入100毫升冲洗器内，直接冲洗阴道，一日一次，七日一疗程。适用于湿热下注、湿虫滋生所致的阴痒。

14.妇阴康洗剂：患者仰卧，取本品10毫升注入阴道内，液体需在阴道中停留20分钟以上，防止药液外溢，每晚1次，7天为1个疗程。适用于湿热下注、湿虫滋生所致的阴痒。

十九、滴虫性阴道炎

滴虫性阴道炎是最常见的阴道炎，病原体为阴道毛滴虫，阴道酸性减弱时有利于滴虫的生存和繁殖，故易在月经后期发病。有些妇女无任何症状，但阴道内有滴虫存在，属于“带虫者”。其传染方式有两种，即通过浴池、浴盆、游泳池、便盆、浴具或医疗器械等间接传染，或通过性交由男性泌尿生殖系统传染而来，称直接感染。临床表现为阴道分泌物增多，呈灰黄色，带泡沫，质稀薄，有臭味，外阴、阴道有虫爬样瘙痒感，兼有灼热及疼痛感。如尿道口周围有炎症或泌尿系有滴虫感染时，可有尿频、尿急的症状，阴道检查可见阴道黏膜充血，有红色小丘疹，以阴道穹部较为明显，有典型的分泌物。阴道分泌物悬滴检查找到活动的阴道滴虫即可确诊。

中医学认为，本病多为毒虫侵袭，邪毒炽盛所为，当以解毒杀虫为治，可选用下列中成药治疗。

【中成药内治法】

可选用妇炎康复片，或妇炎康颗粒，或妇科千金片，或白带丸，或花红片等，口服。

【中成药外治法】

1.冰硼散：取冰硼散1克，甲硝唑片2片（400毫克），混合后研末备用，常规外阴消毒，用阴道窥器扩张阴道，充分暴露子宫颈，擦去阴道分泌物，然后将药粉均匀喷在阴道内，每日1次，10次为1个疗程，连用2个疗程。可清热解毒。

2.锡类散：局部常规消毒后，用窥器扩张阴道，暴露子宫颈，以千分之一苯扎溴铵棉球消毒后，取喷粉器将本品均匀地喷于阴道内，每日1次，连用5～7天。可清热解毒。

3.复方黄松洗液：取本品15毫升，加入温水中坐浴，每日1～2次，1周为1个疗程，使用1～2个疗程。可清热利湿，祛风止痒。

4.洁尔阴洗液：取本品10毫升，加温开水至100毫升，混合均匀，制成10%的药液，用消毒棉球蘸取药液搽洗外阴，再用冲洗器将药液送至阴道深部冲洗，每天1次，7天为1个疗程，连用2～3个疗程。可清热燥湿，杀虫止痒。

5.康复灵栓：阴道给药，睡前将手洗净，用套上指套的手指将栓剂放入阴道深处，每次1粒，每日1次。可清热解毒，燥湿止带，杀虫止痒。

6.康复灵药膏：外用，将药膏涂于患处，每日2次。可清热解毒，燥湿

杀虫，收敛止痒

7.苦参软膏：阴道用药，每晚1支，将软膏轻轻挤入阴道深处，连用7日为一疗程，或遵医嘱。可清热燥湿，杀虫止痒。

8.苦参凝胶：每晚1支，注入阴道深处。可清热燥湿，杀虫。

二十、子宫脱垂

子宫脱垂是指子宫从正常位置沿阴道下降，子宫颈外口脱垂至坐骨棘水平以下，甚至子宫全部脱垂至阴道口外的一种疾病。此病中医学称之为“阴挺”，因其多发生于产后，又称“产后子肠不收”。本病多见于劳动妇女和多生育妇女，慢性咳嗽、便秘、年老体衰等也容易诱发本病。

中医学认为，本病多为中气不足，气虚下陷，或肾气亏损，冲任不固，带脉失约所为，当以健脾益气、固冲益肾为治。

【中成药内治法】

1.脾胃气虚型：主要表现为子宫脱垂，脘腹胀满，纳食减少，神疲乏力，动则尤甚，手足不温，带下量多，大便溏薄，舌质淡，脉细弱。当以补中益气、升阳举陷为治，可选用黄芪精颗粒（口服液），或补中益气口服液等，口服。

2.下焦湿热型：主要表现为子宫脱垂，口干口苦，白带增多，色黄味臭，大便秘结或溏薄，小便短黄，舌红苔黄腻，脉滑。当以清热利湿为治，可选用葛根芩连片，或黄连胶囊，或苦参片，或茵栀黄口服液等，口服。

3.肾气不足型：主要表现为子宫脱垂，头晕目眩，动则加剧，肢软乏力，腰膝酸软，四肢不温，带下量多，色白清冷，舌淡苔白，脉沉细。当以补肾益气为治，可选用龟鹿补肾口服液，或八珍鹿胎膏，或参茸白凤丸等，口服。

【中成药外治法】

1.补中益气丸：取本品1丸，研为细末，敷于肚脐处，外用敷料包扎，胶布固定，每日换药1次，连用7～10次。适用于脾胃气虚所致的子宫脱垂。

2.黄芪升麻糊：取黄芪注射液1～2支，升麻5克，将升麻研为细末，用黄芪注射液调匀，敷于肚脐处，外用敷料包扎，胶布固定，每日换药1次，连用7～10次。适用于脾胃气虚所致的子宫脱垂。

3.龟龄集：将纱布1块置于龟龄集酒中浸透，取出覆盖于肚脐处，敷料包扎，胶布固定，用热水袋时时热熨，每日2～3次。适用于肾气不足所致的子宫脱垂。

4.黄芪注射液：将纱布1块放置于黄芪注射液中浸透后取出，外敷于肚脐处，敷料包扎，胶布固定，每日换药1次，连用5～7天。适用于脾胃气虚所致的子宫脱垂。

二十一、人工流产术后

人工流产（简称人流）是指在妊娠12周以内人为地终止妊娠。由于人流是人为地终止正常妊娠，体内的分泌功能骤然下降，没有缓慢渐进的适应过程，对于人体来说是一个较大的打击，故俗称人工流产后是坐一次“小月子”，这种称呼一点也不为过。

中医学认为，人工流产术后与产后同类，均为产后气血亏虚，脏腑失养所为，当以补益气血为治。

【中成药内治法】

1.脾胃亏虚型：主要表现为人工流产术后肢软乏力，时或头昏心悸，纳食减少，神疲乏力，动则尤甚，手足不温，大便溏薄，舌质淡，脉细弱。当以健脾益气为治，可选用黄芪精颗粒，或补中益气颗粒，或四君子丸等，口服。

2. 气血不足型：主要表现为人工流产术后肢软乏力，面色不华，心悸失眠，神疲懒言，饮食减少，舌质淡，脉细弱。当以补养气血为治，可选用参术健脾丸，或参芪膏，或阿胶当归合剂，或归脾膏，或龟芪参口服液，或八珍口服液，或虫草参芪口服液，或新血宝胶囊等，口服。

二十二、盆腔淤血综合征

盆腔淤血综合征，又称卵巢静脉综合征，是由慢性盆腔静脉血液流出不畅、盆腔静脉充盈所引起的一种特殊疾病。

中医学认为，任主血海，冲主胞胎，脾胃运化正常，气血充盈，则胞络调和，月经正常；气血亏虚，胞络失养，气滞血瘀，故见是症。当以健运脾胃、养血通络为治。根据由中华中医药学会发布的《盆腔淤血综合征中医诊疗方案（2018年版）》，可配合中医药治疗。

【中成药内治法】

1. 气滞血瘀型：主要表现为下腹胀痛或刺痛，腰骶胀痛，月经量多，经色暗红夹血块，带下量多，色白或黄，质稠，胸胁胀满，经前乳房胀痛，情志不畅则腹痛加重，舌质暗红，或有瘀点或瘀斑，苔白或苔黄，脉弦或弦涩。当以疏肝理气、化瘀止痛为治，可选用元胡止痛滴丸，或复方元胡止痛片，或九气拈痛丸，或丹七片等，口服。

2. 寒湿瘀滞型：主要表现为下腹冷痛或刺痛，腰骶冷痛，带下量多，色白，质清，经期腹痛加重，得温痛减，月经量多或周期延后，经色紫暗有块，形寒肢冷，小便清长，舌质暗红，或有瘀斑瘀点，苔白或白腻，脉沉迟或沉涩。当以温经散寒、化瘀止痛为治，可选用少腹逐瘀丸，或艾附暖宫丸，或温经丸，或十二温经丸等，口服。

3. 气虚血瘀型：主要表现为下腹隐痛或坠痛，喜揉按，腰骶隐痛，月经量多或经期延长，经色淡暗或有块，带下量多，色白质稀，体倦乏力，食少纳呆，大便溏薄，舌淡暗，或有瘀点瘀斑，苔白，脉弦细或弦涩无力。当以益气活血、化瘀止痛为治，可选用黄芪口服液，或补虚通瘀颗粒，或丹黄颗粒，或丹黄祛瘀胶囊等，口服。

4.肾虚血瘀型：主要表现为下腹绵绵作痛，腰骶酸痛，月经量多，经色淡暗夹块，带下量多，色白质稀，腰膝酸软，头晕耳鸣，夜尿频多，舌质淡暗或有瘀点、瘀斑，苔白或腻，脉沉细或沉涩。当以补肾活血、化瘀止痛为治，可选用六味西红花口服液，或红花如意丸，或杞茸助阳口服液，或复方滇鸡血藤膏等，口服。

5.湿热瘀结型：主要表现为下腹胀痛或刺痛，腰骶胀痛，带下量多，色黄质稠或气臭，月经量多或经期延长，经色红，质稠夹血块，口腻或纳呆，小便黄，大便溏而不爽或大便干结，舌质红或暗红，或见边尖瘀点或瘀斑，苔黄腻或白腻，脉弦滑或滑数。当以清热除湿、化瘀止痛为治，可选用青麟丸，或清便丸，或三仁合剂，或三黄胶囊等，口服。

【中成药外治法】

1.药艾条灸方：选气海、关元、中极、归来、膀胱俞等穴位，可使用艾灸盒，也可应用多功能艾灸仪治疗，每天1次，每次10～30分钟，经期停用。或用点燃的艾条在患者的腹部、腰骶部及小腿内侧等部位施温和灸，当患者感受到艾条热度向皮肤深处灌注或出现灸感感传时，疼痛可逐渐缓解。每次每穴艾条灸2～3分钟，自经前3～5天开始，每天1次，连用5天，1个月经周期为1个疗程，连用3个疗程。适用于气滞血瘀、气虚血瘀、肾虚血瘀、寒湿瘀滞所致的盆腔淤血综合征。

2.甘霖洗剂：取本品适量，稀释10倍，冲洗外阴和阴道，再用带尾线的棉球浸入稀释5倍的药液，置于阴道内，次日取出，每日1次，使用本品后无须再用水冲洗。适用于湿热瘀结所致的盆腔淤血综合征。

二十三、盆腔炎性疾病后遗症

盆腔炎性疾病后遗症，指女性内生殖器及其周围结缔组织、盆腔腹膜的慢性炎症，以组织破坏、粘连、增生，以及瘢痕的形成为主要病理表现，从而导致临床上常见的输卵管的堵塞、包块形成、输卵管伞端闭锁、输卵管积水等。

中医学认为，肝藏血，主疏泄；肾藏精，主生殖。肝肾亏虚，胞络失养，气滞血瘀，故见是症，当以补益肝肾、活血通络为治。根据国家中医药管理局印发的《盆腔炎（盆腔炎性疾病后遗症）中医诊疗方案（2017年版）》，可辨证应用中医药治疗。

【中成药内治法】

1.湿热瘀结型：主要表现为下腹胀痛或刺痛，痛处固定，腰骶胀痛，带下量多，色黄质稠或气臭，经期下腹痛加重，经期延长或月经量多，口腻或纳呆，小便黄，大便溏而不爽或大便干结，舌质红或暗红，或见边尖瘀点或瘀斑，苔黄腻或白腻，脉弦滑或弦数。当以清热除湿、化瘀止痛为治，可选用金鸡胶囊，或康妇灵胶囊，或三黄胶囊合云南白药胶囊等，口服。

2.气滞血瘀型：主要表现为下腹胀痛或刺痛，情志抑郁或烦躁，带下量多，色黄或白，质稠，月经不调，经色紫暗有血块或排出不畅，经前乳房胀痛，情志不畅则下腹痛加重，脘腹胀满，舌质暗红，或有瘀斑瘀点，苔白或黄，脉弦。当以疏肝行气、化瘀止痛为治，可选用血府逐瘀胶囊，或鸡血藤片（糖浆），或云南白药胶囊等，口服。

3.寒湿瘀滞型：主要表现为下腹冷痛或刺痛，腰骶冷痛，带下量多，色白质稀，经期腹痛加重，得温则减，月经量少或月经错后，经色暗或夹血块，大便溏泄，形寒肢冷，舌质淡暗或有瘀点，苔白腻，脉沉迟或沉涩。当以祛寒除湿、化瘀止痛为治，可选用血府逐瘀胶囊，或桂枝茯苓丸，或少腹逐瘀丸等，口服。

4. 肾虚血瘀型：主要表现为下腹绵绵作痛或刺痛，腰骶酸痛，带下量多，色白质清稀，遇劳累下腹或腰骶酸痛加重，头晕耳鸣，经量多或少，经血色暗夹块，夜尿频多，舌质淡暗或有瘀点瘀斑，苔白或腻，脉沉涩。当以补肾活血、化瘀止痛为治，可选用六味西红花口服液，或红花如意丸，或杞茸助阳口服液，或复方滇鸡血藤膏等，口服。

5. 气虚血瘀型：主要表现为下腹疼痛或坠痛，缠绵日久，痛连腰骶，经行加重，带下量多，色白质稀，经期延长或月经量多，经血淡暗或有血块，精神萎靡，体倦乏力，食少纳呆，舌淡暗，或有瘀点瘀斑，苔白，脉弦细或沉涩无力。当以益气健脾、化瘀止痛为治，可选用黄芪口服液，或补虚通瘀颗粒，或丹黄颗粒，或丹黄祛瘀胶囊等，口服。

第八章

五官科病证的中成药疗法

一、睑缘炎

睑缘炎是睑缘表面、睫毛毛囊及腺体的亚急性或慢性炎症。

本病属中医学“睑弦赤烂”“风弦赤烂”“烂弦风”等范畴，多为脾胃湿热，风邪外侵所致，当以清热利湿、解毒消肿为治。

【中成药内治法】

1. 风湿型：主要表现为睑缘潮红，多泪，少眵或无眵，多痒少痛，虽有痂皮但较轻薄，口干不渴，二便正常，舌红苔薄黄，脉浮数。当以祛风利湿为治，可选用藿香正气软胶囊，或抗菌消炎片，或蒲公英片，或穿心莲片等，口服。

2. 湿热型：主要表现为睑缘赤湿，眵多或无，痛痒并重，结痂厚实，拭去痂块则见糜烂胶黏，口干口苦，大便秘结，小便短黄，舌红苔黄，脉滑数。当以清热利湿为治，可选用鱼腥草片，或黄连胶囊，或黄芩片，或苦参片，或当归龙荟胶囊，或六一散等，口服。

【中成药外治法】

1. 黄连胶囊：取黄连胶囊2粒，去掉胶囊衣，研为细末，用清水调为糊状，分成两份，外敷双足心涌泉穴，每日一换，连用3～5天。适用于湿热所致的睑缘炎。

2.黄芩片：取黄芩片3片，研为细末，用清水调为糊状，分成两份，外敷双足心涌泉穴，每日一换，连用3～5天。适用于湿热所致的睑缘炎。

3.六一散：取本品适量，用清水调为糊状，分成两份，外敷双足心涌泉穴，每日一换，连用3～5天。适用于湿热所致的睑缘炎。

4.伤湿止痛膏：取吴茱萸适量，研为细末，用适量清水调匀，外敷肚脐或双足心涌泉穴，用伤湿止痛膏固定，每日换药1次，连用5～7天。适用于风湿、湿热所致的睑缘炎。

5.清凉眼药膏：用玻璃棒挑取少许药膏，点入眼睑内，每日2～3次。适用于湿热所致的睑缘炎。

二、麦粒肿

麦粒肿，即睑腺炎，因其红肿似麦粒，故名麦粒肿。睑腺位于眼睑组织深部，但开口于睑缘处，细菌可由开口处进入腺体而引起炎症，根据受损腺体组织的不同有内外之分。外睑腺炎也叫睑缘疖，俗称针眼，为睫毛囊所属的杰氏皮脂腺炎，多为葡萄球菌感染所致，与身体他处所起的疖肿相同。内睑腺炎是睑板腺的化脓性炎症，较外睑腺炎少见，但二者症状相似，只是内睑腺炎疼痛更甚。

中医学认为，本病多因风热外袭，热毒上熏，结聚胞睑，致使局部红肿痛热，眼睑部有圆形隆起，压痛明显，有时有波动，常于睑缘处或睑结膜内有黄白色脓点，当以疏风泄热、解毒散结为治。

【中成药内治法】

1.红肿期：主要表现为初起眼睑发红，微肿，稍痒，有异物感，逐渐形成麦粒样肿胀，舌红苔薄黄，脉浮数。当以清热解毒为治，可选用银翘解毒丸，或羚羊解毒片，或消炎散结片，或蒲公英片等，口服。

2.化脓期：主要表现为麦粒肿日久化脓，肿块变软，红赤作痛，局部红肿明显，口干口渴，大便秘结，小便短少，舌红苔黄燥，脉滑数。当以解毒排脓为治，可选用片仔癀，或牛黄上清片，或牛黄解毒丸，或万氏牛黄清心丸，或六神丸等，口服。

【中成药外治法】

1.金黄散膏：取金黄散30克，无水羊毛脂10克，凡士林70克，冰片2克，混合均匀制成膏状备用。先将患眼洗净后滴入抗生素类眼药水以保护角膜不受刺激，再将金黄散药膏摊于纱布或敷料上，外贴患眼，用胶布固定，每日一换，连用1周。适用于各期麦粒肿。

2.黄连胶囊：取黄连胶囊2粒，去掉胶囊衣，研为细末，用清水调为糊状，外敷双足心涌泉穴，每日一换，连用3~5日。适用于各期麦粒肿。

3.黄芩片：取黄芩片3片，研为细末，用清水调为糊状，外敷双足心涌泉穴，每日一换，连用3~5日。适用于各期麦粒肿。

4.大黄片：取大黄片3片，研为细末，用清水调为糊状，外敷双足心涌泉穴，每日换药2次，连用3~5日。适用于各期麦粒肿。

5.双黄连注射液：取本品1~2支，倒入100毫升生理盐水中，混合均匀，熏洗患眼，每日2~3次，连用3~5日。适用于各期麦粒肿。

6.六神丸：取本品10丸，研为细末，将消炎膏摊平，再将六神丸粉末倒在上面，外敷患处，敷料包扎，胶布固定，每日换药1次，连用3~5日。适用于各期麦粒肿。

7.六应丸：取本品10粒，研为细末，将消炎膏摊平，再将六应丸粉末倒在上面，外敷患处，敷料包扎，胶布固定，每日换药1次，连用3~5日。适用于各期麦粒肿。

8.梅花点舌丹：取本品1粒，研为细末，将消炎膏摊平，再将梅花点舌丹粉末倒在上面，外敷患处，敷料包扎，胶布固定，每日换药1次，连用3~5日。适用于各期麦粒肿。

9.熊胆眼药水：局部常规清洗后，取本品滴眼，每次1~2滴，每日3~5次，连用5~7日。适用于各期麦粒肿。

10.伤湿止痛膏：取吴茱萸适量，研为细末，用适量清水调匀，外敷肚脐或双足心涌泉穴，用伤湿止痛膏固定，每日换药1次，连用5～7日。适用于各期麦粒肿。

三、急性结膜炎

急性结膜炎是由多种细菌或病毒感染引起的结膜急性炎性反应，是夏秋季节常见的急性传染性眼病。本病潜伏期短，传染性强，常在学校、家庭、托儿所及其他人群聚集区流行，属中医学“天行赤眼”“暴发火眼”等范畴，俗称红眼病。

本病起病急，多为双侧性，眼部有异物感或烧灼感，或伴有轻度畏光，流泪，分泌物多，晨起时上、下睑缘有分泌物黏附。本病结膜充血严重，可伴有球结膜下出血，严重时可发生角膜浸润或溃疡。

中医学认为，肝开窍于目。本病多由湿热邪毒侵袭，肝火上炎，熏灼目窍所致，当以清热利湿、泻肝解毒为治。

【中成药内治法】

1.风热型：主要表现为结膜充血，初起眼红，痛痒交作，怕热羞明，流泪作痛，分泌物多，上、下睑缘有分泌物黏附，口干口苦，小便短，大便溏薄，舌红苔薄黄，脉浮数。当以疏风散热、清热泻肝为治，可选用明目蒺藜丸，或银翘解毒片，或桑菊感冒片，或羚羊感冒片等，口服。

2.热毒型：主要表现为结膜充血，红肿明显，头痛身痛，眼目疼痛，灼热羞明，眵多黏结，口苦黏腻，大便干燥，小便短黄，舌红苔黄燥，脉滑数。当以清热利湿、泻肝解毒为治，可选用蒲公英片，或板蓝根片，或黄芩片，或黄连胶囊，或双黄连口服液，或银黄口服液等，口服。

【中成药外治法】

1.双黄连注射液：取本品1～2支，倒入100毫升生理盐水中，混合均匀，熏洗患眼，每日2～3次。适用于各型结膜炎。

2. 六神丸：取本品10丸，研为细末，将消炎膏摊平，再将六神丸粉末倒在上面，外敷患处，敷料包扎，胶布固定，每日换药1次。适用于各型结膜炎。

3. 鱼腥草注射液：取本品1～2支，倒入100毫升生理盐水中，混合均匀，熏洗患眼，每日2～3次。适用于各型结膜炎。

4. 熊胆眼药水：局部常规清洗后，取本品滴眼，每次1～2滴，每日3～5次。适用于各型结膜炎。

5. 伤湿止痛膏：取吴茱萸适量，研为细末，用清水适量调匀，外敷肚脐或双足心涌泉穴，用伤湿止痛膏固定，每日换药1次。适用于各型结膜炎。

6. 清凉眼药膏：用玻璃棒挑取少许药膏，点入眼睑内，一日2～3次。适用于各型结膜炎。

7. 拨云锭：外用，临用时取本品2锭，加入滴眼用溶剂中，振摇使之溶解，摇匀后即可滴入眼睑内，每日2～4次。适用于各型结膜炎。

8. 拨云眼膏：外用，点入眼睑内，或涂于患处，每日2～3次。适用于各型结膜炎。

四、白内障

某种原因使原先透明的晶状体变得混浊或不透明的疾病称为白内障。这种混浊阻碍了光线进入眼内，外界物体就不能清晰地在视网膜上成像，看东西时有一种模糊感，或者有重影及变形。临床以老年性白内障多见。

中医学认为，本病多为肝肾亏虚，脾胃虚弱，运化失职，精气不能上荣所为。本病初期表现为视力减退，眼前似有烟雾，视物昏花，检视瞳孔可见色呈隐隐淡白，或边缘形如枣花，或如油点浮在水面。一般病程漫长，视物昏蒙日甚，日久瞳色变为纯白。服用药物治疗可延缓病情进展，日久病情控制不理想、药物难以奏效时，可行手术治疗。

【中成药内治法】

1.肾阴亏损型：主要表现为视力减退，眼前似有烟雾，视物昏花，头晕耳鸣，腰膝酸软，舌淡苔白，脉细弱。当以补益肾精、明目退翳为治，可选用杞菊地黄丸，或明目地黄丸，或石斛夜光丸，或明目蒺藜丸，或拨云退翳丸等，口服。

2.肝郁脾虚型：主要表现为双目或明或暗，视力逐渐减退，视物昏花，头昏面黄，精神不振，肢软乏力，纳差食少，舌淡红，苔薄白，脉弦细。当以疏肝健脾、明目退翳为治，可选用柴胡疏肝散，或舒肝丸，或逍遥丸，或消朦片等，口服。

【中成药外治法】

1.拨云眼膏：局部常规清洗后，取本品适量挤入眼中，每日2次。适用于各型白内障。

2.珍珠八宝眼药：局部常规清洗后，取本品适量挤入眼中，每日2次。适用于各型白内障。特灵眼药、蚕茧眼药、麝珠明目滴眼液也可选用。

3.珍珠明目滴眼液：局部常规清洗后，取本品适量滴入眼中，每日2次。适用于各型白内障。

4.退障眼膏：外用涂眼，每次0.05～0.1克，每日3次。适用于各型白内障。

五、视疲劳

视疲劳是指持续近距离视物之后出现视蒙、眼胀、眼部干涩、灼痛、眼及眼眶酸痛等症状，以及头痛、恶心、乏力等周身不适的一组综合征。随着社会竞争越来越激烈，压力增大，人们对眼睛的使用强度和密度也越来越大，发生视疲劳的人越来越多，因此加强防治，刻不容缓。

中医学认为，肾藏精，精血互生，肝藏血，开窍于目，得血而能视。

肝血不足，目失血养，故发为视疲劳，当以养肝益肾为治。

【中成药内治法】

1.肝血不足型：主要表现为视疲劳，视物模糊，眼目干涩，头晕心悸，失眠多梦，舌淡红，苔薄白，脉细弱。当以养血补肝为治，可选用羊肝丸，或当归养血膏，或阿胶补血膏，或复方阿胶浆等，口服。

2.肝肾阴虚型：主要表现为视疲劳，视物模糊，眼目干涩，耳鸣健忘，失眠多梦，五心烦热，咽干颧红，腰膝酸软，甚或遗精，舌红苔少，脉细数。当以滋补肝肾、养阴明目为治，可选用杞菊地黄口服液（丸），或精乌冲剂，或首乌片，或明目地黄丸等，口服。

【中成药外治法】

1.珍珠明目滴眼液：每次1～2滴，每日3～5次，双眼交替进行。适用于各型视疲劳。

2.千里明滴眼液：每次1～2滴，每日3～5次，双眼交替进行。适用于各型视疲劳。

3.近视乐眼药水：滴眼，每次1～2滴，每日3次；或每次1～2滴，滴后闭目休息5分钟再滴，连用5次。适用于各型视疲劳。

六、化脓性中耳炎

急性化脓性中耳炎是因链球菌、葡萄球菌等化脓性细菌侵入中耳而发生，以发热、耳痛、流脓等为基本特征。

慢性化脓性中耳炎大多为急性炎症期治疗不当，或反复感染所致，其特点是耳流黏液性脓液、耳聋、患侧头痛等。

本病属中医学“脓耳”“聤耳”范畴，多为湿热侵袭，热毒结聚所为，当以清热解毒、利湿通窍为治。

【中成药内治法】

1. 急性期：主要表现为初起时耳内作痛，或轻或重，重则跳痛难忍，咳嗽，打喷嚏，吞咽时疼痛加重，脓汁外溢后疼痛减轻，或伴有恶寒发热、头身疼痛等，舌红苔薄黄，脉浮数。当以清热解毒、疏风解表为治，可选用抗菌消炎片，或复方蒲公英片，或龙胆泻肝丸，或柴胡口服液，或柴黄片，或苦胆草片等，口服。

2. 慢性期：主要表现为长期或反复耳内流脓，或流黏液，或有恶臭，听力下降，每遇外感则症状加重，或伴有耳鸣、耳痛、头痛、低热、眩晕等，舌红，苔薄黄少，脉细数。当以滋阴清热为治，可选用知柏地黄丸，或复方首乌冲剂，或精乌冲剂，或麦味地黄口服液等，口服。

【中成药外治法】

1. 双料喉风散：用生理盐水或双氧水清洗患侧耳道，然后拭干，取本品对准耳道，将药粉喷入患处，每日3次，连用1～2周。适用于各期化脓性中耳炎。

2. 双黄连粉针剂：先用3%双氧水清洗患耳，然后将0.6克双黄连粉针剂加入5毫升温水中，待完全溶解后，用滴管滴入患耳内，每次2～3滴，每6小时滴1次，7～10日可愈。适用于各期化脓性中耳炎。

3. 复方黄连素片：用复方黄连素片配成的滴耳液，加0.2毫升消痔灵注射液混匀滴耳，每日5～6次，连用5～7日。适用于各期化脓性中耳炎。

4. 冰硼散：用生理盐水或双氧水清洗患侧耳道，然后拭干，用卷成小条的药棉尖蘸取本品少许，塞入患耳内直达患处，每日早、晚各1次，连用3～5日。适用于各期化脓性中耳炎。

5. 西瓜霜：用生理盐水或双氧水清洗患侧耳道，然后拭干，将本品研成药粉对准患耳喷入患处，每日3次，早、晚各1次，连用3～5日。适用于各期化脓性中耳炎。

6. 滴耳油：局部常规清洗后，取本品滴耳，每次2～3滴，每日3次，连用3日。适用于各期化脓性中耳炎。

七、耳鸣与耳聋

耳鸣为患者感到在耳部或头内有声音的一种主观症状。耳聋是随年龄增长而发生的渐进性感音神经性聋。耳鸣通常是耳聋的早期表现，耳聋通常为耳鸣之甚。耳聋是一种生理退化现象，目前尚无特效药物。但在出现耳鸣等早期表现时进行干预性治疗，可以减慢听力损失的速度，延缓病情的进展。据统计资料显示，用药与不用药治疗，结果是截然不同的。

中医学认为，“肾气通于耳，肾和则耳能闻五音矣”。肾气盛衰能直接影响听觉的变化。耳鸣、耳聋应从补益肾精、健脾升阳、益气活血、通络开窍方面着手。

【中成药内治法】

1. 肝肾阴虚型：主要表现为耳鸣，听力下降，甚则耳聋，伴便秘，头晕目眩，健忘失眠，急躁易怒，或精神紧张，失眠多梦，五心烦热，咽干颧红，腰膝酸软，甚或遗精，舌红苔少，脉细数。当以滋补肝肾、育阴潜阳为治，可选用滋肾宁神丸，或杞菊地黄口服液，或精乌冲剂，或鱼鳔丸，或耳聋左慈丸等，口服。

2. 心脾两虚型：主要表现为耳鸣，听力下降，甚则耳聋，伴多梦易醒，心悸健忘，头晕目眩，肢倦神疲，饮食无味，面色少华，舌质淡，苔薄，脉细弱。当以补益心脾、养血安神为治，可选用宁心补肾丸，或归脾丸，或安神补心片（丸、胶囊），或复方阿胶浆，或阿胶黄芪口服液，或益气养血补酒等，口服。

3. 脾肾阳虚型：主要表现为耳鸣，听力下降，甚则耳聋，伴形寒肢冷，面色㿠白，腰膝酸软，少腹冷痛，腹胀便溏，或面浮肢肿，阳痿滑精，小便不利，舌质淡，苔薄白滑，脉沉细弱。当以健脾温肾为治，可选用济生肾气丸，或参鹿补片，或鹿茸口服液，或参芪鹿茸精口服液等，口服。

4.痰浊中阻型：主要表现为耳鸣，听力下降，甚则耳聋，伴头晕目眩，头痛头重，胸闷心悸，食欲不振，呕恶痰涎，肢体困重，或见形体丰肥，或闭经，舌苔白腻，脉滑。当以祛湿化痰为治，可选用二陈丸，或小半夏合剂等，口服。

5.肝胆湿热型：主要表现为耳鸣，听力下降，甚则耳聋，伴脘闷食少，口苦口干，或有恶心，大便秘结，小便短黄，舌红，苔黄腻，脉弦。当以清热利湿为治，可选用通窍耳聋丸，或龙胆泻肝口服液，或茵栀黄口服液，或耳聋胶囊等，口服。

【中成药外治法】

滴耳油：滴耳用，先擦净脓水，每次2～3滴，每日3～5次。适用于肝经湿热所致的耳鸣、耳聋。

八、面神经炎

面神经炎，即特发性面神经麻痹的别称，又称贝尔麻痹，是指茎乳突孔内急性非化脓性面神经炎引起的周围面神经麻痹，为常见的面神经疾患。夏季气候炎热，人们贪凉露宿，空调电扇吹拂面部，最宜发生。

本病属中医学“中风”范畴，多为风邪侵袭，经脉不利所为，当以疏风散邪、疏通经络、活血化瘀为治。

【中成药内治法】

1.风邪袭络型：主要表现为突然口眼㖞斜，面部感觉异常，或有虫蚁行走感，或面肌松弛麻木，兼有头痛、鼻塞，颈项发紧不适，或耳周胀痛，面部烘热，舌苔薄白或兼黄，脉浮。当以疏风散邪、解表通络为治，可选用九味羌活片，或复方曼陀罗药水，或复方雪莲胶囊等，口服。

2.肝风内动型：主要表现为口眼㖞斜发作突然，面部潮红，耳根胀痛，肢体发麻，头重脚轻，眩晕，舌淡红苔黄，或苔少而干，脉弦数有力。当以平肝息风、通络解痉为治，可选用天麻钩藤颗粒，或天龙熄风颗粒，或脑立清丸，或牛黄上清丸，或羚羊角散等，口服。

3.气血两亏型：主要表现为口眼㖞斜，面肌松弛，眼睑乏力，少气懒言，舌质淡嫩，苔薄白，脉细无力。当以益气养血、活血通络为治，可选用归脾丸，或补中益气丸，或人参健脾丸，或黄芪精口服液等，口服。

4.风痰阻络型：主要表现为口眼㖞斜，面肌麻木，语言不利，喉中痰鸣，舌体僵硬感，时有流涎，舌苔白腻，脉弦滑或弦缓。当以祛风化痰、健脾通络为治，可选用蛇胆陈皮口服液（散），或天麻片，或半夏天麻丸等，口服。

5.肝气郁结型：主要表现为口眼㖞斜常随精神情绪变化而出现，或因精神刺激而加剧，伴有善太息，胸胁苦满，不欲饮食，悲痛欲哭，舌苔薄白，脉弦。当以疏肝解郁、调和脉络为治，可选用逍遥丸，或木香顺气丸，或枳术丸，或柴胡舒肝丸等，口服。

【中成药外治法】

1.复方牵正膏：根据患部面积将膏药剪开，局部取穴敷贴（敷前将患部用75%乙醇擦净或温水洗净，擦红）。适用于风邪袭络、风痰阻络所致的面神经炎。

2.复方南星止痛膏：外贴，取药膏1贴外贴患侧，每次24小时，隔日1次。适用于风邪袭络所致、风痰阻络的面神经炎。

3.白脉软膏：取本品适量涂于面瘫患处，每日2～3次。适用于风邪袭络、风痰阻络所致的面神经炎。

4.消肿止痛酊：用棉签蘸取药液适量，外搽患侧面部，再用电吹热挡吹拂面部，每次10～20分钟，每日2～3次。适用于风邪袭络、风痰阻络所致的面神经炎。

九、鼻窦炎

鼻窦包括上颌窦、筛窦、额窦和蝶窦，一个或多个鼻窦发生的炎症称为鼻窦炎，根据临床表现可分为急性鼻窦炎及慢性鼻窦炎2种。急性鼻窦炎多由上呼吸道感染引起，细菌与病毒感染可同时存在。慢性鼻窦炎较急性者多见，常为多个鼻窦同时受累。

本病属中医学“鼻渊”范畴，多为六淫外袭，胆热上犯，脾经湿热所致，当以清肺泄热、通行鼻窍为治。

【中成药内治法】

1.风火型：主要表现为鼻塞不通，时流黄涕，头痛头晕，头胀耳鸣，嗅觉不灵，甚则流脓涕，有恶臭，或伴有全身不适，舌红，苔薄黄，脉浮或数。当以清热解毒、宣肺通窍为治，可选用藿胆丸，或上清丸，或双辛鼻窦炎颗粒，或千柏鼻炎片（胶囊），或鼻渊舒口服液（胶囊），或苍耳子鼻炎滴丸（胶囊），或鼻窦炎口服液等，口服。

2.风寒型：主要表现为交替性鼻塞不通，时流浊涕或脓涕，有腥臭味，伴头昏脑涨，记忆力减退，精神疲乏，舌淡红，苔薄白，脉浮紧。当以辛温解表、宣肺通窍为治，可选用鼻渊通窍颗粒，或外感风寒颗粒，或外感平安茶（颗粒），或九味羌活颗粒，或散寒药茶，或杏苏感冒颗粒等，口服。

【中成药外治法】

1.伤湿解痛膏：将大蒜适量捣烂如泥，取花生大小1团置双足心涌泉穴，外用伤湿解痛膏固定，待足心有强烈刺激感时除去，每日1次，连用3～5次。适用于各型鼻窦炎。

2.大黄片：取大黄片适量，研为细末，醋调为糊，外敷双足心涌泉穴，每日换药2～3次，连用3～5日。适用于风火型鼻窦炎。

3.银翘解毒滴鼻剂：取本品滴鼻，每次2～3滴，双侧交替进行，每日3～5次。适用于风火型鼻窦炎。

4.伤湿止痛膏：取吴茱萸适量，研为细末，用清水适量调匀，外敷肚脐或双足心涌泉穴，用伤湿止痛膏固定，每日换药1次，连用5～7天。适用于各型鼻窦炎。

5.滴通鼻炎水：外用，滴鼻，每次2～3滴，每日3～4次。适用于风火型鼻窦炎。

6.益鼻喷雾剂：外用，喷鼻，将喷管稍伸入鼻孔内，每个鼻孔每次喷2下，每日3次。适用于风寒型鼻窦炎。

十、急性扁桃体炎

急性扁桃体炎，系腭扁桃体的急性非特异性炎症，分为非化脓性和化脓性两类，起病急，表现为畏寒、发热、头痛、纳差、乏力、咽喉疼痛，甚则吞咽困难等，严重者可因高热而发生昏睡、抽搐等，为常见的春季呼吸道传染病。

本病属中医学“风热乳蛾”范畴。中医学认为，本病多为风热相搏，结于咽喉，热毒瘀滞而成。喉为肺之门户，风热外袭，肺气不利，热随气逆，上熏咽喉，热毒搏结，故见是症，当以疏风清热、清利咽喉为治。

【中成药内治法】

1.风热犯肺型：主要表现为咽痛，逐渐加剧，咳嗽，吞咽时加重，咽干灼热或痒，轻度吞咽困难，伴发热微恶寒，头痛鼻塞，咳嗽咳痰，喉核及周围黏膜红肿，尚未化脓，颌下淋巴结肿大，有压痛，舌红，苔薄黄，脉浮数。当以疏风清热、利咽消肿为治，可选用银翘解毒颗粒，或复方金银花冲剂，或风热感冒冲剂，或金青感冒颗粒，或蒲地蓝消炎口服液，或抗感清热口服液，或小儿金翘颗粒等，口服。

2.风寒袭肺型：主要表现为咽微痛，轻度吞咽困难，伴发热恶寒，喷嚏，鼻塞涕清，头身疼痛，无汗，喉核淡红稍肿，咽黏膜色淡，舌淡红，苔薄白，脉浮。当以疏风散寒、利咽消肿为治，可选用九宝丸，或九味羌活丸，或风寒感冒冲剂等，口服。

3.肺胃热盛型：主要表现为咽痛明显，吞咽时加剧，牵引耳痛，张口、吞咽困难，伴发热面赤，口渴欲冷饮，口臭，咳吐黄痰，小便短黄，大便秘结，喉核红肿，咽黏膜深红，喉核表面有黄白色脓点，颌下淋巴结肿大，有压痛，舌红，苔黄或黄腻，脉洪数。当以清泻肺胃、利咽消肿为治，可选用清胃黄连丸，或黄连清胃丸，或小儿咽扁颗粒，或板蓝根咀嚼片，或金青解毒丸，或夏桑菊颗粒，或六神丸，或牛黄解毒丸（片）等，口服。

【中成药外治法】

1.紫雪散：取紫雪散1支，加清水适量调为稀糊状敷肚脐处，敷料包扎，胶布固定，每日换药1～2次，连用2～3日。适用于乳蛾发热。

2.伤湿止痛膏：取本品1张，外贴于天突穴处，每日换药1次，连用3日。适用于乳蛾发热、乳蛾肿痛。

3.六神丸：取六神丸5丸，大黄、蒲黄各10克，共研细末，加米醋适量调为稀糊状，外敷肚脐及双足心涌泉穴处，敷料包扎，胶布固定，每日换药1次，连用3～5日。适用于乳蛾肿痛。

4.六应丸：取六应丸10丸，研为细末，用消炎镇痛膏适量调匀，外敷双足心涌泉穴处，敷料包扎，胶布固定，每日换药1次，连用3～5日。适用于乳蛾肿痛。

5.梅花点舌丹：取本品1粒，研为细末，用消炎镇痛膏适量调匀，外敷肚脐及双足心涌泉穴处，敷料包扎，胶布固定，每日换药1次，连用3～5日。适用于乳蛾肿痛。

6.双料喉风散：嘱患者张口，取本品1支，对着红肿部位喷撒，每日3～5次，连用3～5日。适用于乳蛾肿痛。

7.冰硼散：嘱患者张口，取本品1支，对着红肿部位喷撒，每日3～5次，连用3～5日。适用于乳蛾肿痛。

8.紫雪羚羊散：取紫雪散、羚羊角散各1支，清水适量。将二药倒入容器中，加入清水适量拌匀成糊状，而后涂敷患者双足心涌泉穴、双手心劳宫穴及肚脐处，敷料包扎，胶布固定，每日换药2次，早、晚各1次，使用1～2日。适用于乳蛾发热、乳蛾肿痛。

9.口鼻清喷雾剂：喷入鼻腔或口腔，每次0.5毫升，每日4次。适用于乳蛾肿痛。

十一、急（慢）性咽炎

急性咽炎是咽部黏膜的急性炎症，常和急性鼻炎、鼻窦炎、扁桃体炎等同时存在。

慢性咽炎多发于成年人，常为上呼吸道感染的结果，或由长期理化刺激造成。患者咽部有异物感，咽痒、发胀或有干燥感，堵塞感较显著并随吞咽动作而上下移动，晨起时出现剧烈咳嗽，甚或恶心，常伴有失眠、焦急不安、虚弱无力等。

中医学认为，本病多为外感风热，侵袭咽喉，或因嗜食辛辣厚味，胃肠积热，或肺肾阴亏，虚火上炎所为，当以疏风散热、清热解毒、养阴润肺、引热下行为治。

【中成药内治法】

1.外感风热型：多见于急性咽炎，主要表现为咽痛不适，吞咽时疼痛加剧，咽痒咳嗽，或伴畏寒发热，头身疼痛，舌红苔薄黄，脉浮数。当以疏散风热、宣肺利咽为治，可选用双羊喉痹通颗粒，或银菊清解片，或解热清肺糖浆，或清喉利咽颗粒，或板蓝根片，或穿心莲片，或胖大海袋泡茶，或清凉喉片，或冬凌草含片，或健民咽喉片，或西瓜霜含片，或银黄口服液等，口服或含化。

2.肺胃热炽型：多见于急性咽炎，或慢性咽炎反复发作，主要表现为咽喉疼痛，吞咽时疼痛加剧，口干口苦，面红目赤，大便秘结，小便短黄，舌红苔黄燥，脉滑数。当以清热解毒、利咽止痛为治，可选用冬凌草片，或黄连胶囊，或梅花点舌丹，或黄连上清丸，或九味清热胶囊，或六神丸，或金栀咽喉袋泡茶，或复方南板蓝根片等，口服。

3. 虚火上炎型：多见于慢性咽炎，主要表现为音哑声粗，甚则失音，常以晨起为重，咽干咽痛，或伴有咳嗽，唇红颧赤，精神疲乏，舌红苔薄，脉细数。当以滋阴降火为治，可选用知柏地黄口服液，或玄麦甘桔颗粒，或金参润喉合剂，或清火栀麦胶囊，或玄麦甘桔含片，或金果含片，或清咽滴丸等，口服或含化。

【中成药外治法】

1. 复方草珊瑚口腔喷剂：每次漱口后，取本品1支，直接喷于患处，每次2～3喷，每日2～3次。适用于各型咽炎。

2. 七厘散：取七厘散每次0.3克，每日3次，口服，另取半支药粉喷吹咽后壁，每日3次。对慢性咽炎年深日久、咽部黏膜瘀血肥厚，咽后壁血管扩张，滤泡累累，悬雍垂增长等病理变化者，疗效尤佳。

3. 喉症丸：取本品20～30丸，研为细末，用白酒适量拌成稀糊状，置于伤湿止痛膏中央，敷于喉结两侧，每日3次，连用3～6日即可。适用于各型咽炎。

4. 紫金锭：取本品10克，三七5克，共研细末，用米醋适量调为稀糊状，敷于颈前喉结上方凹陷处，敷料包扎，胶布固定，每日换药1次，连用3～6日。适用于各型咽炎。

5. 双料喉风散：嘱患者张口，取本品1支，对着红肿部位喷撒，每日3～5次，连用3～5日。适用于各型咽炎。

6. 冰硼散：嘱患者张口，取本品1支，对着红肿部位喷撒，每日3～5次，连用3～5日。适用于各型咽炎。

7. 伤湿止痛膏：取吴茱萸适量，研为细末，用清水适量调匀，外敷肚脐或双足心涌泉穴，用伤湿止痛膏固定，每日换药1次，连用5～7日。适用于各型咽炎。

8.复方一枝黄花喷雾剂：喷于口腔、鼻腔，每天3～4次，每次喷5下，3天为一疗程，儿童酌减。适用于各型咽炎。

9.口腔炎喷雾剂：口腔喷雾用，每次向口腔挤喷药液适量，一日3～4次，小儿酌减。适用于各型咽炎。

十二、急（慢）性喉炎

喉炎是喉部（主要包括会厌、构状软骨与真、假声带）黏膜的炎症，分为急性喉炎和慢性喉炎。

急性喉炎多发生在冬春季节，常因病毒感染引起，常继发于急性鼻炎、鼻窦炎、急性咽炎，为整个上呼吸道感染的一部分，也可单独发生。有时大声喊叫、过度用嗓、剧烈咳嗽，也可引起急性喉炎。若发生于儿童，病情通常较为严重。

慢性喉炎多由急性喉炎反复发作，或慢性鼻炎、鼻窦炎、慢性咽炎引起的分泌物流入喉部，同时张口呼吸刺激喉部，或经常受化学气体或粉尘刺激所致。

中医学认为，本病多为风热侵袭，肺失清肃，痰热上犯，或肺阴不足，痰液不化所为，当以清热宣肺、利咽开音为治。本病经积极治疗，一般预后较好。

【中成药内治法】

1.急性期：主要表现为初起可有恶寒，发热，喉内不适，咽干咽痒，时有咳嗽，或干咳无痰，咳时觉咽喉疼痛，声音低哑，甚则嘶哑，或失音，口干口苦，大便秘结，小便短黄，舌红苔薄黄，脉浮数。当以宣肺解表、清肺开音为治，可选用喉炎丸，或六应丸，或万通炎康片，或众生丸，或珍珠层粉，或噙化上清丸，或山香圆片（喉特灵片），或牛黄益金片，或金嗓开音丸，或金嗓清音丸，或喉康散，或喉痛灵片，或金栀咽喉袋泡茶，或黄氏响声茶（丸）等，口服。

2. 慢性期：主要表现为喉内微痛，有异物感，声音嘶哑，咽干咽痒，喉内有痰，咳吐不爽，或干咳无痰，大便干结，小便短少，舌质红，苔少，脉细数。当以养阴润肺、清音化痰为治，可选用百合固金口服液，或玄麦甘桔颗粒，或玉簪清咽十五味散（丸），或金参润喉合剂，或润喉丸，或金果饮等，口服。

此外，两期均可选用玄麦甘桔含片、含化上清片、金果含片、复方瓜子金含片、健民咽喉片、喉舒口含片、银黄含化片、噙化上清片、金嗓子喉片、黄氏响声含片，金果饮咽喉片等含化。

【中成药外治法】

1. 梅花点舌丹：取本品1粒，研为细末，用消炎镇痛膏适量调匀，外敷肚脐及双足心涌泉穴处，敷料包扎，胶布固定，每日换药1次，连用3～5日。适用于各期喉炎。

2. 双料喉风散：嘱患者张口，取本品1支，对着红肿部位喷撒，每日3～5次，连用3～5日。适用于各期喉炎。

3. 冰硼散：嘱患者张口，取本品1支，对着红肿部位喷撒，每日3～5次，连用3～5日。适用于各期喉炎。

4. 金喉健喷雾剂：嘱患者张口，取本品1支，对着红肿部位喷撒，每日3～5次，连用3～5日。适用于各期喉炎。

5. 伤湿止痛膏：取吴茱萸适量，研为细末，用适量清水调匀，外敷肚脐或双足心涌泉穴，用伤湿止痛膏固定，每日换药1次，连用5～7日。适用于各期喉炎。

6. 复方草珊瑚口腔喷剂：每次漱口后，取本品1支，直接喷于患处，每次2～3喷，每日2～3次。适用于各期喉炎。

7. 清喉散：喷敷患处，每次0.05～0.1克，每日2～3次。适用于各期喉炎。

8. 口腔炎喷雾剂：口腔喷雾用，每次向口腔挤喷药液适量，每日3～4次，小儿酌减。适用于各期喉炎。

十三、牙 痛

牙痛是多种牙齿疾病和牙周病的常见症状之一，龋齿、牙龈炎、牙周炎等均可引起牙痛。

中医学认为，本病多为风火外袭，胃热炽盛，或肾阴亏损，虚火上炎所为，当以疏风清热、解毒消肿、益肾养阴为治。

【中成药内治法】

1.外感风热型：主要表现为牙痛，牙龈红肿疼痛，或伴畏寒发热，头身疼痛，舌红苔薄黄，脉浮数。当以疏散风热、消肿止痛为治，可选用万通炎康片（胶囊），或羚羊感冒片，或噙化上清丸，或板蓝根咀嚼片，或穿心莲片，或冬凌草糖浆，或牙痛一粒丸等，口服。

2.肺胃热炽型：主要表现为牙痛，牙龈红肿疼痛，吞咽时疼痛加剧，口干口苦，面红目赤，大便秘结，小便短黄，舌红苔黄燥，脉滑数。当以清热解毒、利咽止痛为治，可选用齿痛消炎灵颗粒，或银黄胶囊，或牙周宁胶囊，或牙痛安（人工牛黄甲硝唑胶囊）胶囊，或清火栀麦丸，或银蒲解毒片，或唇齿清胃丸等，口服。

3.虚火上炎型：主要表现为牙痛，牙龈焮红疼痛，咽干口渴，腰膝酸软，头晕目眩，舌红苔少，脉细数。当以养阴益肾为治，可选用口炎清颗粒，或知柏地黄丸，或桑麻丸，或玄麦甘桔颗粒等，口服。

【中成药外治法】

1.金黄散：取本品适量，用茶水少许调匀，外敷肿胀疼痛处，或双足心涌泉穴处，敷料包扎，胶布固定，每日换药1次，连用3～5日。适用于各种牙痛。

2.冰硼散：取食盐水含漱后，用本品外搽疼痛处，每日2～3次。适用于各种牙痛。

3. 风油精：用消毒棉球蘸取风油精药液，浸透后置于患处上、下牙之间咬紧，一般经过15～30分钟即可止痛，连用3～5次即可。适用于各种牙痛。

4. 正骨水：用棉球蘸取正骨水或95%乙醇适量，塞入外耳道中，使其与周围皮肤密切接触，若棉球已干，可再滴些正骨水或95%乙醇，一般只塞患侧外耳道，若两侧疼痛也可塞双侧，经过3～5分钟疼痛可止。适用于各种牙痛。

5. 辛香止痛吸入剂：清洁鼻腔后，取本品拔去套管，把带孔端插入鼻孔一侧内，用手指将另一侧鼻孔轻轻按住，深吸气并改用口呼吸，吸入20分钟，每日1～2次。每支药可用1～3次。一般用药后3～5分钟疼痛可止。适用于各种牙痛。

6. 九味羌活喷雾剂：外用，喷口腔或牙龈部，每次喷12下，每隔2小时喷1次。适用于各种牙痛。

7. 牙痛药水：用药棉蘸取药水涂于患处，每日2～3次。适用于各种牙痛。

8. 复方两面针漱齿液：漱口，每次5～10毫升，每日2～3次，每次含漱30秒至1分钟。适用于各种牙痛。

十四、牙周病

牙周组织是牙齿的支持组织，包括牙龈、牙周膜和牙槽骨。凡发生于牙周组织的疾病则称为牙周病，包括牙龈炎和牙周炎两种。

中医学认为，本病多为脾胃蕴热，火热上熏，或肝肾阴虚，虚火上浮所为，当以清热泻火、滋阴补肾为治。

【中成药内治法】

1. 胃热上蒸型：主要表现为牙周病伴口臭，口渴饮冷，口舌生疮糜烂，牙龈赤烂肿痛，大便干结，小便短黄，舌红苔黄腻，脉滑数。当以清胃泄热为治，可选用黄连上清丸，或三黄片，或牛黄清胃丸等，口服。

2.湿热蕴蒸型：主要表现为牙周病伴口苦，口舌生疮糜烂，牙龈赤烂肿痛，大便不畅，小便短黄，舌苔黄腻，脉濡数。当以清热祛湿为治，可选用槐角丸，或香连丸，或葛根芩连片，或苦参片，或三黄胶囊等，口服。

3.肝肾阴虚型：主要表现为牙周病伴头晕目眩，耳鸣健忘，急躁易怒，或精神紧张，失眠多梦，五心烦热，咽干颧红，腰膝酸软，甚或遗精，大便干结，舌红苔少，脉细数。当以滋补肝肾、育阴清热为治，可选用杞菊地黄口服液，或补益地黄丸，或刺五加颗粒，或归芍地黄丸等，口服。

【中成药外治法】

1.黄连胶囊：取黄连胶囊2粒，去掉胶囊衣，研为细末，加清水调为糊状，分成两份，外敷双足心涌泉穴，每日一换，连用3～5日。适用于胃热上蒸、湿热蕴蒸所致的牙周病。

2.黄芩片：黄芩片3粒，研为细末，加清水调为糊状，分成两份，外敷双足心涌泉穴，每日一换，连用3～5日。适用于胃热上蒸、湿热蕴蒸所致的牙周病。

十五、口腔溃疡

口腔溃疡，一般属中医学“口疮”范畴，是发生在口腔黏膜上的表浅性溃疡，米粒至黄豆大小，圆形或卵圆形，溃疡面凹，周围充血，可因进食刺激性食物引发疼痛，一般一至两个星期后可以自愈。口腔溃疡周期性反复发作的，医学上称之为复发性口腔溃疡。口腔溃疡可一年发病数次，也可一个月发病数次，甚至新旧病变交替出现。

中医学认为，本病多为脾胃积热，虚火上炎所为，当以清泻脾胃、养阴清热为治。

【中成药内治法】

1. 脾胃积热型：主要表现为口腔有多处溃疡，疮周色红而肿，口渴饮冷，小便色黄，大便干结，舌红苔黄，脉沉实或洪滑。当以清泻脾胃为治，可选用清胃黄连丸，或牙痛宁滴丸，或一清胶囊，或口炎胶囊，或牛黄解毒软胶囊，或三黄清解片，或三黄片，或黄连胶囊，或金栀咽喉袋泡茶等，口服。

2. 心经热盛型：主要表现为口疮，心中烦热，急躁失眠，口渴，尿黄灼热或尿痛尿血，舌质红，脉数。当以清心导赤为治，可选用导赤散，或六一散，或万氏牛黄清心丸等，口服。

3. 脾胃气虚型：主要表现为口疮不红不肿，疼痛轻微，久而不愈，精神不振，四肢乏力，食少便溏，舌淡苔薄，脉虚弱。当以补气健脾为治，可选用龙血竭含片，或参苓白术丸，或香砂养胃丸，或补中益气丸等，口服或含化。

4. 脾胃阴虚型：主要表现为口疮伴心烦口干，精神倦怠，不饥不食，口渴饮少，汗出短气，舌红苔少，脉细数无力。当以养胃生津为治，可选用阴虚胃痛颗粒，或贝母二冬膏，或贝母梨膏等，口服。

5. 阴虚火旺型：主要表现为口疮时愈时发，此起彼伏，久久不愈，心烦不安，失眠多梦，舌尖红，苔少或无，脉细数。当以滋阴清火为治，可选用知柏地黄丸，或二母丸，或大补阴丸等，口服。

6. 脾肾阳虚型：主要表现为口疮色淡，腹冷而胀，时或疼痛，大便稀溏，食少乏味，腰脊冷痛，阳痿滑精，舌苔白，脉沉弱。当以补肾温阳为治，可选用金匮肾气丸，或四神丸，或附子理中丸等，口服。

【中成药外治法】

1. 云南白药粉剂：取本品适量，用消毒棉签蘸取药粉外搽患处，每日2～3次，连用2～3日。适用于脾胃积热、心经热盛、阴虚火旺所致的口腔溃疡。

2. 双黄连粉针剂：局部常规消毒后，取双黄连粉针剂适量撒于患处，每4小时换药1次，3天为1个疗程，溃疡多数在3天内可愈合。对使用抗癌药物引起的口腔炎，用淡盐水漱口后，以棉签蘸取双黄连粉针剂直接涂于口腔黏膜病变处，每日4次，5日为1个疗程，使用1～2个疗程。适用于脾胃积热、心经热盛、阴虚火旺所致的口腔溃疡。

3. 黄连素：每次漱口后，将无味黄连素药膜放在溃疡面上，每日3～4次，疗程不超过4日；或取黄连素3克，冰片1克，共研细末，与猪胆汁调匀外搽患处，早、晚各1次。适用于脾胃积热、心经热盛、阴虚火旺所致的口腔溃疡。

4. 双料喉风散：取双料喉风散1支，西咪替丁1粒，研为细末装入双料喉风散瓶中，混合均匀，而后将药物喷撒于疮面上，每日7～8次，连用2～3日。适用于脾胃积热、心经热盛、阴虚火旺所致的口腔溃疡。

5. 清喉散：喷敷患处，每次0.05～0.1克，每日2～3次。适用于脾胃积热、心经热盛、阴虚火旺所致的口腔溃疡。

6. 青黛散：先用凉开水或淡盐水洗净口腔，将药少许吹撒于患处，每日2～3次。适用于脾胃积热、心经热盛、阴虚火旺所致的口腔溃疡。

7. 小儿化毒散：外用，吹撒于患处，每日2～3次。适用于脾胃积热、心经热盛、阴虚火旺所致的口腔溃疡。

8. 口腔炎喷雾剂：口腔喷雾用，每次向口腔挤喷药液适量，每日3～4次，小儿酌减。适用于脾胃积热、心经热盛、阴虚火旺所致的口腔溃疡。

9. 口腔溃疡散：用清毒棉球蘸药擦患处，每日2～3次。适用于脾胃积热、心经热盛、阴虚火旺所致的口腔溃疡。

10. 爽口托疮膜：取膜贴于疮面，每日2～3次。适用于脾胃积热、心经热盛、阴虚火旺所致的口腔溃疡。

第九章

常见传染病的中成药疗法

一、疫　病

疫病，即传染病，一年四季均可发生，大多起病急骤，发展迅速，容易引起流行，应及时采取有效的防控措施。

【中成药内治法】

1.肺胃阴虚型：主要表现为时或咳嗽，痰少黏稠，或干咳无痰，或痰黏难咳，胸痛，口干咽痛，胃脘隐痛，纳差食少，尿黄，大便秘结，舌干红，苔少黄，脉细。当以清热生津、润肺止咳为治，可选用养阴清肺膏，或润肺膏，或秋梨润肺膏，或虫草川贝止咳膏，或川贝雪梨膏，或蜜炼川贝枇杷膏等，口服。

2.心脾两虚型：主要表现为夜寐多梦易醒，心悸健忘，神疲食少，头晕目眩，伴有四肢倦怠，面色少华，舌淡苔薄，脉细无力。当以补益心脾、养心安神为治，可选用归脾丸，或安神补心片，或复方阿胶浆等，口服。

3.肝郁脾虚型：主要表现为胸胁胀闷，胃脘痞满，纳差食少，食欲不佳，月经不调或闭经，时或情志抑郁，或心烦易怒，失眠多梦，舌质暗，苔薄，脉细弦。当以疏肝解郁、理气健脾为治，可选用逍遥丸，或木香顺气丸，或枳术丸，或柴胡舒肝丸，或胃苏颗粒，或气滞胃痛颗粒，或四逆散，或朴实颗粒，或枳术宽中胶囊等，口服。

4.肝肾不足型：主要表现为腰膝酸软，疲乏无力，头晕目眩，耳鸣健忘，急躁易怒，或精神紧张，失眠多梦，五心烦热，咽干颧红，甚或遗精，舌红苔少，脉细数。当以滋补肝肾、育阴潜阳为治，可选用杞菊地黄丸，或左归丸，或大补阴丸，或复方首乌地黄丸等，口服。

5.肺肾两虚型：主要表现为喘促短气，动则喘甚，气怯声低，咳声低弱，痰吐稀薄，自汗畏风，极易感冒，小便常因咳甚而失禁，或尿后余沥，舌质淡红，脉细弱。当以补益肺肾、止咳平喘为治，可选用苓桂咳喘宁胶囊，或利肺片，或蛤蚧定喘丸（胶囊），或固肾宣喘丸，或人参蛤蚧口服液，或参芪蛤蚧补浆，或二母安嗽糖浆等，口服。

6.脾肾阳虚型：主要表现为时或喘促心悸，不得平卧，咳痰清稀或呈泡沫状，面浮肢肿，畏寒尿少，脘痞纳呆，面唇青紫，舌淡胖质暗，苔白腻或水滑，脉沉细。当以温阳健脾、泻肺利水为治，可选用真武合剂，或济生肾气丸，或全鹿丸，或五苓胶囊等，口服。

二、流行性感冒

流行性感冒，简称流感，是由流感病毒引起的急性呼吸道传染病，此病毒常存在于患者的口或鼻分泌物中，通过飞沫传播，传染性极强，极易造成流行。

流感常突然发病，出现发热，体温可达39℃以上，头痛剧烈，双眼胀痛，结膜充血，鼻塞流涕，咽喉干痛，全身酸痛，经过3～5天体温很快下降而恢复正常。若体温持续不降，则有并发脑炎的可能，也有的患者表现不典型，症状很轻微，甚至不被发现，但老年人及小儿症状相对比较典型，病情严重。

流感的防治药物较多，但疗效有时不尽如人意，一是流感病毒种类较多，二是病毒易于发生变异，常常一种特效药物应市不久，就因病毒毒种变异而失效。

本病属中医学“时疫”范畴，多为时邪侵袭，肺胃蕴热所为，当以疏风解表、清热解毒、宣散时邪为治。根据国家卫生健康委发布的《流行性感冒诊疗方案（2020年版）》，中医辨证选用中成药一般可分为轻症、重症、恢复期三种情况。

【中成药内治法】

（一）轻症

1.风热犯卫型：主要表现为发热或未发热，咽红不适，轻咳少痰，口干，舌边尖红，苔薄或薄腻，脉浮数。多见于流感发病初期，当以疏风解表、清热解毒为治，可选用抗病毒口服液，或金花清感颗粒，或清开灵颗粒（胶囊、软胶囊、片），或疏风解毒胶囊，或银翘解毒丸（颗粒、胶囊、软胶囊、片）等口服。儿童可选用儿童抗感颗粒，或小儿豉翘清热颗粒等，口服。

2.风寒束表型：主要表现为恶寒，发热或未发热，无汗，身痛头痛，鼻流清涕，舌质淡红，苔薄而润，脉浮紧。多见于流感发病初期，当以辛温解表为治，可选用九味羌活丸（颗粒），或正柴胡饮颗粒，或感冒清热颗粒（胶囊、口服液）等，口服。

3.表寒里热型：主要表现为恶寒，高热，头痛，身体酸痛，咽痛，鼻塞，流涕，口渴，舌质红，苔薄或黄，脉数。当以解表清里为治，可选用连花清瘟胶囊，或金花清感颗粒等，口服。

4.热毒袭肺型：主要表现为高热，咳喘，痰黏，或痰黄，或咳痰不爽，口渴喜饮，咽痛，目赤，舌质红，苔黄或腻，脉滑数。当以清热解毒、宣肺化痰为治，可选用羚羊清肺颗粒，或连花清瘟胶囊（颗粒），或金花清感颗粒，或疏风解毒胶囊，或银黄口服液，或麻杏甘石合剂等，口服。儿童可选用小儿肺热咳喘颗粒（口服液）等，口服。

（二）重症

1.毒热壅盛型：主要表现为高热不退，烦躁不安，咳嗽，喘促短气，少痰或无痰，便秘腹胀，舌质红绛，苔黄或腻，脉弦滑数。当以解毒清热、通腑泻肺为治。本型病情危重，应积极治疗，可鼻饲或结肠给药，可选用麻杏甘石合剂，或泻白丸（糖浆）等，高热神昏者加安宫牛黄丸。

2.毒热内陷，内闭外脱型：主要表现为神志昏蒙，唇甲紫暗，呼吸浅促，或咯吐血痰，或咯吐粉红色血水，胸腹灼热，四肢厥冷，汗出，尿少，舌红绛或暗淡，脉微细。当以益气固脱、泄热开窍为治。本型病情危重，应积极治疗，可鼻饲或结肠给药，可选用四逆汤，或安宫牛黄丸等。

（三）恢复期

正气未复型：主要表现为神倦乏力，气短，咳嗽，痰少，纳差，舌质淡，少津，苔薄，脉弦细。当以益气养阴为治，可选用虫草清肺胶囊，或生脉饮，或黄芪生脉饮，或参麦颗粒，或恒制咳喘胶囊，或阿胶远志膏，或西洋参黄芪胶囊等，口服。

（四）预防

1.屠苏液：口服，每次20～40毫升，每日2次。可温经，疏风，散寒，解毒。适用于预防风寒感冒，冬春交替之时服用更有益处。

2.玉屏风颗粒（口服液）：开水冲服，一次5克，一日3次。可益气，固表，止汗。适用于表虚不固，自汗恶风，面色㿠白，或体虚易感风邪者。

3.益气止血冲剂（颗粒）：口服，一次20克，一日3～4次，儿童用量酌减。可益气，止血，固表，健脾。适用于咯血、吐血，久服可预防感冒。

4.甘和茶：泡服，一次1袋。可清暑散热，生津止渴。适用于感冒发热，中暑口渴，可预防感冒。

5.丹皮酚软膏（霜）：方由丹皮酚、丁香油组成。外用，涂敷患处，一日2～3次，防治感冒可涂鼻下、上唇处，鼻炎涂鼻腔内。有抗过敏、消炎止痒的作用。适用于湿疹、皮炎、皮肤瘙痒、蚊虫叮咬红肿等各种皮肤疾患，对治疗过敏性鼻炎和防治感冒也有一定效果。

三、手足口病

手足口病（HFMD）是由多种肠道病毒感染引起的手、足、口腔等部位出现皮疹或疱疹的常见传染病，个别患者可出现心肌炎、肺水肿、无菌性脑膜炎等并发症。手足口病患者主要为学龄前儿童，尤以≤5岁年龄组发病率最高。据国外文献报道，本病每隔2～3年可在人群中流行一次。手足口病分布广泛，无明显地区性，四季均可发病，夏秋季节高发。

中医学认为，本病多为脾胃湿热，泛溢肌肤，热毒熏灼，肌肤失养所致，当以清热利湿、解毒止痛为治。根据国家中医药管理局印发的《手足口病（普通型）中医诊疗方案（2017年版）》，以及中华中医药学会发布的《手足口病（重型）中医诊疗方案（2018年版）》，可辨证选用中医药治疗。

【中成药内治法】

1.肺脾湿热型：主要表现为发热，手、足和臀部出现斑丘疹、疱疹，口腔黏膜出现散在疱疹，咽红，流涎，神情倦怠，舌淡红或红，苔腻，脉数，指纹红紫。当以清热解毒、化湿透邪为治，可选用甘露消毒丸，或葛根芩连微丸，或三仁合剂等，口服。

2.湿热郁蒸证型：主要表现为高热，疹色不泽，口腔溃疡，精神萎顿，舌红或绛，少津，苔黄腻，脉细数，指纹紫暗。当以清气凉营、解毒化湿为治，可选用金花清感颗粒，或连花清瘟颗粒，或清开灵颗粒，或小儿豉翘清热颗粒等，口服。

3.湿热动风型：主要表现为高热，易惊，肌肉瞤动，瘛疭，或见肢体痿软，无力，呕吐，嗜睡，甚则昏蒙，舌暗红或红绛，苔黄腻或黄燥，脉弦细数，指纹紫滞。当以解毒清热、息风定惊为治，可选用羚羊角散，或牛黄蛇胆川贝液，或安宫牛黄丸，或定搐化风丸等，鼻饲或结肠给药。本型病情危重，应予积极治疗。

【中成药外治法】

1.紫雪散：取紫雪散1支，加清水适量调为稀糊状敷肚脐处，用伤湿止痛膏固定，24小时换药1次。适用于手足口病见发热者。

2.柴胡注射液：取纱布1块用本品浸透，而后取出覆盖于肚脐处，敷料包扎，胶布固定，每日一换；或将本品置于滴鼻瓶中滴鼻，每次1～2滴，两侧交替进行，每小时1次，直至体温恢复正常。适用于手足口病见发热者。

3. 三黄膏：取等量复方硫黄乳膏、大黄粉及蒲黄粉，将复方硫黄乳膏与二黄调匀，用棉签蘸取药液外搽患处，每日3～5次。适用于手足口病见皮肤溃疡、疱疹黄亮者。

4. 三黄软膏：取三黄胶囊、凡士林适量，去掉三黄胶囊的胶囊衣，研细，与凡士林混合调匀成膏，外敷患处，每次适量，每日3次。适用于手足口病见皮肤溃疡、疱疹黄亮者。

四、麻　疹

麻疹是由麻疹病毒引起的一种呼吸道传染病，因其疹点如麻粒大，故名麻疹，患病后一般可获终身免疫。本病好发于冬末春初，临床表现为发热、结膜炎、上呼吸道感染等，以颊黏膜出现麻疹黏膜斑、皮肤出现红色斑丘疹为特征，起病最初症状为发热，体温逐渐升高，同时出现全身及呼吸道症状，比如全身不适、精神不振、食欲减退，伴咳嗽、流泪、流涕、两眼结膜充血、畏光、声音嘶哑等，起病第二天后患者口腔黏膜充血粗糙，颊黏膜有白色小点，周围有红晕，初为针尖大小，逐渐增大或部分融合，即麻疹黏膜斑，有助于早期诊断，但出疹后2～3天即消失。接种了麻疹疫苗的患者可不出现此黏膜斑。

中医学认为，本病多为麻疹毒邪从口鼻吸入，侵犯肺脾所为。麻疹以外透为顺，内传为逆，故当以辛凉透表为治。

【中成药内治法】

1. 邪犯肺卫型（初热期）：主要表现为发热，微恶风寒，鼻塞流涕，喷嚏，咳嗽，两眼红赤，泪水汪汪，倦怠思睡，小便短赤，大便稀溏。发热第2～3天，口腔两颊黏膜红赤，贴近臼齿处见微小灰白色麻疹黏膜斑，周围红晕，由少渐多。舌苔薄白或微黄，脉浮数。当以辛凉透表、清宣肺卫为治，可选用银翘解毒颗粒，或银胡抗感合剂，或正柴胡饮合剂等，口服。

2.邪入肺胃型（见形期）：主要表现为高热持续，起伏如潮，阵阵微汗，谓之“潮热”，每潮一次，疹随外出。疹点先见于耳后发际，继而头面、颈部、胸腹、四肢，最后手心、足底、鼻部都见疹点即为出齐。疹点初起细小而稀少，渐次加密，疹色先红后暗红，稍觉凸起，触之碍手。伴口渴引饮，目赤眵多，咳嗽加剧，烦躁或嗜睡。舌质红，苔黄腻，脉数。当以清凉解毒、透疹祛邪为治，可选用银翘解毒颗粒合黄芩片，或板蓝根颗粒合羚羊感冒胶囊，或柴胡口服液，或蓝芩口服液等，口服。

3.阴津耗伤型（收没期）：主要表现为疹点出齐后，发热渐退，咳嗽渐减，声音稍哑，疹点依次渐回，皮肤呈糠麸状脱屑，并有色素沉着，胃纳增加，精神好转，舌质红，少津，苔薄净，脉细软或细数。当以益气养阴、清解余邪为治，可选用杞菊地黄口服液，或洋参雪哈口服液，或生脉饮，或玄麦甘桔颗粒等，口服。

【中成药外治法】

1.紫雪散：取紫雪散1支，加清水适量调为稀糊状敷肚脐处，用伤湿止痛膏固定，24小时换药1次。适用于麻疹发热。

2.柴胡注射液：取纱布1块用本品浸透，而后取出覆盖于肚脐处，敷料包扎，胶布固定，每日一换。适用于麻疹发热。

3.柴胡注射液：将本品置于滴鼻瓶中滴鼻，每次1～2滴，两侧交替进行，每小时1次，直至体温恢复正常。适用于麻疹发热。

4.双黄连注射液：取本品2～3支，倒入温水中，趁热洗浴全身，每日2次，每次10～20分钟。适用于麻疹见形期。

五、风　疹

风疹是由风疹病毒感染引起的急性出疹性传染病，临床上以前驱期短、低热、皮疹，以及耳后、枕部淋巴结肿大为特征。一般病情较轻，病程短，预后良好。本病一年四季均可发生，但以冬春季节多见，易感年龄以1～5岁为主，故本病的流行多见于学龄前儿童。

本病属中医学“风痧”范畴，多为感受风热时邪，邪毒与气血相搏，外泄肌肤所致，当以疏风清热解毒为治。

【中成药内治法】

1.邪犯肺卫型：主要表现为发热恶风，喷嚏流涕，伴有轻微咳嗽，精神倦怠，胃纳欠佳，痧色浅红，先起于头面、躯干，随即遍及四肢，分布均匀，稀疏细小，2～3日消退，有瘙痒感，耳后及枕部淋巴结肿大，舌质偏红，苔薄白或薄黄，脉浮数。当以疏风解表、清热解毒为治，可选用板蓝根冲剂，或复方银花感冒颗粒，或银翘散，或消炎散结片，或复方蒲公英片等，口服。

2.气营两燔型：主要表现为壮热口渴，烦躁哭闹，疹色鲜红或紫暗，疹点较密，甚则融合成片，小便黄少，大便秘结，舌质红，苔黄糙，脉洪数。当以清营凉血解毒为治，可选用清开灵冲剂，或牛黄蛇胆川贝液，或至圣保元丸，或牛黄抱龙丸，或回春丹等，口服。

【中成药外治法】

1.紫雪散：取紫雪散1支，加清水适量调为稀糊状敷肚脐处，用伤湿止痛膏固定，24小时换药1次。适用于风疹发热。

2.柴胡注射液：将纱布1块用本品浸透，而后取出覆盖于肚脐处，敷料包扎，胶布固定，每日一换；或将本品置于滴鼻瓶中滴鼻，每次1～2滴，两侧交替进行，每小时1次，直至体温恢复正常。适用于风疹发热。

3.消炎散结片：取本品3片，研为细末，用清水适量调匀，置于敷料上，外敷患处，包扎固定，每日换药1次，连用1周。适用于风疹耳后淋巴结肿大。

4.蒲可欣片：取本品3片，研为细末，用清水适量调匀，置于敷料上，外敷患处，包扎固定，每日换药1次，连用1周。适用于风疹耳后淋巴结肿大。

5.三黄膏：取等量复方硫黄乳膏、大黄粉及蒲黄粉。将复方硫黄乳膏与二黄调匀，用棉签蘸取药液外搽患处，每日3～5次。可清热解毒，适用于风疹耳后淋巴结肿大。

6.新癀片：取本品2片，研为细末，用清水适量调匀，置于敷料上，外敷患处，包扎固定，每日换药1次，连用1周。适用于风疹耳后淋巴结肿大。

六、幼儿急疹

幼儿急疹，又称婴儿玫瑰疹，是由人类疱疹病毒6、7型（HHV-6、HHV-7）感染引起的一种急性出疹性传染病，多发生于哺乳期的婴幼儿，临床以先有发热，热退后皮肤即出现玫瑰红色小丘疹为特点，形状与麻疹相似，因此又称“假麻”。本病全年均可发生，但以冬春季节较多，主要由飞沫播散传播。本病预后良好，并发症很少，患病后可获免疫。

中医学认为，本病多为外感风热时邪所致，当以疏风解表、清热解毒为治。

【中成药内治法】

1.发热期：主要表现为突发高热，胃纳较差，小便短黄，常伴呕吐，腹痛，泄泻，咽部红肿，目赤，但精神如常，舌苔薄黄，脉浮数。当以疏风清热为治，可选用银翘散，或板蓝根颗粒，或抗病毒口服液，或柴胡口服液等，口服。

2.出疹期：主要表现为发热后3～5天热退身凉，全身出现麻粒样玫瑰红色丘疹，针尖大小，常先见于颈部，很快延及全身，躯干处明显，压之退色，无痒感，1～2天消退，不留瘢痕，不脱糠屑，或伴有周围淋巴结肿大，舌苔薄黄，脉浮数。当以凉血解毒为治，可选用新癀片，或复方羊角颗粒，或银黄冲剂，或紫地宁血散（颗粒）等，口服。

【中成药外治法】

1.紫雪散：取紫雪散1支，加清水适量调为稀糊状敷肚脐处，用伤湿止痛膏固定，24小时换药1次。适用于幼儿急疹发热。

2.柴胡注射液：将纱布1块，用本品浸透，而后取出覆盖于肚脐处，敷料包扎，胶布固定，每日一换；或将本品置于滴鼻瓶中滴鼻，每次1～2滴，两侧交替进行，每小时1次，直至体温恢复正常。适用于幼儿急疹发热。

3.双黄连粉针剂：取本品2支，放入温水中混合均匀，用湿毛巾浸后外洗患处或全身，每日2次，每次10～20分钟，连用3～5日。适用于幼儿急疹皮疹色红而痒者。

4.鱼腥草注射液：取本品20毫升，放入温水中混合均匀，用湿毛巾浸后外洗患处或全身，每日2次，每次10～20分钟，连用3～5日。适用于幼儿急疹皮疹色红而痒者。

5.复方大青叶注射液：取本品20毫升，放入温水中混合均匀，用湿毛巾浸后外洗患处或全身，每日2次，每次10～20分钟，连用3～5日。适用于幼儿急疹皮疹色红而痒者。

七、流行性腮腺炎

流行性腮腺炎是由腮腺炎病毒引起的急性呼吸道传染病，临床以发热、耳下腮肿、疼痛为主要特征，本病全年都可发生，但以冬春季节多见，发病年龄以5～9岁小儿居多，6个月以下的婴儿则很少发病，年龄较大的儿童可并发睾丸炎、脑膜脑炎，但一般预后较好，患病后可获终身免疫。

本病属中医学“痄腮”范畴，中医学认为，本病多为风温邪毒侵袭，从口鼻而入，壅阻少阳经脉，郁而不散，结于腮部所为，当以疏风散结、清热解毒、软坚消肿、活血止痛为治。

【中成药内治法】

1. 邪犯少阳型：主要表现为轻微发热恶寒，一侧或两侧耳下腮部漫肿疼痛，咀嚼不便，或伴头痛，咽痛，纳少，舌质红，苔薄白或淡黄，脉浮数。当以疏风清热、散结消肿为治，可选用银翘颗粒，或复方金银花颗粒，或桑菊感冒颗粒等，口服。

2. 热毒壅盛型：主要表现为高热不退，腮部肿胀疼痛，坚硬拒按，张口、咀嚼困难，烦躁不安，口渴引饮，或伴头痛、呕吐，咽部红肿，食欲不振，尿少黄赤，舌红苔黄，脉滑数。当以清热解毒、软坚散结为治，可选用板蓝根颗粒，或清热解毒口服液，或新癀片，或蒲公英片，或复方鱼腥草片，或抗菌消炎片，或小儿珠黄散，或定搐化风丸，或六神丸等，口服。

3. 邪陷心肝型：主要表现为高热不退，神昏，嗜睡，项强，反复抽风，腮部肿胀疼痛，坚硬拒按，头痛，呕吐，舌红苔黄，脉洪数。当以清热解毒、息风开窍为治，可选用羚羊角散，或牛黄蛇胆川贝液，或安宫牛黄丸，或定搐化风丸等，口服。

4. 毒窜睾腹型：主要表现为病至后期，腮部肿胀渐消，一侧或两侧睾丸肿胀疼痛，或伴少腹疼痛，痛甚者拒按，舌红苔黄，脉数。当以清肝泻火、活血止痛为治，可选用牛黄解毒片，或三黄片，或连翘败毒丸，或紫金锭，或西黄丸等，口服。

【中成药外治法】

1. 伤湿止痛膏：取本品外贴患处，每日一换。适用于痄腮肿胀疼痛等。

2. 六神丸：取六神丸30丸，冰硼散15克，青黛30克，芒硝12克，共研细末，加老陈醋适量调为稀糊状，敷于腮腺肿胀处和涌泉穴（左侧腮肿敷右侧涌泉穴，右侧腮肿敷左侧涌泉穴），每6～8小时更换1次，直至发热、腮肿消失。适用于痄腮肿胀疼痛、发热等。

3. 冰硼散：取本品3克，用少量冷开水拌匀后，敷于腮腺肿胀处，包扎固定，每2～3日换药1次。对初起者能控制肿势，对已肿者可减轻肿胀疼痛，促使症状早日消退。一般用药后5日内即可肿消痊愈。适用于痄腮肿胀疼痛等。

4.南通蛇药片：取本品8～10片研细，用清水适量调成糊后外敷患处，每日4次，早、中、晚及临睡前重新调敷，若体温下降，则外涂次数可逐渐减少，一般用药后2日左右肿胀疼痛即可消失，体温亦可降至正常。适用于痄腮肿胀疼痛、发热等。

5.紫金锭：取本品3～6粒研末，醋调外敷，每日1～2次，连用2～5日。或取本品10片，胆南星6克，吴茱萸、生大黄各9克，共研细末，装瓶备用，每取药末适量，米醋调为稀糊状，外敷双侧足心涌泉穴，敷料包扎，胶布固定，每日一换。适用于痄腮肿胀疼痛等。

6.如意金黄散：取本品适量，以大青叶捣烂加米醋适量调敷患处，干则以醋适量润之，每日一换。适用于痄腮肿胀疼痛等。

7.白降丹：将黑膏药摊平，以火柴点本品少许于膏药中心，使膏药中心微见白色即可（用量过大则会灼伤皮肤，出现大疱，疼痛难忍），而后贴于患处，每日一换，连用3～5日。适用于痄腮肿胀疼痛等。

8.中华跌打丸：取本品2丸，六神丸10丸，共研细末，醋调为糊状，置于黑膏药上，外敷患处，每日一换。适用于痄腮肿胀疼痛等。

9.双黄连：取双黄连粉针剂适量，加适量鸡蛋清调匀涂敷患处，外用纱布包扎固定，每日换药2次，3日为1个疗程。可清热解毒，消肿止痛。

10.清开灵：取大黄粉、浙贝母粉各9克，加清开灵针剂适量调匀，外敷患处及双足心涌泉穴，每日换药1～2次。适用于痄腮肿胀疼痛等。

11.西瓜霜喷剂：取西瓜霜喷剂3～6克，鱼石脂软膏1支，混合均匀，敷于患儿头面部肿胀处，敷料纱布，包扎固定，2～3日换药1次。可清热解毒，消肿止痛。

12.青黛散：取青黛散适量，研细，米醋适量调为稀糊状外敷患处，敷料包扎，胶布固定，每日一换。适用于痄腮肿胀疼痛等。

八、百日咳

百日咳系由百日咳杆菌引起的小儿急性呼吸道传染病，起病初期主要表现为呼吸道卡他性炎症，后以阵发性痉挛性咳嗽和痉咳后伴有特殊的吸气性吼声为特征，因其病程可持续3～4个月之久，故名“百日咳”。

本病一年四季均可发生，但以冬春季节多见，任何年龄皆可发病，但多见于5岁以下的小儿，患病后可获得持久免疫力。目前经“百日咳菌苗”“百白破混合菌苗”的预防接种，本病的发病率已大大下降，但近年来青少年和成人百日咳有增多趋势，成人百日咳可能会传染给孩子而引起儿童百日咳，若婴儿在接种疫苗前感染了百日咳，可能会出现肺炎、脑炎等并发症，甚者可危及生命，因此应予警惕。

本病属中医学“顿咳”范畴。中医学认为，本病多为素体不足，调护失宜，内蕴伏痰，时行风邪从口鼻而入，侵袭肺卫所为，当以宣肺理气、止咳化痰为治。

【中成药内治法】

1.邪犯肺卫型：主要表现为初咳期鼻塞流涕，咳嗽阵作，咳声高亢，后咳嗽日渐加剧，日轻夜重，痰稀白，量不多，或痰稠不易咳出，舌苔薄白或薄黄，脉浮。当以疏风祛邪、宣肺止咳为治，可选用小儿解表止咳口服液，或杏苏止咳颗粒，或祛痰止咳冲剂等，口服。

2.痰火阻肺型：主要表现为痉咳期阵发性痉挛性咳嗽，咳嗽连续，日轻夜重，咳后伴有深吸气样鸡鸣声，吐出痰涎及食物后可暂时缓解，有些外因，比如进食、用力活动、闻刺激性气味、情绪激动常易诱发，轻则昼夜痉咳5～6次，重则多达40～50次，常伴有目睛红赤，两胁作痛，舌系带溃疡，舌质红，苔薄黄，脉数。当以清热泻肺、涤痰镇咳为治，可选用治咳川贝枇杷滴丸，或小儿双金清热口服液，或蛇胆川贝液，或牛黄蛇胆川贝液，或肺宁冲剂，或百日咳片，或复方百部止咳冲剂（颗粒、糖浆），或百咳宁颗粒（片）等，口服。

3.肺阴耗损型：主要表现为缓解期痉咳缓解，仍有干咳无痰，或痰少而稠，声音嘶哑，伴低热，午后颧红，烦躁，夜寐不宁，盗汗，舌红苔少或无苔，脉细数。当以养阴润肺为治，可选用百合固金口服液，或黄精膏，或二母丸等，口服。

4.脾肺气虚型：主要表现为缓解期咳声无力，痰白清稀，神倦乏力，气短懒言，纳差食少，自汗或盗汗，大便不实，舌淡，苔薄白，脉细弱。当以益气健脾为治，可选用紫芪克咳口服液，或五味子糖浆，或补中益气口服液，或白及颗粒等，口服。

【中成药外治法】

1.鲜竹沥：取鲜竹沥1～2支，浙贝母3克，将浙贝母研为细末，用鲜竹沥调匀如泥糊状，敷于双手心及肚脐处，敷料包扎，胶布固定，每日1次，连用5～7日。适用于痰火阻肺所致的百日咳。

2.伤湿止痛膏：取大蒜1～2粒，捣为泥状，取大蒜泥如豆瓣大一团，置于伤湿止痛膏中心，每晚洗足后敷贴双足心涌泉穴，次日晨起除去，连贴3～5次，可解痉止咳。使用大蒜敷贴时，宜先在敷贴处涂一层猪油，或植物油，或凡士林，或石蜡油，以防局部起疱，起疱后可按常规方法处理。适用于邪犯肺卫所致的百日咳。

九、水　痘

水痘是由感染水痘－带状疱疹病毒引起的一种急性传染病，极易造成流行，任何年龄皆可发生，但以1～6岁小儿多见，临床以发热、皮肤及黏膜出现斑疹、丘疹、疱疹、痂盖为特征，由于疱疹内含水液，状如豆粒，故名“水痘”。

中医学认为，本病多由外感时行邪毒，上犯于肺，下郁于脾而发病，其病在肺脾两经，当以清热解毒利湿为治。

【中成药内治法】

1.邪伤肺卫型：主要表现为发热轻微，或无发热，鼻塞流涕，伴有喷嚏及咳嗽，1～2日皮肤出疹，疹色红润，疱浆清亮，根盘红晕不明显，点粒稀疏，此起彼伏，以躯干为多，舌苔薄白，脉浮数。当以疏风清热解毒为治，可选用银翘散，或桑菊感冒颗粒，或柴胡口服液等，口服。

2.毒炽气营型：主要表现为壮热不退，烦躁不安，口渴欲饮，面红目赤，水痘分布较密，根盘红晕显著，疹色紫暗，疱浆混浊，大便干结，小便黄赤，舌红或舌绛，苔黄糙而干，脉洪数。当以清气凉营、解毒化湿为治，可选用六一散合黄芩片，或羚羊角散合复方金银花冲剂，或紫雪散合黄连胶囊等，口服。

3.邪毒闭肺型：主要表现为高热、咳嗽、气喘、鼻翼扇动、紫绀等急重症。当以清热解毒、开肺化痰为治，可选用麻杏甘石合剂，或正柴胡饮合剂，或牛黄蛇胆川贝液等，口服。

4.邪毒内陷型：主要表现为壮热不退，神志模糊，口渴烦躁，甚则昏迷、抽搐等。此为水痘之变证，当以凉血泻火、息风开窍为治，可选用紫雪散，或安宫牛黄丸，或西黄丸等，口服。或将上述药物研细，鼻饲，或加生理盐水50毫升调匀后直肠滴入。

【中成药外治法】

1.京万红软膏：将患处洗净擦干，然后均匀搽京万红软膏，每日3次，5日为1个疗程。适用于水痘疱浆黄亮等。三黄膏也可选用。

2.冰硼散：取本品适量，研为细末，用适量米醋调为稀糊状，外涂患处，每日数次，连用3～5日。适用于水痘疱浆黄亮等。金黄散也可选用。

3.蛇药片：取蛇药片5～10片，研为细末，用米醋适量调为稀糊状，外涂患处，每日数次，连用3～5日。适用于水痘疱浆黄亮等。

4.青黛散：取青黛散适量，研细，加香麻油适量调为稀糊状，用棉签蘸药涂于患处，每日3～5次，连用3～5日。适用于水痘疱浆黄亮等。黄芩胶囊、黄柏胶囊、黄连胶囊也可选用。

5.新癀片：取新癀片5～10片，研为细末，用适量米醋调为稀糊状，外涂患处，每日数次，连用3～5日。可清热解毒。适用于水痘感染。

6.六一散：取六一散适量，研细，加清水适量调为稀糊状，用棉签蘸取药糊外搽患处，每日3～5次。可清热解毒，利湿止痒。适用于水痘感染。

7.紫雪散：取紫雪散1支，加清水适量调为稀糊状敷于肚脐处，用伤湿止痛膏固定，24小时换药1次，一般用药1天体温即可降至正常范围。适用于水痘疱浆黄亮、发热等。

8.柴胡注射液：将纱布1块用本品浸透，而后取出覆盖于肚脐处，敷料包扎，胶布固定，每日一换；或将本品置于滴鼻瓶中滴鼻，每次1～2滴，两侧交替进行，每小时1次，直至体温恢复正常。适用于水痘疱浆黄亮、发热等。

十、肺结核

结核病是由结核杆菌感染引起的一种慢性传染病，各器官均可累及，其中以肺结核最为常见。盗汗是结核病最常见的一种症状，表现为睡中出汗，醒时汗止，多为活动性肺结核的表现。

肺结核属中医学“肺痨”范畴，多为痨虫感染，肺肾阴亏，虚火内扰所为，当以养阴润肺，清热泻火为治，在进行常规抗痨治疗的同时可配合中成药治疗。

【中成药内治法】

1.肺阴亏损型：主要表现为干咳少痰，或痰中带血，胸痛，潮热颧红，咽干口燥，舌质红，苔薄黄少津，脉细数。当以养阴润肺为治，可选用百合固金口服液，或养阴清肺口服液，或虫草川贝膏，或二母丸等，口服。

2.阴虚火旺型：主要表现为骨蒸潮热，夜寐盗汗，五心烦热，失眠多梦，急躁易怒，咳呛痰少，或痰黄黏稠，反复咯血，量多色鲜，胸胁掣痛，男子梦遗，舌质红绛，脉细数。当以滋阴清火为治，可选用知柏地黄丸，或鳖甲煎丸，或大补阴丸合十灰散，或全龟胶囊（片）等，口服。

3.气阴两虚型：主要表现为咳嗽，咯血，潮热，颧红，自汗盗汗，面白神疲，气短声怯，倦怠无力，食欲不振，舌质光红，苔薄或剥，脉细数无力。当以益气养阴为治，可选用利肺片，或益气养阴口服液，或参芪沙棘合剂，或参苓精口服液，或黄芪生脉饮，或虫草参芪口服液（膏），或精杞参胶囊等，口服。

4.阴阳两虚型：主要表现为咳呛咯血，劳热骨蒸，盗汗遗精，声嘶失音，形体消瘦，形寒恶风，自汗，喘息气短，面浮肢肿，食欲不振，大便溏薄，舌质光红少津，或舌淡体胖有齿痕，脉微细。当以填补精血、温补脾肾为治，可选用三胶颗粒合云南白药粉剂，或银阳虫草胶囊合云南白药胶囊，或鹿茸口服液合云南白药胶囊，或茸参益肾胶囊，或胎盘片，或复方胎盘片，或人胎盘片，或蓉仙口服液，或银阳虫草胶囊，或参龙虫草益肾胶囊等，口服。

【中成药外治方】

1.化核膏药：外用，加温后展开，贴于患处，每隔3～5日换药一次。可软坚散结，化痰消肿。适用于寒痰凝结，瘰疬结核。

2.润肺化核膏：加热软化，贴于患处或与病灶相对的体表及相关穴位。每次贴3～5张，3～5天换一次。可养血育阴，解毒化瘀。适用于浸润性肺结核、结核性胸膜炎证属阴虚火旺或血虚血瘀者的辅助治疗。

3.云南白药：取云南白药1瓶，食醋适量，云南白药去保险子，加入食醋拌为糊状，做成2个圆饼，贴于双足心涌泉穴，用敷料、胶布固定，每日换一次。可化瘀止血，引热下行。适用于肺结核咯血。

4.云南白药粉剂：取云南白药1克，生理盐水100毫升，混合均匀后直肠滴入，每日1次，7天为1个疗程，使用1～2个疗程。可化瘀止血。适用于肺结核咯血、便血。

5. 十灰散：取十灰散5克，生理盐水100毫升，混合均匀后直肠滴入，每日1次，7日为1个疗程，使用1～2个疗程。可凉血止血。适用于肺结核咯血、便血。

【中成药膏疗方】

1. 白及膏：口服，每次2汤匙，每日2次。可收敛，止血，补肺。

2. 养心定悸膏：口服，每次15～20克，每日2次。可养血益气，复脉定悸。

3. 川贝雪梨膏：每次15克，每日2次，温开水冲饮或调入稀粥中服食。可润肺止咳，生津利咽。

4. 二冬贝母膏：每次10克，每日2次，温开水冲饮或调入稀粥中服食。可润肺生津，化痰止咳。

5. 梨膏：每次15克，每日2次，温开水冲饮或调入稀粥中服食。可润肺止咳，生津利咽。

6. 阿胶补血膏：口服，每次20克，早、晚各一次。可滋阴补血，补中益气，健脾润肺。

7. 养阴清肺膏：口服，每次10～20毫升，每日2～3次，温开水冲饮。可养阴润燥，清肺利咽。

十一、肠蛔虫病

蛔虫病是由似蚓蛔线虫寄生于人体小肠或其他器官引起的传染病，其中寄生于小肠的称为肠蛔虫病，多数患者无明显症状，部分患者可有不同程度的临床表现。

中医学认为，本病多因食饮不洁，邪虫感染所致，当以祛邪杀虫为治。

【中成药内治法】

1. 虫积腹痛型：主要表现为脐周腹痛，时作时止，胃脘嘈杂，甚或吐虫、便虫、腹中虫瘕，较严重者可有不思饮食，面黄肌瘦，鼻孔作痒，睡中流涎，大便常规检查可发现蛔虫卵，舌淡红，苔薄白，脉细弦。当以安蛔驱蛔、行气止痛为治，可选用乌梅丸，或使君子丸，或化虫丸等，口服。

2. 虫积伤脾型： 主要表现为面黄肌瘦，毛发稀疏，精神不振，困倦喜卧，脘腹胀满，时或腹痛，疼痛部位位于肚脐周围，大便常规检查可发现蛔虫卵，舌淡苔薄，脉细弱。当以健脾消食杀虫为治，可选用驱虫消食片，或健儿疳积散，或消积化虫糖浆，或复方鹧鸪菜散等，口服。

3. 蛔厥型（胆道蛔虫症）： 主要表现为突然出现剑突下和（或）右胁阵发性剧烈绞痛，痛引后背及右肩，痛剧时弯腰屈膝，辗转不安，呻吟不止，冷汗淋漓，恶心呕吐，并常可吐出蛔虫，腹部柔软，脘腹及右胁部有压痛，舌红苔薄黄，脉弦紧。当以疏肝行气、安蛔定痛、驱除蛔虫为治，可选用元胡止痛滴丸，或春梅颗粒，或四逆散，或柴枳四逆散等。出现蛔厥时应进行综合治疗，必要时可配合手术治疗。

第十章 常见恶性肿瘤的中成药疗法

一、癌　症

癌症是人体遗传基因染色体紊乱而出现的细胞增生症，是人体器官组织的细胞在各种内在和外界的致癌因素的长期作用下，逐渐发生持续性异常增生（繁殖）形成新生物的疾病。癌是指起源于上皮组织的恶性肿瘤，是恶性肿瘤中最常见的一类，一般人们所说的“癌症”习惯上泛指所有恶性肿瘤。

很多晚期恶性肿瘤患者都会在其病程的某一时期有发热、疼痛症状。

癌性发热，大多由感染所致，其次为肿瘤发热，其原因可能与迅速生长的癌肿发生坏死，肿瘤的炎性白细胞浸润及肿瘤细胞释放致热源有关。其特征表现为尽管体温甚至可达40℃以上，但患者通常不会出现中毒症状，而表现为大量出汗和感到全身温暖，且对长时间大剂量应用抗生素不产生反应。

癌性疼痛，大多由迅速增长的肿块刺激神经，肿瘤表面张力增大，肿瘤的物理性压迫及化学性刺激共同作用引起，疼痛发作时，常需配合止痛药物及其他止痛方法。

中医学认为，癌症的发生多为脏腑失和，气血失调，阴阳失衡，导致人体气血不畅，痰湿凝结，瘀血阻滞，毒浊结聚所为。癌症患者素体多虚，加之癌症病变耗伤人体气血津液，故患者多表现有气血不足、阴阳不调之症，属正虚邪实、邪盛正衰之病证，当以扶正祛邪、攻补兼施为治。扶正主要是根据正虚侧重的不同分别采用益气养血、调补阴阳等法，祛邪则是根据病变程度采用疏肝理气、化痰散结、活血化瘀、清热利湿等法。

【中成药内治法】

1.脾胃亏虚型：主要表现为脘腹胀满，纳食减少，神疲乏力，动则尤甚，手足不温，大便溏薄，舌质淡，脉细弱。当以补中益气、升阳举陷为治，可选用补中益气口服液，或黄芪精口服液等，口服。

2.气血不足型：主要表现为面色不华，心悸失眠，神疲懒言，饮食减少，舌质淡，脉细弱。当以补养气血、健运脾胃为治，可选用归脾丸，或补中益气丸，或人参健脾丸等，口服。

3.肝郁脾虚型：主要表现为腹胀而朝宽暮急，纳后尤甚，疲倦乏力，善太息，面黄无华，食欲不振，舌胖苔白腻，脉弦缓无力。当以疏肝理气、运脾化湿为治，可选用调胃舒肝丸，或左金丸，或加味左金丸，或沉香化气丸等，口服。

4.气滞血瘀型：主要表现为疼痛固定不移，胁下可及癥块，两胁可有刺痛或酸胀感，面色晦暗，或见肝掌、蜘蛛痣，舌紫暗有瘀斑，脉沉弦而涩。当以理气活血、消癥散结为治，可选用血府逐瘀口服液，或三七片，或中华跌打丸，或云南白药胶囊等，口服。

5.肝肾阴虚型：主要表现为头晕目眩，耳鸣健忘，急躁易怒，或精神紧张，失眠多梦，五心烦热，咽干颧红，腰膝酸软，甚或遗精，大便干结，舌红苔少，脉细数。当以滋补肝肾、育阴清热为治，可选用杞菊地黄口服液，或精乌冲剂，或鱼鳔丸等，口服。

6.痰浊阻滞型：主要表现为头重如蒙，咳嗽痰多，色白质黏，胸脘满闷，呼吸不畅，或见双下肢水肿，腹胀，小便短少，大便溏薄，胸闷恶心，少食多寐，舌苔白腻，脉濡滑。当以燥湿祛痰、健脾和胃为治，可选用蛇胆陈皮口服液（片、胶囊），或二陈丸，或橘红片等，口服。

7.脾肾阳虚型：主要表现为面色㿠白，畏寒肢冷，倦怠少力，表情呆钝，健忘多睡，纳差腹胀，浮肿便溏，腰膝及少腹冷痛，舌体胖大，舌质淡，苔薄白或白腻，脉细弱或沉迟无力。当以温肾健脾为治，可选用济生肾气丸，或全鹿丸，或仙灵脾颗粒等，口服。

8.湿热内蕴型：主要表现为脘腹胀满，口干口苦，大便秘结或溏薄，小便短黄，舌红苔黄腻，脉滑。当以清热利湿为治，可选用龙胆泻肝口服液，或茵栀黄口服液，或葛根芩连片，或黄连胶囊等，口服。

【中成药外治法】

1.紫雪散：取紫雪散1支，柴胡粉10克，将诸药择净，加清水适量调为稀糊状，敷双足心及肚脐处，敷料包扎，胶布固定，24小时换药1次，连用2～3天。可清热解毒，通腑泄热。适用于癌性发热。

2.柴胡注射液：取纱布1块，用本品浸透，而后取出覆盖于肚脐处，敷料包扎，胶布固定，每日一换。可和解退热。适用于癌性发热。

3.复方蟾酥膏：外用，贴于疼痛处，日用量最高为20贴。可活血化瘀，消肿止痛。适用于肺、肝、胃等多种癌症引起的疼痛。

4.蟾酥白药膏：取复方蟾酥膏1贴，云南白药粉1克，将云南白药粉撒在复方蟾酥膏上，外贴患处或肚脐处，每次1贴，24小时换药1次。可解毒活血，消肿止痛。适用于癌性疼痛。

5.甲鱼软坚膏：加温软化，贴于脐腹部。可化瘀通络，软坚散结。适用于瘀血阻络引起的癥瘕痞块。

6.水蓬膏：温热软化，外贴肚腹。可消胀利水，活血化瘀。适用于癌性胸水、癌性腹水、癌性疼痛等。

7.琥珀止痛膏：外用，贴于洗净的患处，每片橡胶膏可贴1～2天。可活血化瘀，消肿散结，通络止痛。适用于癌性疼痛等。

8.蟾酥镇痛膏：贴于患处，敷贴12小时后揭去，间隔12小时后重复使用，或遵医嘱。可消肿散结，消肿止痛。适用于癌性疼痛。

二、肺 癌

肺癌，又称原发性支气管肺癌，是一种以咳嗽、咯血、胸痛、发热、气急为主要临床表现的恶性肿瘤。

中医学认为，肺为娇脏，诸脏之华盖。肺气亏虚，卫外不足，病邪侵袭，肺失和降，痰凝毒聚，故发为是症，当以补益脾肺、化痰解毒、活血行滞为治。根据国家中医药管理局印发的《肺癌中医诊疗方案（2017年版）》，可配合选用中医药治疗方。

【中成药内治法】

1.气阴两虚型：主要表现咳嗽有痰或无痰，神疲乏力，汗出气短，口干发热，午后潮热，手足心热，时有心悸，舌质红，或舌胖有齿痕，苔薄，脉细。当以益气养阴为治，可选用益肺清化膏，或益气养阴口服液，或生脉饮，或参麦颗粒等，口服。

2.肺脾气虚型：主要表现为久嗽痰稀，胸闷气短，神疲乏力，腹胀纳呆，浮肿便溏，舌质淡，边有齿痕，苔薄，脉沉细。当以健脾补肺、益气化痰为治，可选用参芪扶正丸，或复方红豆杉胶囊，或香砂六君子丸，或参苓白术丸，或苓桂咳喘宁胶囊等，口服。

3.肺阴虚型：主要表现为咳嗽气短，干咳痰少，潮热盗汗，五心烦热，口干口渴，声音嘶哑，舌赤少苔，或舌体瘦小，苔薄，脉细数。当以滋阴润肺、止咳化痰为治，可选用麦味地黄丸，或养阴清肺膏，或润肺膏，或川贝雪梨膏等，口服。

4.气滞血瘀型：主要表现为咳嗽气短而不爽，气促胸闷，心胸刺痛或胀痛，痞块疼痛拒按，唇暗，舌紫暗或有瘀斑，苔薄，脉弦或涩。当以行气活血、化瘀解毒为治，可选用血府逐瘀口服液，或三七片，或云南白药胶囊等，口服。

5.痰热阻肺型：主要表现为痰多嗽重，痰黄黏稠，气憋胸闷，发热，纳呆，舌质红，苔厚腻或黄，脉弦滑或兼数。当以清热化痰、祛湿散结为治，可选用参莲胶囊（颗粒），或消癌平糖浆（片、胶囊、滴丸），或清肺散结丸，或鲜竹沥口服液，或牛黄蛇胆川贝液，或三蛇胆川贝液等，口服。

三、乳腺癌围手术期

乳腺癌是乳腺上皮细胞在多种致癌因子的作用下发生的增殖失控现象。本病早期不具备典型症状，常通过健康体检或乳腺癌筛查发现。乳房无痛性、质硬肿块或乳头单孔血性溢液是常见的临床症状，偶伴有乳房疼痛。部分早期乳腺癌患者触诊可及乳房肿物质硬，表面不光滑，活动差，可与皮肤或胸壁粘连固定，乳头单孔血性溢液，乳房皮肤可见酒窝征、橘皮征，皮肤卫星结节，乳头回缩或抬高，乳头皮肤瘙痒、糜烂、破溃、结痂、脱屑，伴灼痛。约1/3的患者初诊时可触及同侧腋窝淋巴结肿大，晚期可在锁骨上和对侧腋窝触及转移的淋巴结。以上症状体征结合乳腺钼靶摄影、乳腺彩超、乳腺核磁共振成像、组织病理学检查可诊断乳腺癌，其中组织病理学诊断是乳腺癌的确诊和治疗依据。随着医学科技的进步及医疗水平的提高，乳腺癌已成为癌症治疗中疗效较佳的实体肿瘤之一。

本病属中医学“乳岩”范畴，多为肝气不舒，气滞血瘀，痰浊阻滞所为，当以疏肝理气、活血化瘀、祛痰通络为治，在进行常规治疗的同时，可配合中医药治疗。根据中华中医药学会发布的《乳岩（乳腺癌）围手术期中医诊疗方案（2018年版）》，中医辨证论治一般分为术前、术后两种情况选择进行。

【中成药内治法】

（一）术前

1.肝郁痰凝型：主要表现为随月经周期变化的乳房胀痛，乳房肿块皮色不变，精神抑郁或性情急躁，胸闷胁胀，喜太息，经行后可缓解，舌淡，脉弦。当以疏肝理气、化痰散结为治，可选用逍遥丸，或红花逍遥胶囊等，口服。

2.痰瘀互结型：主要表现为乳房肿块坚硬，乳房刺痛、痛处固定，经行后不能缓解，月经色暗或有瘀块，舌质紫暗，苔腻，舌下络脉青紫粗胀或暗瘀，脉涩或弦滑。当以活血化瘀、化痰散结为治，可选用血府逐瘀胶囊，或失笑散等，口服。

3.冲任失调型：主要表现为乳房疼痛无定时，月经失调（推迟或提前超过7天），面色晦暗，黄褐斑，腰膝酸软，耳鸣，常有多次流产史，舌淡紫，苔薄，脉细。当以滋补肝肾、调摄冲任为治，偏阳虚者可选用参芪二仙片，或参鹿补片等，口服；偏阴虚者可选用六味地黄丸，或二至丸，或无比山药丸等，口服。

（二）术后

1.脾胃不和型：主要表现为乳腺癌术后食欲不振，脘痞腹胀，恶心欲呕或呕吐，舌胖大，边有齿痕，或嗳气频作，面色淡白或萎黄，神疲懒言，精神萎靡，大便溏薄或排便无力，舌质淡，苔薄白，脉细弱。当以健脾和胃、降逆止呕为治，可选用香砂六君子丸，或参苓白术丸等，口服。

2.气血两虚型：主要表现为乳腺癌术后神疲懒言，声低气短，面白无华或萎黄，舌质淡，脉细弱无力，或自汗，口唇、眼睑、爪甲色淡白，耳鸣，月经量少色淡，月经后期或闭经，舌苔薄白。当以补气养血为治，可选用归脾丸，或当归补血膏，或八珍合剂等，口服。

3.气阴两虚型：主要表现为乳腺癌术后神疲懒言，口燥咽干，声低气短，自汗，盗汗，虚烦失眠，潮热颧红，舌红少津，少苔，脉细弱无力。当以益气养阴为治，可选用生脉饮，或黄芪生脉饮，或参麦颗粒等，口服。

四、乳腺癌巩固期

乳腺癌是发生在乳腺上皮组织的恶性肿瘤，以女性多见。乳腺癌术后配合中医药治疗，可稳定病情，提高患者生活质量。参照中国抗癌协会乳腺癌专业委员会发布的《中国抗癌协会乳腺癌诊治指南与规范（2017年版）》，在乳腺癌术后，化疗和放疗均结束1个月后的5年时间，或5年内出现复发转移之前的时间，出现全身无力、头晕、易出汗、发热、口干口苦、关节疼痛、睡眠障碍、存在情绪反应等临床症状，而血常规、生化、肿瘤标志物、凝血、心电图、胸部CT、骨扫描等辅助检查未见明显异常者属乳腺癌巩固期，可配合中医药治疗。

本病属中医学“乳岩”范畴，多为术时或放、化疗时损伤气血，气血亏虚，肝肾不足所为，当以益气养血、补益肝肾为治。根据中华中医药学会发布的《乳岩（乳腺癌巩固期）中医诊疗方案（2018年版）》，可配合中医药治疗。

【中成药内治法】

1.脾肾两虚型：主要表现为乳腺癌术后神疲乏力，气短懒言，纳少，食后腹胀，头晕目眩，面色㿠白，形寒肢冷，腰膝酸软，小便频数或夜尿频，大便溏，舌质淡，苔白滑，脉沉无力。当以益气健脾、补肾养精为治，可选用大补元煎丸，或六味地黄丸类，或人参补气胶囊，或人参北芪胶囊等，口服。

2.肝肾阴虚型：主要表现为乳腺癌术后潮热汗出，头晕目眩，两眼干涩，口干，咽喉肿痛，胸胁隐痛，腰膝酸软，五心烦热，烦躁易怒，耳鸣，失眠多梦，舌质红，苔少，脉细数。当以滋补肝肾、舒筋活络为治，可选用左归丸，或大补阴丸，或复方首乌地黄丸等，口服。

3.肾虚血瘀型：主要表现为乳腺癌术后四肢麻木，腰膝酸痛，胸腹局部刺痛，健忘，耳鸣，失眠多梦，口干，舌质淡暗，或有瘀斑，或舌下络脉青紫迂曲，苔薄，脉沉细。当以补肾益气、活血化瘀为治，可选用补阳还五口服液合黄芪口服液，或血府逐瘀口服液合补中益气口服液等，口服。

4.气血亏虚型：主要表现为乳腺癌术后气短乏力，精神不振，语声低怯，易汗出，舌质淡，苔薄白，脉细。当以益气补血、调和阴阳为治，可选用八珍合剂，或归芪口服液，或胶参口服液，或阿胶黄芪口服液，或归脾丸，或补中益气丸，或人参健脾丸等，口服。

五、白细胞减少症

外周血白细胞计数持续低于4×10^9/L时，称为白细胞减少症。由于白细胞的主要成分是粒细胞及淋巴细胞，尤以粒细胞为主，故大多数情况下，白细胞减少是粒细胞减少所致。当外周血粒细胞计数低于2×10^9时，称为粒细胞减少症，低于0.5×10^9/L时，临床上多出现发热等感染症状，称为粒细胞缺乏症。白细胞减少症是肿瘤放、化疗后的常见并发症。

本病属中医学“虚劳”范畴，多为气血亏虚，阴阳俱损，脏腑虚衰所为，当以调补阴阳气血、恢复脏腑功能为治。根据中华中医药学会发布的《化疗后白细胞减少症中医诊疗方案（2018年版）》，可辨证选用中成药治疗。

【中成药内治法】

1. 气血两虚型： 主要表现为肿瘤放、化疗后白细胞计数下降，伴神疲乏力，四肢倦怠，面色少华，头晕心悸，少气懒言，失眠多梦，舌淡苔薄，脉细无力。当以补养气血为治，可选用八珍口服液，或归脾口服液，或复方阿胶浆，或当归补血口服液，或阿胶黄芪口服液等，口服。

2. 阴虚内热型： 主要表现为肿瘤放、化疗后白细胞计数下降，伴神疲乏力，四肢倦怠，头晕目眩，耳鸣健忘，潮热盗汗，五心烦热，失眠多梦，口干咽燥，腰膝酸软，舌红少苔，脉细数。当以养阴清热为治，可选用知柏地黄丸，或大补阴丸，或左归丸，或二冬膏，或玄芪口服液，或地榆升白片等，口服。

3. 阳虚血瘀型： 主要表现为肿瘤放、化疗后白细胞计数下降，伴神疲乏力，四肢倦怠，面色㿠白或晦暗，纳谷不香，气短懒言，腰酸怕冷，爪甲色暗，肢端麻木，畏寒肢冷，夜尿清长，大便溏稀，舌淡暗苔薄，脉细涩。当以温阳活血为治，可选用或阳和丸，或桂附理中丸，或仙灵脾颗粒，或参鹿补片，或参鹿扶正合剂，或龟鹿补肾口服液等，口服。

六、化疗后呕吐

呕吐是胃失和降，气逆于上所引起的病证。前人对此进行了区分，有物有声谓之呕，有物无声谓之吐，无物有声谓之干呕。其实，呕与吐常同时发生，很难截然分开，所以一般并称为呕吐。化疗后呕吐是肿瘤治疗过程中常见的症状表现之一，积极进行中医治疗可减轻患者呕吐症状，有助于继续接受治疗。

中医学认为，胃主受纳和腐熟水谷，其气主降，以下行为顺，邪气扰胃或胃虚失和，皆可令气逆于上，引起呕吐。因此，理气降逆当为本病治疗大法。

【中成药内治法】

1.外邪犯胃型：主要表现为呕吐，呕吐物多为食物，吐出有力，突然发生，起病较急，常伴有恶寒发热，胸脘满闷，不思饮食，舌苔白，脉濡缓。当以疏邪解表、和胃降逆为治，可选用藿香正气类中成药，或紫金锭，或小半夏合剂，或蛇胆南星散等，口服。

2.饮食停滞型：主要表现为呕吐，呕吐物酸腐，脘腹胀满拒按，嗳气厌食，得食更甚，吐后则舒，舌苔厚腻，脉滑。当以消食导滞、和胃止呕为治，可选用大山楂丸，或健胃消食片，或神曲胃痛胶囊，或保和丸（片、颗粒、口服液），或木香槟榔丸，或木香顺气丸，或枳实导滞丸等，口服。

3.痰饮内停型：主要表现为呕吐，呕吐物多为清水痰涎，胸脘满闷，不思饮食，头眩心悸，或呕而肠鸣，舌苔白腻，脉滑。当以温化痰饮、和胃降逆为治，可选用香砂养胃丸，或香砂六君子丸等，口服。

4.肝气犯胃型：主要表现为呕吐，呕吐吞酸，嗳气频作，胸胁胀满，烦闷不舒，每因情志不遂而呕吐吞酸更甚，舌边红，苔薄白，脉弦。当以疏肝理气、和胃止呕为治，可选用左金丸，或加味左金丸，或香砂枳术丸，或黄连胶囊，或枳术宽中胶囊，或气滞胃痛片，或朴实颗粒等，口服。

5.脾胃虚寒型：主要表现为呕吐，饮食稍有不慎，或稍有劳倦，即易呕吐，时作时止，胃纳不佳，脘腹痞闷，口淡不渴，面白少华，倦怠乏力，舌质淡，苔薄白，脉濡弱。当以温中健脾、和胃降逆为治，可选用暖胃舒乐片，或理中丸，或四君子丸，或二陈丸，或参苓白术散等，口服。

6.胃阴不足型：主要表现为呕吐，反复发作，但呕吐量不多，或仅口吐涎沫，时作干呕，口燥咽干，胃中嘈杂，似饥而不欲食，舌红少津，脉细数。当以滋养胃阴、和胃降逆为治，可选用参麦颗粒，或生脉饮，或养胃舒颗粒等，口服。

7.胃中积热型：主要表现为呕吐，食或水入口即吐，口渴喜饮，脘腹胀满，纳食减少，大便秘结或溏薄，小便黄少，舌红，苔黄腻，脉滑数。当以清热和胃、降逆止呕为治，可选用清胃黄连丸，或左金丸，或黄连胶囊，或黄连上清片等，口服。

【中成药外治法】

1.黄连胶囊：取黄连胶囊2粒，去掉囊壳，将药粉置于伤湿止痛膏中央，外敷肚脐处，固定，敷贴4~8小时即可。适用于胃热呕吐。

2.鲜竹沥口服液：取鲜竹沥口服液1只，胆南星5克，将胆南星研为细末，用鲜竹沥口服液调匀，置于伤湿止痛膏中央，外敷肚脐处，固定，敷贴4~8小时即可。适用于胃热呕吐。

第十一章 常见问题及使用注意

一、夏秋季节怎样选用藿香正气类中成药

藿香正气类中成药是临床常用的中成药。方剂藿香正气散出自宋代《太平惠民和剂局方》，方由藿香、紫苏、白芷、白术、陈皮、半夏曲、厚朴、茯苓、桔梗、甘草、大腹皮、生姜、大枣等药物组成，有解表化湿、理气和中之功，多用来治疗发热恶寒、头痛、胃痛、胸满恶心、呕吐腹泻等，为夏秋季节常用的中成药。药理研究表明，藿香正气类中成药有解痉、镇痛、镇吐的作用，能增强细胞免疫功能，且对多种细菌具有较强的抑菌作用，因而临床应用十分普遍。

目前市售的藿香正气类中成药有藿香正气水、藿香正气丸、藿香正气滴丸、藿香正气片、藿香正气软胶囊、藿香正气口服液、藿香正气颗粒、藿香正气合剂等，虽然同属藿香正气类中成药，但由于剂型不同功效也略有差异，临床应辨证使用。

藿香正气水是液体剂型，由水煮及酒浸制而成，在几种剂型中疗效最为明显，但由于口感较差而使应用受到限制。服用时可先将药水倒在杯中，再冲入30毫升左右的温热水趁热饮服，10分钟后再饮一杯热水，服后要避风，以让身体微微有汗为最佳。服药时要忌食生冷、荤腥、油腻、酸辣等食物，对酒精过敏或不能饮酒者应慎用或改用其他剂型。

藿香正气丸是用炼制过的蜂蜜制成的蜜丸，起效慢而药力持久。“丸”字在古代有“缓”字之意，即“丸者缓也”，是药效和缓的中药制剂，多用

于一些慢性疾病的调养。

藿香正气最初的制剂是藿香正气散，散即药面儿，在中医学中有“散者散也”的说法，取其有发散之意，藿香正气片即是用药面儿压成的片剂，但散剂不易久藏，药性容易挥发。

藿香正气软胶囊是中药的新剂型，比丸剂和散剂吸收得快，质地柔滑，容易吞咽，对害怕药味和吞咽困难者较为适宜。

藿香正气颗粒、藿香正气口服液药味较轻，口感较好，疗效相对于其他藿香正气类中成药效果稍差一些，但对于惧怕中药苦味的人来说，不失为一种选择，适合儿童服用是其长处。

藿香正气滴丸是经过多年科学实验研制开发的高科技新药剂型，克服了以往剂型内在质量不可控的缺陷，提高了疗效，且生物利用度高，起效快，口感舒适，对胃肠道刺激小，容易吞服，气味淡香而非刺鼻难闻，口服后5~6分钟即可发挥作用。

在辨证施药的基础上选择藿香正气类中成药，最好选择颜色深、气味重的藿香正气水或合剂，因为中药的药效很多时候体现在中药的性味上，没有了药味药效会大打折扣，常言道“良药苦口利于病”，就是这个道理。对于胃口浅的人群或患儿，可选用藿香正气口服液、滴丸之类。

二、秋冬巧进补，选用中成药

秋冬进补是我国民间的传统习俗，而选用中成药进补因方法简便、疗效佳而受到人们的喜爱。每个人由于先天禀赋的差异及后天调养的不同而体质有异，所需治疗亦有别，故可根据人体气、血、阴、阳偏盛偏衰的程度，在专业医生的指导下选择不同的中成药进补治疗。

1. 气虚体质：气虚体质是指身体活动能力减退，常由久病体虚、劳累所致，选用中成药旨在增强人体的活动能力，尤其是肺脾二脏的功能，中医学认为，肺主一身之气，脾为后天之本，气血生化之源。肺气虚则少气懒言，动则气喘，易出虚汗，且易感冒；脾气虚则食欲不振，脘腹胀满，大便溏泄，甚至浮肿、脱肛或脏器下垂。脾肺气虚可表现为四肢无力，易于疲倦，舌质淡，苔薄白，脉无力等。气虚证常见于各种慢性疾病中，凡中医辨证为气虚者，无论何种疾病，均可选用四君子丸，或黄芪口服液，或补中益气口服液，或参苓白术口服液，或人参灵芝胶囊等，口服。

2. 血虚体质：中医学认为，心主血，肝藏血，脾统血，发为血之余，故血虚证与心、肝、脾三脏关系密切，且肾主骨，藏精，精血可以互生，故血虚证与肾也有一定关系。血虚的主要临床表现为面色萎黄，唇甲苍白，头晕目眩，心悸不寐，多梦，以及妇女月经后期，量少色淡，甚或经闭等。血虚证常见于各种血液病、晚期癌症及慢性消耗性疾病中，可选用当归补血膏，或复方阿胶浆，或鸡血藤膏，或桂圆膏等，口服。

3. 气血双亏体质：中医学认为，气为血帅，血为气母，气虚可以导致血虚，血虚则无以载气，气无所归，所以临床气血两虚者既可见气虚所致的食欲不振、少气懒言等，又可见血虚所致的面色苍白、唇舌色淡、爪甲苍白、心悸失眠等。气血两虚证可见于多种慢性疾病，可选用八珍膏，或参芪阿胶浆，或阿胶当归合剂，或归脾膏等，口服。

4. 阴虚体质：阴虚体质者多可见肺、肾、胃阴虚，肾阴为一身阴液之根本，滋润形体脏腑，充养脏髓骨骼，抑制阳亢火动，以维持正常的生长发育与生殖等功能活动，肾阴亏损会令形体脏腑失其滋养，可导致他脏病变，临床多见干咳少痰、短气喘息、口燥咽干，甚至可见午后低热，五心烦热，潮热盗汗，头晕耳鸣，眩晕目涩，牙齿松动或疼痛，腰膝酸痛，失眠多梦，遗精早泄，性欲亢进，颧红目赤，大便干结，小便短少等。临床上阴虚证与血虚证一样，多为人体津液亏耗的表现，但血虚多无热，阴虚则身热，在选用中成药治疗时应有所侧重。肺阴虚当滋阴养液，滋润肺燥；肾阴虚当滋养肾阴，填精补髓；胃阴虚当滋养胃阴。可选用六味地黄口服液，或生脉饮，或养心阴口服液，或百合固金口服液，或洋参雪哈口服液，或大补阴丸，或全龟胶囊（片）等，口服。

5. 阳虚体质：但凡虚证，皆为人体正气不足所致。阳虚同气虚一样，多表现为身体活动能力的衰减，然气虚者多无畏寒现象，阳虚者则多有此症状。肾阳为一身阳气之根本，有温煦肢体、蒸化水液、促进生殖发育等功能，故阳虚以肾阳虚为多见，主要表现为面色㿠白，形寒肢冷，精神不振，腰膝酸冷，阳痿阴缩，遗精尿频，小便清长，余沥不净，夜尿频多，女子带下清稀，宫寒不孕，或尿少心悸，肢肿气短，喘咳痰饮等，舌淡苔白润，脉虚弱无力，皆为阳虚不能温暖所致，当以温补肾阳为治。阳虚者多表现有性功能减退，常因羞于启齿而不愿就医。补阳药适合阳虚体质者使用，尤其是动物脏器，不仅含有丰富的优质蛋白，还含有某些天然激素，可兴奋性功能，起到“以脏补脏，以形治形”的作用，从而提高性功能和生殖作用。可选用补肾片，或全鹿丸，或人参鹿茸丸，或参茸温肾丸，或参茸正阳口服液等，口服。

6.阴阳两虚体质：阴阳两虚者，既有阴虚所致的手足心热、颧红盗汗、失眠多梦等，又有阳虚之面色㿠白、形寒肢冷、精神萎靡、性欲减退、妇女宫寒不孕、带下清稀等，每见于一些严重的慢性疾病后期，如慢性肾炎、慢性肾衰竭、各种肿瘤等。中成药疗法可扶正助阳，改善症状，有助于战胜疾病，逐邪外出。可选用仙灵地黄补肾颗粒，或仙参口服液，或虫草双参酒，或贞蓉丹合剂，或芪仙补肾胶囊，或参茸大补膏，或参鹿扶正合剂等，口服。

三、抗炎、抗病毒的“中成药抗生素”

感染性疾病，以细菌感染和病毒感染最为常见。根据中医辨证施治的原则，急性感染多属热毒病证。市售的清热解毒类中成药日渐增多，清热解毒类中成药有抗炎、抗病毒、消肿止痛等作用，有“中成药抗生素”之称。现将较为常用的品种简介如下。

（一）由单味药制成的清热解毒中成药

1.板蓝根冲剂：本品由单味板蓝根制成，具有清热解毒的功能，适用于病毒感染引起的感冒、流行性感冒、扁桃体炎、腮腺炎、小儿麻疹及病毒性肝炎等。每次服1袋，每日3~4次。

2.蒲公英片：本品由单味蒲公英制成，具有清热解毒的功能，适用于细菌感染引起的扁桃体炎、乳腺炎，以及皮肤热疖、疔疮等。每次服4片，每日4~6次。本品也有冲剂。

3.穿心莲片：本品由单味穿心莲制成，具有清热解毒的功能，既可用于扁桃体炎，也可用于肠炎和尿道炎。每次服5~10片，每日3次。

4.四季青片：本品由单味四季青制成，具有清热解毒的功能，可广泛用于各种细菌感染，如上呼吸道感染、尿路感染、肠道感染和外伤感染。每次服3~5片，每日3次。

5.黄芩片（胶囊）：方由黄芩组成，可消炎解毒，用于上呼吸道感染、细菌性痢疾等。口服，一次1~2片，一日3~4次。

6.黄连胶囊：方由黄连组成，可清热燥湿、泻火解毒，适用于湿热蕴毒所致的痢疾、黄疸，症见发热、黄疸、吐泻、纳呆、尿黄如茶、目赤吞酸、牙龈肿痛或大便脓血。口服，一次2~6粒，一日3次。

7.黄柏胶囊：本品由单味黄柏制成，具有清热、解毒、燥湿的功能，可广泛用于多种细菌感染，既可用于热毒疮疡及肠道、尿路和妇科感染，也可用于皮肤湿疹。每次服3~4粒，每日3~4次。

8.金莲花胶囊：本品由单味金莲花制成，具有清热解毒之功，适用于风热邪毒袭肺、热毒内盛引起的上呼吸道感染。口服，一次4粒，一日2~3次。

9.冬凌草片：本品由单味冬凌草制成，具有清热解毒、消肿散结、利咽止痛的功能，适用于热毒壅盛所致的咽喉肿痛、声音嘶哑，扁桃体炎、咽炎、口腔炎见上述证候者及癌症的辅助治疗也可使用。口服，一次2~5片，一日3次。

（二）由复方制成的清热解毒中成药

1.抗病毒口服液：本品由板蓝根、连翘、藿香、芦根、石膏、生地黄等制成，具有清热解毒、化湿生津的功能，适用于风热感冒、腮腺炎等病毒感染性疾病。每次服1支，每日3次。本品尚有冲剂。

2.蒲地蓝消炎口服液：本品由蒲公英、板蓝根、苦地丁、黄芩等制成，具有清热解毒、抗炎消肿的功能，适用于疖肿、腮腺炎、咽炎、扁桃体炎等。口服，一次10毫升，一日3次。如有沉淀，摇匀后服用。

3.蓝芩口服液：本品由板蓝根、黄芩、栀子、黄柏、胖大海等制成，具有清热解毒、利咽消肿的功能，适用于急性咽炎，以及肺胃实热所致的咽痛、咽干、咽部灼热。口服，一次20毫升（2支），一日3次。

4.连花清瘟胶囊：本品由连翘、金银花、炙麻黄、炒苦杏仁、石膏、板蓝根、绵马贯众、鱼腥草、广藿香、大黄、红景天、薄荷脑、甘草等制成，具有清瘟解毒、宣肺泄热的功能，适用于流行性感冒属热毒袭肺者，症见发热或高热，恶寒，肌肉酸痛，鼻塞流涕，咳嗽，头痛，咽干咽痛，舌质偏红，苔黄或黄腻等。口服，一次4粒，一日3次。

5.复方大青叶合剂：本品由大青叶、金银花、大黄、羌活等制成，具有清热解毒、泻火祛风的功能，适用于风热感冒、流行性感冒、腮腺炎，以及肝炎等病毒感染性疾病。每次服10～15毫升，每日2～3次。

6.复方穿心莲片：本品由穿心莲、大青叶制成，具有清热解毒的功能，可用于感冒、腮腺炎等病毒感染性疾病，以及肠炎、尿道炎等细菌感染性疾病。每次服4片，每日3次。

7.双黄连口服液：本品由金银花、黄芩、连翘等制成，具有清热解毒的功能，对细菌感染和病毒感染者均可使用，常用于普通感冒、流行性感冒、咽喉炎、扁桃体炎、支气管炎、肝炎等。每次服2支，每日3次。

8.银黄片：本品由金银花浸膏、黄芩苷制成，具有清热解毒的功能，主要用于上呼吸道感染、肺炎，也可用于疮疖脓肿及丹毒。每次服2～4片，每日4次。本品尚有颗粒剂、含片、口服液剂型。

9.片仔癀：本品原名八宝丹片仔癀，由麝香、牛黄、田七、蛇胆等制成，具有清热解毒、消肿止痛的功能，既可用于外科的痈疽疮疖、烫伤烧伤和蛇咬伤，也可用于肿瘤。成人每次服0.6 g，每日2～3次。

10.复方热毒清片：本品由功劳木、黄柏、黄芩、栀子制成，具有清热解毒的功能，可广泛用于实热火毒病证，既可用于急性咽炎、扁桃体炎、胃肠炎、胆囊炎，也可用于急性尿路感染和痈肿疔毒。每次服5片，每日3次。

四、服用中成药，药引送服好

服用中成药时加以药引引路，可引药归经，提高治疗效果。

药引，又称引药、药引子等，是指一些药物对某个部位或某条经络有特殊的亲和作用，所以这种药物对这个部位或这条经络有着特殊的治疗作用，能够引药到达病变所在部位，使药物更好地发挥治疗作用。

（一）药引的主要作用

1.引经作用：药引可引导药物到达相应的脏腑或经络，使补药充分发挥补益治疗作用，比如治疗肾阴亏虚的六味地黄丸常以淡盐水作为药引送服，因为咸味入肾，可以引导药物入肾经而发挥治疗作用。

2.增强疗效：药引辅助主药，可提高主药的疗效，比如治疗肾阳不足的温阳方中常以生姜或干姜为药引，因其可增强其温阳滋补作用，又如补气利水的黄芪常以健脾利水的茯苓为引，可提高利水功效。

3.解毒作用：有些药物有小毒，加入药引可降低或消除其毒性，比如生南星、生半夏中加生姜，乌头、附子中加饴糖为引，均可减低毒性。

4.缓和药性：有些药物作用猛烈，加些药引可缓和药性，保护正气。例如，葶苈大枣泻肺汤中以大枣为引，可缓和葶苈子的烈性，达到泻肺而不伤肺的目的。

5.保护脾胃：有些药物对脾胃有影响，会刺激胃肠道，使消化吸收功能下降，出现胃肠道反应，同时很多补品会使脾胃气滞，加些药引可保护脾胃，行气消滞，比如在补益脾胃方中，就常加陈皮为药引以行气消滞。

6.矫味作用：有些中药味苦难咽或有异味不堪入口，可加些药引矫味，诸多中医处方中常以甘草为药引，因为甘草能“调和诸药”，并起到矫味作用。

（二）几种常用药引

1. 生姜：有发表散寒、温胃止呕之功，治疗风寒感冒及各种呕吐、腹痛等症时常用作药引，用量3～10克，或3～5片。

2. 葱白：有通阳发表之功，治疗风寒感冒、头痛鼻塞、阴寒腹痛等症时常用作药引，用量3～10克，或2～3茎。

3. 红糖：有活血化瘀、补血养肝之功，治疗妇产科诸疾如虚寒痛经、月经量少、产后腹痛、恶露不尽等时常用作药引，用量10～15克。

4. 白糖：有补中缓急、润肺生津之功，治疗中焦虚弱引起的脘腹疼痛，以及肺燥咳嗽、干咳少痰、口干口渴等病时常用作药引，用量10～15克。

5. 冰糖：性味、功效与白糖相似，唯滋补作用较好。

6. 饴糖：有补中益气、缓急止痛、润肺止咳、解诸药毒的功效，治疗脾胃虚弱、虚寒腹痛、肺燥咳嗽，以及使用附子、乌头、天雄等药物时常用作药引，用量30～60克。

7. 蜂蜜：功用同饴糖，兼有润肠通便之功，用量10～30克。

8. 酒类：有温经止痛、舒筋活血、散寒止痛之功，还有引药势之功，可引导药物直达病灶，且药物中性沉降者得之则开，呆滞者得之则行，治疗寒滞经脉、瘀血内阻、风寒湿痹、筋脉挛急等时常用作药引，使用时以黄酒为佳，用量20～50毫升，用白酒时可酌减。

9. 食盐：有涌吐痰涎、清火凉血、润肠通便、引药入肾之功。中医学认为，咸入肾，肾欲咸，所以治疗肾脏病，比如腰膝酸软、阳痿、遗精、腰痛、脱发等时，可用食盐作药引，用量1～2克。

10. 米醋：有活血化瘀、解毒止血、安蛔止痛之功，治疗瘀血内阻引起的崩漏、便血、赤白带下、衄血、虫积腹痛等时常用作药引，用量20～40毫升。

11. 米汤：治疗脾胃亏虚、中气不足及肠道疾病时常用作药引，特别是服用苦寒药物，比如白虎汤时，以米汤为药引更能制其药性之偏。米汤以小米为最好，大米次之。用时要取粥上面的汤汁，不拘浓淡，也不限用量。

12. 大枣：有补中益气、养血安神、缓和药性之功，治疗脾胃亏虚所致的倦怠乏力、血虚萎黄、神志不安、失眠多梦、心悸不安，以及妇女脏躁等病时常用作药引，在服用攻下药或各种作用猛烈的药物时也可用作药引，以缓和药性，调和诸药，比如十枣汤中即以大枣作药引，用量3～20枚。

13. 灯心草：味甘、淡，性微寒，入心、肺、小肠经，能清心除烦，利尿通淋，治疗心火亢盛、小便短赤时，宜用灯心草一小把为引。

14. 陈皮：有行气健脾、燥湿化痰、降逆止呕之功，各种补益药均常用其为引，以行气健脾，增强补益作用，消除补益药带来的壅滞腹胀等。

五、同名“丹参”，使用有异

复方丹参滴丸和复方丹参片均为医保甲类中成药，为中医理血剂，有活血化瘀、理气止痛之功，主治气滞血瘀所致的胸痹，症见胸闷、心前区刺痛，以及冠心病心绞痛见上述证候者。二者同是治疗冠心病的有效药物，但由于剂型不同，临床稍有差异，使用时应注意区别。

1. 制作工艺不同：复方丹参片的主要成分为丹参、三七和冰片，系采用生药直接磨粉、压片而成；复方丹参滴丸则是在复方丹参片处方的基础上利用现代科学技术精制而成的滴丸，具有速效、高效、长效的优势。

2. 有效成分不同：复方丹参片的有效成分是丹参酮，而复方丹参滴丸的有效成分是丹参素。丹参素较丹参酮水溶性更好，药理作用更强。另外，复方丹参滴丸中的三七提取物的生物利用度比复方丹参片的高出一倍。

3. 给药途径不同：由于剂型不同，复方丹参片只能口服，而复方丹参滴丸既可口服，也可舌下含服。

4. 治疗效果不同：复方丹参片为生药磨粉压片，只能口服，经消化道吸收，药效发挥缓慢，故不能缓解心绞痛，只能作为冠心病的常规用药。而复方丹参滴丸既可口服，也可舌下含服，舌下含服时药物通过舌下黏膜被直接吸收，进入血液循环，避免了吞服后引起的肝脏首过效应，以及药物在胃内的降解损失，使药物浓度高，起效迅速，一般含服5～15分钟就能起效，因此作为冠心病急救用药时可舌下含服，作用冠心病常规用药时口服即可。

5.不良反应不同：复方丹参片和复方丹参滴丸中均含有冰片，但复方丹参片中的冰片含量偏大，对胃肠道刺激性较大，因而患有胃肠疾病，尤其是虚寒体质者不宜选用；复方丹参滴丸中的冰片含量相对较小，对患者胃肠道的刺激相对较小，易为患者所接受。

需要注意的是，两种药物不能同时服用，以免重复用药出现不良反应，加重药物副作用。若因病情需要同时服用，应在有经验的医师、药师指导下进行。丹参有活血之功，故孕妇、女子月经期、血小板减少、有出血倾向者不宜选用。丹参性寒，故寒凝血瘀所致的胸痹胸痛，以及平素脾胃虚寒、寒性体质者不宜选用。

六、同为含服药，舌上舌下效不同

含服是家庭用药中常见的服药方法，有些药需要舌上含化，有些则需要舌下含化。这两种服用方法作用不同，各有特点。

舌上含化有利于消除口腔局部的炎症反应。口服含化片是指含在口腔内能缓慢溶解的压制片，常见的有清热润喉片、冬凌草含片、草珊瑚含片、西瓜霜含片等，能对口腔及咽喉部产生较持久的药效，口感好且服用方便。使用含片的主要目的是使其在局部产生较持久的药效，因此应含在舌面上、牙齿和面颊之间或患处附近，让其自然分解，以发挥消炎、镇痛作用。

舌下含服能有效缓解心绞痛、降低血压。舌下有丰富的毛细血管网，舌下含服可使药物直接通过舌下毛细血管被吸收入血而发挥治疗作用，适用于病情急重需紧急救治者，比如心绞痛发作时含服硝酸甘油、硝酸异山梨酯、速效救心丸等，高血压发作时含服硝苯地平等，哮喘发作时含服异丙肾上腺素、克仑特罗等。舌下含服药效持续时间较口服用药时间短，所以一般仅用于急救，即病情发作后至到达医院治疗前，这样既可救治患者、减轻病痛，又能争取治疗时间。常用的舌下含服药有硝酸甘油、硝酸异山梨酯、速效救心丸等。舌下含服药物时体位应取半卧位或坐位，同时张口做深呼吸，避免吞咽。口腔干燥时可先含少许温开水润湿后再含药，以利药物吸收，但切忌用水送服。

需要注意的是，不可把含有甜味剂的含片当作润喉糖或口香糖常吃，若长期含用，可能会导致口腔局部免疫功能低下，出现食欲减退、口腔溃疡等不良反应。5岁以下的小儿不要使用含片，谨防含片卡喉，导致异物进入气管而危及生命。

七、同名“地黄丸”，功能不尽同

在养阴补肾的中成药中，人们经常使用的是六味地黄丸。其实，在地黄丸家族中还有很多成员均含有与六味地黄丸相似的成分。虽同名为“地黄丸”，药物组成相似，但由于药物组成不完全相同而使其功能不尽相同，临床应用时应有所区别。

1.六味地黄丸：是地黄丸家族中最为常见的一种，可谓地黄丸中的佼佼者，方由熟地黄、山药、山茱萸、泽泻、牡丹皮、茯苓六味药组成，其特点是甘淡性平，补而不滞，能滋补肾阴，填精益髓，适用于肝肾阴亏、虚火上炎所致的眩晕、耳鸣、腰痛、消渴等。

2.杞菊地黄丸：是在六味地黄丸的基础上加入枸杞子和菊花而成，治疗肝肾阴虚所致的眩晕、耳鸣、视物模糊、眼目干涩疼痛等，可获补精、清肝、明目之效。

3.归芍地黄丸：是在六味地黄丸的基础上加入养血柔肝的当归和白芍而成，有填精养血之功，对血虚头晕、崩漏等的疗效显著。

4.知柏地黄丸：在六味地黄丸的基础上加入知母和黄柏而成，其独特之处为对于肝肾阴虚火旺所致的腰膝酸软、遗精、血淋等能起到滋其阴、降其火的作用。但方中知母、黄柏性寒，故脾虚便溏者须慎用，以免损伤脾胃之气。

5. 桂附地黄丸：在六味地黄丸的基础上加入肉桂和附子而成。因有肉桂、附子的加入，本方成了温补肾阳的专剂，适用于肾阳虚衰引起的四肢厥冷、脘腹冷痛、小便清长、大便溏薄，或见阳痿、滑精，或女子宫冷不孕等。

6. 济生肾气丸：在桂附地黄丸的基础上加入车前子和牛膝而成。二者的加盟使本方利水除湿之功增强，适用于肾阳虚衰所致的水肿、小便不利等。

7. 七味都气丸：在六味地黄丸的基础上加入五味子而成。五味子有补益固涩之功，故七味都气丸可补肾纳气，涩精止遗，适用于肾不纳气所致的喘促、胸闷、久咳、气短、咽干、遗精、盗汗、小便频数等。

8. 麦味地黄丸：在六味地黄丸的基础上加入五味子和麦冬而成，以增强六味地黄丸养阴生津、敛肺涩精之效。此方妙在补阴而祛邪，专治肺肾阴虚所致的肺痨、喘咳、遗精等。

9. 参麦地黄丸：在六味地黄丸的基础上加入北沙参和麦冬而成，以增强六味地黄丸养阴补肾之效，可养阴润肺，用于肺肾两虚所致的咳嗽气喘、咽干口燥、潮热咯血等。

10. 明目地黄丸：在六味地黄丸的基础上加入枸杞子、菊花、当归、白芍、蒺藜、石决明而成，助六味地黄丸补肝明目，可滋肾、养肝、明目，用于肝肾阴虚所致的目涩畏光、视物模糊、迎风流泪。

八、“上火”勿愁，祛火有方

“上火”，属于中医学“热病”范畴，一般表现为口角发炎，口干口苦，口舌生疮，眼睛干涩、发红，或者大便干结，小便发黄，牙龈、咽喉肿痛，头昏等。例如，冬春季节气候寒冷，寒性收引，风寒外袭，火热内郁，加之冬令进补，药食迭进，极易形成“寒包火”现象，这也是“上火”的一种类型。“上火”后往往需要服用一些祛火的中药来缓解。中医学将“上火”的类型分为两种，一种是外感之火，另一种则为内生之火。无论外火、内火，都是人体功能失调所为。由于火证虚实不同、部位不同、脏腑不同，因而用药也不同。

【中成药内治法】

1. 胃火：主要表现为口渴，胸闷，口臭，牙龈肿痛，小便短黄，大便秘结，舌质红，苔黄，脉数。当以清胃泻火为治，可选用黄连胶囊，或黄连上清丸，或凉膈散，或栀子金花丸等，口服。

2. 肝火：主要表现为头痛且晕，目赤，烦躁易怒，口干溲赤，舌质红，苔黄，脉弦数。当以清肝泻火为治，可选用龙胆泻肝口服液，或左金丸，或加味左金丸，或熊胆丸等，口服。

3. 心火：主要表现为小便热赤，带血鲜红，心烦口渴，面赤口疮，夜寐不安，舌尖红，脉数。当以清心泻火为治，可选用黄连胶囊，或三金片，或万氏牛黄清心丸，或清心莲子饮，或龙枣胶囊等，口服。

4. 肾火（阴虚内热）：主要表现为小便短赤，或带血，头晕目眩，耳鸣神疲，颧红潮热，腰膝酸软，舌质红，脉细数。当以滋阴清火、凉血止血为治，可选用六味地黄口服液，或知柏地黄丸等，口服。

5. 肺火：主要表现为鼻燥衄血，口干咽燥，或兼有身热，咳嗽少痰，或痰黄，舌质红，苔薄黄，脉数。当以清肺泄热、凉血止血为治，可选用桑菊感冒片，或银翘解毒丸，或黄连上清片，或银黄口服液，或竹沥胶囊，或治咳枇杷露等，口服。

九、孕妇不宜使用的中成药

孕妇使用中成药时要非常注意，药物使用不当会导致胎儿畸形、流产或胎死宫内。一般来说，下列中成药孕妇不宜使用。

1. 清热类：具有清热解毒、泻火、祛湿等功效的中成药，比如六神丸等，在怀孕早期服用可能引发胎儿畸形，孕后期服用易致小儿智力低下等后果。而含有牛黄等成分的中成药因其攻下、泻下之力较强，使用不当易致孕妇流产，常见的此类中成药包括牛黄解毒丸、片仔癀、犀黄丸、败毒膏、消炎解毒丸等。

2. 祛风除湿除痹类：指以祛风、散寒、除湿、止痛为主要功效的中成药。以虎骨木瓜丸为例，其中含有活血之牛膝有损胎儿。类似的中成药还有大活络丸、天麻丸、华佗再造丸、伤湿祛痛膏等。其中抗栓再造丸因其含有攻下之大黄、破血之水蛭，故孕妇禁用。

3. 消导类：有消食、导滞、化积作用的一类中成药，比如槟榔四消丸、清胃和中丸、九制大黄丸、香砂养胃丸、大山楂丸等，都具有活血、行气、攻下之效，故易致流产。

4. 泻下类：有通导大便、排除肠胃积滞，或攻逐水饮、润肠通便作用的中成药，比如十枣丸、舟车丸、麻仁丸，润肠丸等，因攻下力甚强，有损胎气，故孕妇不宜服用。

5. 理气类：具有疏畅气机、降气行气作用的中成药，比如木香顺气丸、十香止痛丸、气滞胃痛冲剂等，因其多含下气破气药，行气解郁力强，故被列为孕妇的禁忌药。

6. 理血类：有活血祛瘀、理气通络、止血止痛作用的中成药，比如七厘散、小金丹、虎杖片、脑血栓片、云南白药、三七片等，因其祛瘀活血之力过强，易致流产。

7. 开窍类：具有开窍醒脑作用的中成药，比如冠心苏合丸、苏冰滴丸、安宫牛黄丸等，内含麝香，辛香走窜，易损伤胎儿之气，孕妇用之恐致流产，故不宜服用。

8. 驱虫类：具有驱虫、消炎、止痛功能，能够驱除肠道寄生虫的中成药多为攻伐有毒之品，易致孕妇流产、胎儿畸形等，如囊虫丸、驱虫片、化虫丸等。

9. 祛湿类：凡治疗水肿、泄泻、痰饮、黄疸、淋浊、湿泻等的中成药，比如利胆排石片、胆石通等，皆具有化湿利水、通淋泻浊之功效，故孕妇不宜服用。

10. 疮疡剂：以解毒消肿、排脓生肌为主要功能的中成药，比如祛腐生肌散、疮疡膏、败毒膏等，多含大黄、红花、当归等活血通经之品，故孕妇不宜使用。而百灵膏、百降丹等因含有毒成分，对孕妇不利，故不宜使用。

因此，孕妇使用中成药应严格按照专业医生的指导进行。

十、同名为丸剂，作用不尽同

丸剂，又名丸药，由中药研成细粉后加入赋形剂制成，常用的有蜜丸、水丸等。丸药在胃肠道内的吸收比较缓慢，因此作用也比较缓和，故常有“丸者缓也”之说，但药力比较持久，所以丸剂大多适用于一些慢性疾病的治疗。根据黏合剂的不同，可将丸剂分为以下八类。

1. 蜜丸：药材细粉以蜂蜜为黏合剂，是中医临床应用最广泛的剂型之一。丸重在0.5克以上（含0.5克）者称为大蜜丸，丸重在0.5克以下者为小蜜丸。蜂蜜营养价值高，并有润肺止咳、润肠通便的功能，同时还有质地柔润、吸收缓慢、作用缓和的特点。滋补类药物、小儿用药、贵重及含易挥发性成分的药物常制成蜜丸，多用于治疗慢性疾病和虚弱性疾病，如六味地黄丸、人参鹿茸丸等。

2. 水蜜丸：药材细粉以按适当比例混匀的水和蜂蜜为黏合剂。水蜜丸的特点与蜜丸相似，作用缓慢、持久，但因用蜜较蜜丸少，故更易于保存和服用。补益类药物常制成水蜜丸，如补中益气丸等。

3. 水丸：药材细粉以水或醋、药汁、黄酒等为黏合剂。因特殊需要，水丸还可包衣。泛制水丸体积小，表面致密光滑，便于吞服，不易吸潮。

4. 浓缩丸：由全部药材或部分药材的煎液或提取液加适宜的辅料，或药物细粉加适宜的黏合剂制成。根据黏合剂的不同，浓缩丸又可又分为浓缩蜜丸、浓缩水丸、浓缩水蜜丸。浓缩丸体积小，药物有效成分含量高，易于服用，在体内的吸收比较缓慢。浓缩丸适用于慢性疾病等的治疗。

5. 糊丸：药材细粉以米糊或面糊为黏合剂。糊丸质地坚硬，在体内崩解慢，内服既可延长药效，又能减少某些毒性成分的释放或减缓刺激性成分对胃肠的刺激。刺激性较大或有毒药物宜制成糊丸。

6. 蜡丸：药材细粉以蜂蜡为黏合剂。蜡丸是中成药的长效剂型之一，溶化极其缓慢，可延长药效，防止药物中毒或对胃肠产生强烈的刺激作用。处方中含较多剧毒或强刺激性药物，或要求在肠道中吸收的中成药，都可制成蜡丸。此为中成药传统剂型。

7. 微丸：药材细粉以水或酒泛丸，或以百草霜为衣，采用现代技术制成微丸。微丸直径小于2.5毫米，体积小，应用剂量小，服用方便，吸收平稳。刺激性药物、贵重或细料药材多制备成微丸。

8. 滴丸：药物以适宜基质采用滴丸法制成本剂型。滴丸易于服用，在体内分解快，奏效迅速，具有挥发性或不易成型的药物、速效药物可制成滴丸。滴丸剂是中医学独有的剂型，既可供内服、外用和局部使用，亦可制成缓释、控释制剂。

十一、速效救心丸，服用有讲究

速效救心丸出自《中国药典》，《中华人民共和国卫生部药品标准（中药成方制剂）》有载，方由川芎、冰片组成。本品为棕黄色的滴丸，气凉，味微苦。含服，一次4～6粒，一日3次；急性发作时，一次10～15粒。有行气活血、祛瘀止痛、增加冠脉血流量、缓解心绞痛之功。用于气滞血瘀型冠心病、心绞痛等。

临床观察表明，速效救心丸对气滞血瘀型冠心病、心绞痛有明显效果，被临床医生及广大患者视为冠心病防治、急救的高效、经济、安全、方便的中成药制剂。使用时取药丸含服，放在舌下。舌下有丰富的毛细血管网，有利于药物迅速吸收而发挥治疗作用。服用时应注意以下两点。

1. 体位：服用本品时应取坐位或者半卧位，不要选用站位或者侧卧位。服用本品后药物的扩张血管作用会使血压下降，若站立时服用因头部位置过高易出现头目昏花、心慌，甚至晕厥等现象。侧卧时心脏位置较低，回心血量增加，心脏负担加重，伴有慢性心功能不全者易出现心力衰竭。而坐位或半卧位能使回心血量相对减少，心脏负担得以减轻，确保药物发挥治疗效果。

2.服用方式：本品强调舌下含服，而非其他服用方式。为使药物更快发挥药效，可将药物嚼碎后再含到舌下。心脏病的救治讲究快捷、速效、高效，口中的其他部位有舌苔及角化层，难以使药物迅速吸收而发挥治疗作用。口腔干燥时，药物也不易被吸收，此时可含少许白开水以湿润口腔，有助于药物的吸收。服用时不可吞服，也不宜用水送服，以免药物被破坏，影响药物有效成分的吸收，达不到理想的止痛效果。临床观察发现，舌下含服的药物吸收速度仅次于雾化吸入。舌下有丰富的毛细血管网，加之冰片有辛香走窜之性，药物的有效成分可通过舌下黏膜被迅速吸收入血，达到较高的血药浓度。此法可避免药物被胃肠道中的酸与酶分解破坏，免于经过肝脏中药物代谢酶的代谢作用，使药物更好地到达靶器官而发挥治疗作用。一般舌下给药3~8分钟以后，药物的有效成分即可通过血液循环到达心脏，比静脉注射的速度要快。

速效救心丸因其作用迅速，能快速有效地缓解患者胸痛憋闷诸症，具有高效、快捷的特点，既可用于胸痛急救，又可长期服用缓解临床症状，减少胸痹、胸痛发作，因而有“中华第一滴丸”的美称，为全国中医医院急诊室必备的急救药之一。若用药5分钟后症状仍未缓解，可再含服一次；再次服用后症状仍未见明显缓解时，应考虑急性心肌梗死的可能。在服药的同时，应立即拨打120或999急救电话，尽快送至医院救治。

参考文献

[1] 国家药典委员会. 中华人民共和国药典（2020年版·一部）[M]. 北京：中国医药科技出版社，2020.

[2] 中华人民共和国卫生部药典委员会. 中华人民共和国卫生部药品标准[M]. 北京：中国医药科技出版社，2018.

[3] 张伯礼. 中成药临床合理使用读本 [M]. 北京：中医古籍出版社，2011.